伏羲氏发现"以痛为俞"（人体的经络穴位）、"砭石为针"（针灸）；

伏羲氏解密"无字天书"太极图——阴阳学说：

阴阳相互斗争、制约（辩证法，矛盾的对立纺统一）

阴阳相互依存、互根（整体观，不能"孤阴"、"独阳"）

阴阳相互转化、消长（唯物论，可视物质"阴"可转化为不可视物质能量场——"阳"）

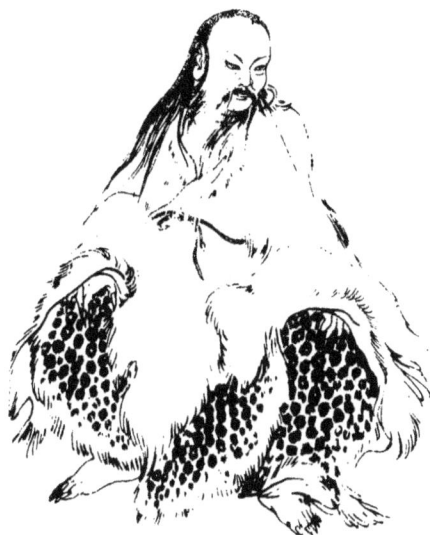

经络学

一门整体性的生命科学

朱大栩

钟书国际文化出版社
BOOKLOVER INTERNATIONAL CULTURE PRESS,
AN IMPRINT OF METRO FIFTH AVENUE PRESS,LLC

Jing Luo Xue
经络学

Author	Zhu Daxu
作　者	朱大栩
Editor	Zhang Suqing　Zhang Qian
责任编辑	张素青　张倩
Publisher	Booklover International Culture Press
出版社	钟书国际文化出版社
Address	551 Fifth Avenue, New York, NY10017.
通讯地址	美国纽约第五大道 551 号，邮编 10017
Acquisition	Beijing Booklover media CO., LTD.
Address	Dacheng Road, Feng Tai Dist. Beijing, China.
策划组稿	钟书国际出版网
	http://www.bookloverpress.com
地　　址	北京市丰台区大成路 6 号大成时代中心 2788 室
邮　　编	100141
电　　话	010-88177119
电　　邮	bookloverpress@sina.com
	2013 年 10 月第 1 版　2013 年 10 月第 1 次印刷
开　　本	165mm×240mm　1/16　印张：22.5　字数：344 千字
ISBN	978-1-6260-9030-9
Price	$20.0

目　录

第一章　东西方文化的差异

　　东西方文化的差异主要在于，东方文化使用的是整体、综合性的思维方法；而西方文化使用的是局部分析的方法。

　　中国是世界文明古国，也是世界上农牧业发展最早的国家。中国是东方文化的发源地。浙江嘉兴出土的马家浜文化的文物证明，之一早在约七千年前的原始社会，中国的先民已经种植稻谷和饲养家畜，出现了了稻作文化的农耕中心。为了生产和生活，就对天文和气象进行了观察，中国天文学的发展可追溯到久远的石器时代——公元前 26 世纪到公元前 21 世纪的'五帝时代'。'太极八卦图'最早出自伏羲氏——中华民族的始祖，所创的先天八卦（大概起始于七千多年前）其用阴爻和阳爻的组合来阐述天地间的事物；后天八卦图出自周文王的《周易》，其后天八卦只是和伏羲的先天八卦位置不同。其含义不变。只是用文字来阐述了这'无字天书'太极八卦图。认为"天人一理"，促进了"易学"的萌生和发展。相传"伏羲六十卦，夏商相承用，皆有其书。夏曰边山，首艮；商曰归藏，首坤；然文王周公则首乾；连山、归藏不传。今经则文王周公所作，故曰周易也。""易有太极，是生二仪，二仪生四象，四象生八卦。"由于易卦的符号是天体运行的真实反映，是年、月、日、时等周期的具体概括，因而中国古人认为它提示了宇宙存在的客观规律（"一分为二"、阴阳对立统一规律等），故能作剖析一切事理的方法。《周易》和《黄帝内（外）经》是姐妹篇；"医易相通"，"不知易，不足以言太医。""天人合一"的观点认为：天、地、人尽管现象不同，但存在着共通的规律。人类生活在自然界，其运动、变化常直接或间接影响着人体的生命活动。《周易》及其八卦图被西方传教士带回后，德国数学家莱布尼茨看到后，"慧眼识天机"悟出了其中的奥秘，此后二进制数学才被世界承认；二进制的数理逻辑进一步发展才产生了现代化的电脑、数字电视以及数字化的信息世界。而且，伏羲氏的'太极图'和《周易》八卦的阴爻（- -）、阳爻（—）创造的阴阳学说，给中国人带来了：辩证法，矛盾的对立纺统一、整体观，不能'孤阴、''独阳'、唯物论，可视物质'阴'可转化为不可视物质（能量场）'阳'；的思维方法和宇宙观。

西方近代文化是从文艺复兴时代开始蓬勃发展起来的。以牛顿力学为基础的机械唯物论，使西方科学迅速发展。西方近代医学也是从 16 世纪解剖学开始，冲破了宗教的禁锢，特别是后来 19 世纪显微镜的发明、细胞的发现，和 20 世纪分子生物学和分子遗传学（生物工程）的兴起，得到了飞速发展。从而使我们有可能沿着系统、器官、组织、细胞、生物分子……各个层次进行结构和功能的研究。但基本上它们采用的是"分析"的方法，是方向向下的研究，缺乏方向向上的整体性研究。"分析"的方法，就是把认识对象从整体中分解出各个组成部分或各自属性，并对个别加以考察的一种逻辑方法。恩格斯指出："旧的研究方法和思维方法，黑格尔称之为'形而上学'的方法，主要是把事物当作一成不变的东西去研究，这种思想还牢牢地盘踞在人们的头脑中，这种方法在当时是有重大历史根据的，必须先研究事物，而后才能研究过程。必须先知道这个事物是什么，而后才能觉察这个事物所发生的变化。自然科学的情形正是这样。认为事物是既成的东西的旧的形而上学，是从那种把生物和非生物当作既成事物来研究的自然科学中产生的。而当这种研究已经进展到可以向前迈出决定性的一步，即可以过渡到系统地研究这些事物在自然界本身中所发生的变化的时候，在哲学领域内也就响起了旧形而上学的丧钟。"（《路德维希·费尔巴哈和德国古典哲学的终结》）西方医药学微观研究很深入，但缺乏系统性整体研究，而这一点正巧是中国医药学所长，可填补它的空白。由于目前世界医学的主导西方医药学还是站在机械唯物论和形而上学的立场上认识问题，因而无法理解阴阳五行学说、营卫气血津液学说、精气神学说，和脏腑经络学说的实质及其科学性。

由于《周易》阴阳学说的介入，唯物辩证法和整体观作为中国人的思维方法，因此，中国医药学一直非常重视机体本身的统一性、完整性及与自然界的协调性。它认为人体是一个有机的整体，构成人体的各个组成部分之间，在结构上是不可分割的，功能上是相互协调的、病理上是相互影响；人类生活在自然界中其生理功能和病理变化也要不断地受到自然界的影响。人类在能动地改造和适应自然的斗争中，维持着机体的正常生命活动，而维持人体的整体性与自然界协调的性，正是人体经络系统。可是这种正确的整体性观点，西方医药学至今一直没有达到这个认知水平。

19世纪中叶马克思根据黑格尔的"辩证法"和费尔巴哈的"唯物论"创建了以辩证唯物主义为基础的马克思主义；胡锦涛同志根据马克思主义的唯物辩证法和整体观，创立了"科学发展观"。胡锦涛同志的"科学发展观"的核心内容，一要坚持发展，"发展是硬道理"（辩证法认为世界上一切事物都是变化、发展的，不是一成不变的）；二以人为本，促进人的全面发展（唯物论认为"天地人"都是物质的，其中"人"是最宝贵的）；三实现经济、社会、环境等的全面、协调、可持续性发展，构建和谐社会。"科学发展观"就是要以唯物辩证法和整体性观点来认识世界、改造世界。作为哲学思想的"科学发展观"，不仅用于指导思维方法，用于社会实践，还用于对自然、对科学的研究。例如，我们运用"科学发展观"的基本思维方法，对"经络学说"进行研究，创立了《经络学》这门新的学科。

中国医药学已有五千多年的历史，受到朴素辩证法和唯物论的影响，特别是易经和阴阳五行学说的介入，国人认识到任何事物都遵循矛盾对立统一规律，彼此相互依存、相互制约、相互转化，存在着生克乘侮的共同规律。由于古代中国部落间战争频繁，很早就有较发达的解剖学和外科医学，《黄帝外经》计37卷比《黄帝内经》18卷要多一倍《汉书艺文志》；可惜《黄帝外经》已经完全丢失，至今找不到片语只字。《内经》《灵枢·经水篇》指出："夫八尺之士，皮肉在此，外可度量切循而得之，其死，可解剖而视之。其脏之坚脆，腑之大小，谷之多少，脉之长短，血之清浊——皆有大数。"中医脏腑学说的五脏（心、肝、脾、肺、肾）、六腑（胆、胃、大肠、小肠、膀胱、三焦）以及奇恒之腑（脑、女子胞）等，无不以解剖学为基础。当时由于认识方法上的整体观，认为世界上一切事物都相互联系，相互依存，相互制约，因此任一脏腑的功能都要受到其他脏腑的制约和影响，故而就把脏腑结构的研究搁置一旁，着重研究单一脏腑并结合其他脏腑的相互作用研究其共同产生的功能和作用。既然机体是统一的整体，体内各脏腑组织的功能和作用紧密相关，那么单一内脏的功能和作用自然要用新的方法对此作出校正。经络学说则是在气血学说和脏腑学说的基础上对人体整体性的进一步认识，认为经络是运行全身气血的通道，经络是联络脏腑肢节、沟通上下内外、调节体内各个部位，把人体五脏六腑、四肢百骸、五官九窍、皮肉筋脉骨等组织器官连接成一个有机统一的整体。整体观焕发着中国人的聪明才智。

西方医药学是在 16 世纪从解剖学的研究开始的，"1553 年塞尔维特正要发现血液循环过程的时候，加尔文便烧死了他，而且还活活地把他烤了两个钟头。"解剖学的研究是在与唯心论的宗教作斗争中前进的。特别是后来，19 世纪显微镜的发明和细胞的发现，开始有了组织学的研究和细胞病理学等的进展，直到最近 20 世纪分子生物学和生物工程等研究的进展，使我们现在能进行分子水平的研究。它基本上是沿着一条方向向下的深入微观层次的结构与功能的研究，从系统、器官、组织、细胞、直到分子和电子（量子生物学）。但就是缺乏方向向上的整体水平宏观层次的研究，因此经络学说和客观存在的人体经络系统是他们的盲点。

我国中西医结合的研究是在解放后开始的。20 世纪 50 年代高级西医学习班系统地学习中医理论著作和临床实践，50 年代末，开始运用针灸镇痛原理，广泛用针刺麻醉作大手术取得成功。60 年代初期，我国学者张昌绍及其学生邹冈在针麻原理研究中发现，脑室周围存在对吗啡高度特异的敏感区。不幸的是，文革中张教授去世，研究中断。1972 年尼克松访华团向全世界转播了我国的针麻手术。在我国针麻研究成果的影响下，1973 年发现这些特异的敏感点位于突触膜上，提示了这是一类阿片类受体。既然发现了天然的受体，就一定有这些受体相应的内源性配体。1975 年先后发现了脑啡肽、内啡肽、强啡肽等这些内源性阿片肽，这竭示了这些物质就是针灸后"得气"的

"经气"物质之一。20 世纪 80 年代后,研究发现,这些内啡肽等内源性吗啡样物质不仅是脑内神经细胞分泌的递质,也是垂体内分泌细胞分泌的促脂肪激素的片段,而且还参与免疫调节,淋巴细胞等免疫细胞上就有内啡肽受体。这样,自然就形成了"神经-内分泌-免疫-循环系统"整体性活动的新认识,证实了经络学说的科学性。因此,通过中国医药学与西方现代科学包括西方医药学的有机结合,创造出既有整体水平,又有各微观层次研究的、中西医结合的、统一的、具中国特色的医药学,推动了世界医药学的发展。

经络学说已经有几千年的历史,而且已为针灸、推拿、气功等实践所证实,可是直到现在还没有为西方世界所接受和理解,为什么?究其原因,就在于观点的不同,经络学说用机械唯物论或者形而上学的观点是根本无法理解的。我们只有用唯物辩证法和整体性的观点才可以深刻理解经络学说的科学性,现在我们把它定义为一门涉及整体性的新科学——经络学。

第二章　中国医药学的整体观

　　中医药学一直非常重视机体本身的统一性完整性及与自然界的协调性。它认为人体是一个有机的整体，构成人体的各个组成部分在结构上是不可分割的，在功能上是相互协调的，在病理上是相互影响的；而且还认识到人类生活在自然界中其生理功能和病理变化也要不断地受到自然界的影响，人类在能动地改造和适应自然的斗争中，维持着机体的正常生命活动。

　　"周易"的哲学思想和"阴阳五行"学说以及辩证法思维的介入，从而形成了脏腑经络学说的整体性观念。人体是由若干脏器、组织、器官所组成，各个脏器、组织、器官都有着各自不同的功能，而这些各自不同的功能又都是整体活动的组成部分，从而决定了它们在生理上彼此相互联系、病理上彼此相互影响，共同完成人体统一的机能活动。《内经》记载："夫八尺之士，皮内在此，外可度量切循而得之，其死，可解剖而视之"。灵枢经水篇中中医脏腑学说的五脏六腑、奇恒之腑与现代医学中脏腑组织器官基本类似。按《内经》记载，食管长度与大小肠之比是 $1:5$，而现代解剖测量的结果是 $1:37$，非常接近。故中医也是先研究其结构，而后研究其功能的。

　　"阴阳学说"辩证法的观点需要把世界看作相互联系的统一整体，"天人合一"，人与环境是一个统一的整体，人体内各脏腑组织也是一个统一的整体。体内各脏腑组织既然彼此密切相关，那么单一脏腑组织功能研究自然要用新的方法加以校正。于是中医做出了研究方法的改变，放弃单一结构和功能的研究，改变深入微观层次的向下研究，转变成方向向上的整体性研究。中医着重观察它们在整体中的相互联系和相互资生、相互制约等作用。因而经络学说只能在有生命的整体上，才能观察到其客观存在。一经解剖，就割断了经络整体性联系，这就是为什么微观研究非常发达的西医，到现在还没有认识到人体经络系统实际存在的主要原因。

中医的气学理论是唯物主义的，它包括：气血学说、营卫学说、精气神学说以及包含"脏腑之气"和"经络之气"的脏腑经络学说等。气学理论就是阴阳五行学说的物质基础，也是中国医药学理论的物质基础。

"气"是指蛋白质分子及其功能活动[①]。人体内的蛋白质都溶于胞内液或胞外液，因此蛋白质分子带有"水鞘"和特异的电荷，是一种功能强大的分子机器，几乎参与生命活动的全过程。恩格斯说："生命是蛋白体存在的形式。""气血学说"就是指出这种蛋白质分子（气）与体液（血）的相互依存关系："气"为阳，血为阴；二者间存在"阴阳"的矛盾对立统一的关系。蛋白质分子是处于"水居"状态，即浸于胞外液或胞内液中。这就是气血学说的主要内容。它与任何其他机器元件都处于"陆居"状态完全不同。在人体内约五分之一的细胞外液是血液。细胞外液一方面作为细胞直接生活的内环境，另一方面它又是机体与外环境进行物质交流的媒介。血液是人体内环境中最活跃的部分，是构成内外环境进行物质交流的媒介和中间环节，是机体细胞生存的必要前提之一。这种观点和西方医学的内稳态学说不谋而合。精气神学说则从信息观点认识到"精"是遗传信息，核酸是其物质基础；"气"是信息调控物质，蛋白质是其物质基础；"神"是信息传递物质，电磁场电磁波是其物质基础。在营卫学说中则分为：运行于淋巴中的具有免疫功能的蛋白质称为"卫气"；运行于血液中的血浆蛋白质则为"营气"；脏腑所分泌的蛋白质，如心脏分泌的心房肽、心钠素，消化道分泌的胃肠激素等，为"脏腑之气"；运行于经络之中的蛋白质，如内啡肽和神经肽等，则为"经络之气"。

"气"学理论的唯物论认为，精气血津液都是构成人体的基本物质，它们的生成、运行和输布，必须通过不同的脏腑功能活动才能完成，而脏腑的

---

① 朱大栩. 中国首届名医论坛（会刊）.2001.

各种功能活动，又无不以精气血津液作为物质基础。而经络则是气血运行的通道。经络学说认为，经络是运行全身气血、联络脏腑肢节、沟通上下内外、调节体内各部分的通路；通过经络遍布全身有规律性的循行并通过错综复杂的交会联络，把人体的五脏六腑、四肢百骸、五官九窍、皮肉筋脉等组织器官联结成一个有机的统一整体。它们具备特有的整体性观点，这一点西方医学至今尚未达到，或者说尚缺乏认识。

脏腑学说是在气血学说基础上的整体性认识。不仅脏与脏、脏与腑、腑与腑在生理、病理上有密切联系，而且脏腑与皮肉筋脉骨、鼻口舌目耳及前后阴等各组织器官有不可分割的联系。经络学说更是在脏腑学说和气血学说的基础上，有着更加完整的整体性认识：经络联结脏腑肢节，沟通上下内外，它是气血运行的通道。一旦受到刺激或外邪侵袭，必将会通过经络，发生转变。我们认为[①]，人体经络系统由经穴的生物电网络系、经气的化学分子网络系统和经脉的水网络系统组成；"经穴"的电（磁）场，导致"经气"（蛋白质）的泳动，使在胞外液中的蛋白质进入毛细淋巴管，并沿着有电磁场的淋巴管丛继续泳动。这样，就解决了胞外液和淋巴液循环机制的世界性医学难题。我们认为，胞外液随蛋白质泳动进入淋巴管后，使真毛细血管被动开放，从而完成微循环的运行；进入淋巴液后的蛋白质最后经胸导管和右淋巴导管进入锁骨下静脉，合并入血液循环。淋巴管通道及其附近的电位对淋巴液运行极其重要。当一种免疫干扰出现时，通过管壁形成电位，调动可移动的免疫物质（免疫细胞、细胞因子等）聚集于局部；当免疫干扰甚大时向心淋巴管包围，形成一红丝。此现象也可人为引起，这就是强烈刺激穴位时出现的经络敏感现象或称循经感传。研究证实，大多数针灸病人均可查出隐性经络感传，且与古典医学的十二经脉路线完全吻合。通过对健康人体的调查，94%都有隐性循经感传，其中大多数（88%）是通过全身经络的；充分证明经络感传是人的机体中的客观存在[②]。

① 朱大栩. 2001 年发表于《世界名医论坛杂志》.（香港）.
② 朱大栩.《朱大栩获奖论文选编》. 科学技术文献出版社，2002；北京：1-172.

　　科学是没有国界的。以经络学说为基础的中国针灸学，于 6 世纪传到日本、朝鲜等亚洲国家，16 世纪传到欧洲。但直到当今，因用机械唯物论的观点找不到人体经络系统的解剖和组织学的依据，而一直不为西方医学所了解和重视。

第三章　现代科学对中医理论整体观的研究

第一节　稳态的研究

阴阳五行学说是辩证法，其内涵是反馈机理和拮抗装置，使机体得以维护内稳态。阴阳五行的反馈原理，可作为它们的科学性依据。阴阳调和才能维持"内环境稳定"，"阴平阳秘"（《素问·生气通天论》）就是阴阳在对立斗争中取得的动态平衡，形成内外环境的协调和统一。

营卫、气血学说是唯物论，其内涵是各种"水居"的蛋白质（气），特别是在"血液"中的营气（各种运载蛋白、血凝系、纤溶系、激肽系、补体系蛋白酶等）和"淋巴液"中的卫气（T淋巴细胞分泌的淋巴因子、B淋巴细胞分泌的各种免疫球蛋白等）形成相生相克的分子网络系统，以保持内环境稳定和内外环境变化的协调和统一。

脏腑经络学说则是在整体上重新认识各脏腑器官的功能活动的相互联系，通过"脏腑之气"的分子网络，形成相生相克的反馈联系，维持内环境稳定，并保持内外环境的协调。经络学说则更是在脏腑学说的基础上，把四肢百骸、五官九窍、皮肉筋脉骨全都联系成统一的整体。在整体上把机体的内外环境的变化，取得平衡和统一。

现代科学对整体观的研究，开始于对生命体"稳态"的研究。1859年法国生理学家伯纳德提出了一个著名的论断："生命体中有两个环境，一是内环境，一是外环境。""稳态"这个概念就是从"内环境稳定"中推导出来的。伯纳德提出了机体的稳定性，即稳态的概念，并做出"血液、淋巴液和机体体液"这三个依序相续的推测。他断定机体体液是保持机体稳定的条件，它提供的是条件，而非机制。机制是由坎农（W.B.Cannon）提供的，他称之为"拮抗装置"，是矛盾的对立统一体。1932 年坎农发表了《躯体的智慧》，对这类拮抗装置作了实验证明和理论阐述。他用完善的手术给动物摘除交感神经系统。实验证明在交感-肾上腺和迷走-胰岛腺这对拮抗装置中，如果仅给动物摘除肾上腺，则它必在 36 小时内死亡；如果仅给动物摘除交感神经系统，则它能继续存活。这表明机体血糖升降的决定因子是体液，而不是神经。换言之，伯纳德的结论成立。

　　坎农曾偶然地把一只摘除了交感神经系统的猴子放到庭外，去享受初夏的阳光和新鲜空气，然而这只猴子却中暑晕倒了。这是个非常重要的问题，因为外环境和内稳态间的联系被切断。然而坎农却没有作进一步的推论，因他先天地把外环境排除在外，把神经系统只看成是保持稳态的次要和辅助的工具。

　　而我们中国人在五千多年前就认识到"天人合一"，外环境的变化必然会影响机体的活动，必须进行适应性调节才能保持机体稳定。正是基于这种整体性的认识才改变了对局部和微观的研究，提出了脏腑经络学说。和坎农同一时代的贝塔朗菲发现，我们在变革客观世界的实践中，面对的一切对象，都是一个复杂的系统，系统是客观的、分层次的、无所不包的。他进而提出了系统论：系统由于其组成要素既相互联系又相互矛盾，因而处于不断变化和发展状态之中；其中一个要素的改变，往往会引起另一种要素，甚至整个系统的改变；系统和环境处于相互作用之中；系统对它的要素发生积极作用，并按自己的特点来改变组成它的那些要素的性质。系统论恰巧可以作为"脏腑学说"整体性理论的根据。脏腑学说认为：不仅脏与脏、脏与腑、腑与腑在生理病理上有着密切的联系，而且脏腑与皮、肉、筋、脉、骨，甚至鼻、口、舌、目、耳、前后阴等机体各个组织器官也有着不可分割的联系。精、气、血、津液都是构成人体的基本物质，它们的生成、运行和输布，必须通过不同的脏腑功能活动才能完成。而脏腑的各种功能活动，又无不以精、气、血、津液作为物质基础。

后来，把坎农看作父辈、把坎农的助手廉同事罗森勃吕特看作为朋友的维纳，于 1948 年发表了《控制论》，对稳态的研究作出重大的突破。他指出："现在，假定我去捡起一枝铅笔，为了去捡，我必须运动某些肌肉。除了少数解剖学家外，我们大家都不知道是哪些肌肉；而且即使在解剖学家中也未必有人能够有意识地用连续收缩每一条有关肌肉的方法，来实现这一动作。我们只是'想'要去捡起铅笔。我们一旦决定了这一点，我们的动作就朝着这样的方向进行。概括地说，就是使表示铅笔尚未被捡起来的量逐渐减少，这一部分不完全是有意识的。要按这样的一个方式来完成一个动作，必须将有关某一瞬间我们尚未捡起铅笔的量的报告送到神经系统，不论是有意识的或是无意识的。如果我们用眼睛看着铅笔，这个报告可能是视觉的，至少部分是视觉的；但这个报告更主要是运动感觉的，或者用流行的术语说，是本体感觉的。——这样，我们就找到了一个极端重要的论据来支持我们关于（至少是某一些）随意活动的假说。应当指出，我们的观点比在神经生理学家间流行的观点高明得多。中枢神经系统不再是从感觉接受输入又把它反射给肌肉的一个独立自主的器官。相反地，它的某些最具有特征性的活动，只有把它当作一个从神经系统出发进入肌肉，然后通过感官（不论是本体感受器官或者是特殊感觉器官）再进入神经系统的环形过程才能理解。这标志着神经生理学研究中的一个新阶段，不仅涉及神经和突触的基本过程，而且涉及神经系统作为一个整体的活动。"而经络学说则把中枢-外周-植物神经系和内分泌系、免疫系、淋巴及血液微循环系全都联结成统一的整体性调控系统。"控制论"可作为鉴定"经络学说"的根据。我们认为，不但随意活动的外效应神经系通过本体感受器等联系成统一整体，而且"经穴"的生物电系统通过下丘脑等与调节内脏活动的植物神经系以及通过下丘脑-垂体与内分泌系，进而与免疫系发生联系，形成统一的生物电网络整体；通过神经系分泌的神经递质、神经肽以及内分泌激素、免疫细胞的细胞因子等化学分子及其相应受体共同组成"经气"的化学分子网络；通过"经穴"系的生物电磁场使"经气"的蛋白质分子在相应的水网络系统中（组织液、淋巴液、毛细血管等）发生泳动（体内的蛋白质电泳），从而形成整体性的调控。

"生命体的自行组织是亿万年进化的产物。在现阶段的研究中，从遗传信息开始，无论处于什么水平，都采用信息论的观点进行探讨。""精气神学说"处于"精"是遗传信息物质，即基因、核酸；"气"是基因产物，即蛋白质，是生命体功能活动调控的信息物质；"神"是氨基酸代谢产物如儿茶酚胺、5-羟色胺、组胺、NO（一氧化氮）等神经递质和生物电起转换作用的信息物质（包括一定频率的光量子）。

1969年普里高津在一次国际性的"理论物理和生物学"讨论会上提出了"耗散结构理论"宇宙中几乎所有的事物都可以看成是与周围环境有着相互依存和相互作用的开放系统，而这种要不断从环境中吸收能量或物质，并在能量或物质的耗散中才能维持的有序结构，即耗散结构。耗散结构理论的成果能广泛应用，既可用来解释生命的形成过程，也可用于说明机体调节控制机构形成的机制。一个远离平衡的开放系统（无论是力学的、物理的、化学的、生物的，还是社会的系统），在系统的参量变化达到一定的临界值时系统就有可能从原来的混沌无序状态，变为一种在时间、空间和功能方面的有序状态。1977年德国科学家哈肯采用统计学和动力学相结合的方法，建立了一套数学模型来描述各种系统从混沌到有序的共同规律，创立了"协同学"。"天人合一"的思想就可以用耗散结构理论和协同论来认识。人体产生的生物电磁场和生物电磁辐射是气功"外气"的物质之一，"功率窗"和"频率窗"现象是通过共振激活某些蛋白质因子，引起的一个生物效应。

第二节　整体观与《经络学》研究

经络学说是阐述人体经络系统的生理功能、病理变化及其与脏腑相互关系的学说。人体经络系统是由经穴、经气、经脉等子系统组成的大系统：经穴是末梢感受器聚集处，通过多突触通路把外效应神经系、内效应神经系和电兴奋细胞系（神经-内分泌-免疫系及内脏细胞等）全都联结起来，形成一个完整的生物电网络系统；经气则是电兴奋性细胞分泌的化学分子（递质-激素-细胞因子-免疫球蛋白-内源性配体等）与相应的受体蛋白系统（包括相应的胞内信使系统）组成的化学分子网络系统；经脉则是由胞外液、淋巴液、和血液等子系统组成的水网络系统；等。人体经络系统的研究，必须采用系统理论、信息论、控制论、耗散结构理论、协同论等学术成果，才能更深刻地认识人体经络系统的实质和其结构与功能的整体性。

人体经络系统是由经穴的生物电网络系统、经气的化学分子网络系统和经脉的水网络系统等子系统构成的信息系统和调控系统，通过子系统之间的相干效应和协同作用，自发形成有一定功能的时空结构。现阶段，无论从哪个角度，人体经络学系统（分子的、细胞的、整体的）都可看作一个既能接收又能发射"电磁波"的系统。早在20世纪20年代就已发现，洋葱茎部分裂的细胞发射的紫外线可以诱导另一块洋葱茎部不分裂的细胞进入有丝分裂，这是细胞间信息交换的一种途径。与单纯的物理光辐射不同，生物电磁波辐射在传播途径中受到了外部电磁场的调制，而这种调制却是由周围生物分子的种种跃迁过程和经络系统电磁场变化造成的。这就有可能给生物电磁波辐射带来比单纯物理光辐射高得多的相干性。相干性理论不仅可以用来描述生物发光特性，也可用来解释活的生物系统的整体性功能。我国学者在研究人体经络系统和气功原理中，通过对气功师及练功有素者放出来的"外气"进行测定，初步肯定外气包括：红外线、静电、磁场等信息以及能量。用红外线-磁场信息治疗仪辐照人体穴位后发现：1．其自觉效应与气功内气、气功外气作用于人体产生的各种自觉反应，即"得气感"反应相同。2．穴位辐照与气功内气、外气作用于人体情况一样，也会产生感觉传导现象，即通常所说疏通经络、调节气血的现象，此现象尤以练功者和经络敏感者为明显。3．实验显示，凡病灶区自觉反应明显者，其治疗效果则显著，此结论与"气至而有效"的观点是吻合的；4．近红外气功治疗仪其发放的模拟信息是一种近红外-磁场信息，这种信息具有较强的活血化瘀、疏通经络、祛邪扶正的作用；5．信息是通过刺激穴位，借助经络系统发挥其调整和治疗等作用的。《控制论》指出："许多贮存信息的方法具有一个共同的重要物理要素，这就是它们似乎都是高度量子简并性系统。换句话说，都是振动方式很多但频率相同的系统。"在红外波段容易产生频率相同而方式各异的激发，例如氢键

的键能相当于 $2.7\mu m$ 的光量子，高能磷酸键的键能约相当于 $2\sim3\mu m$ 的光量子；有些情况下磷光态被证明为电子三线激发态，它的寿命比单线态长百万倍，且具有化学反应能力，磷光波长接近于红外线等。考虑到电磁波共振转移过程是量子化的，且具有严格的选择定则，可启示人们从电磁波辐射共振转移的过程去探索调节控制和适应内外环境变化的人体经络系统。有人将大气中自然电磁场的波形和人的脑电图作比较，发现由地球和电离层所构成的谐振腔中大气电场主要成分（极低频）的波形与脑电图波形非常相似。晴好天气时大气电的波形与处于松弛和静息状态的 α 波相似，恶劣天气时的波形与应激状态下的 δ 波相似。由此可以推测大气电场在生物进化过程中起着作用。人体经络系统不仅维持内环境稳定，而且能根据外环境的变化调节内环境以适应外环境，这就是"天人合一"。内环境中脏腑经络之气的运行要根据外环境的昼夜节律而作出变化，这就是中医"子午流注"的科学性。

经络学是一门研究人体经络系统的结构、功能及其与脏腑关系等的基础科学。它是涉及生命科学各基础理论学科和临床医药学（特别如针灸、推拿、按摩、气功、中医等临床实践学科）之间的桥梁。多学科的相互渗透、相互交叉、综合，使经络学这门新兴学科充满无限生机。

第三节　经穴的生物电网络系统的整体性

早在五千多年以前伏羲氏就已教导人们学会"砭石为针"，"以痛为俞"的方法，把体表某些部位用荆棘或石片刺伤能使体内的疾苦或疼痛减轻，从而发现了"穴位"。后来进入青铜器时代，砭石改成了金属针，可以更精确的扎在穴位上，并可引起经络感传现象，进而发现了经络。现在，"经穴"的客观存在已为电子仪器所证实，如穴位比周围皮肤有较低的阻抗和较高的电位，当对穴位施于某种刺激时，会产生特定的诱发电反应，而周围皮肤无此反应；在高频场作用下全身数百个穴位发出较周围皮肤更强的电晕，并在沿经络方向发现流动电晕。

经穴的组织学研究发现，它们都是一些感受器的聚集处。在深部组织中如合谷、足三里、内关等处肌梭密集。针刺信号在脊髓内主要是沿前外侧束上行。电生理研究表明，来源不同的感觉冲动都会聚在延脑巨细胞核，巨细胞核的单位往往对一种以上的感觉刺激出现放电反应。交感神经在节内换元后的节后纤维，一是通过交通枝而加入到脊神经内，借脊神经的分支而分布到体表；另一种是以神经丛的形式分布到附近脏器，或包绕血管周围并随血管的走行而分布。实验观察到迷走神经内脏感觉纤维进入中枢后与多个核团发生联系，尤其是与三叉神经脊髓束核有联系。研究表明，针刺信号是通过延脑、桥脑中缝核后的多突触联系进入脑干网状结构的。从神经生理学来看，脑干网状结构对整个机体功能起着整合作用。机体体表或内脏的感受器（经穴）传向大脑的感觉信息都带有侧支通向网状结构。脑干网状结构则又与下丘脑、大脑皮层和边缘组织及海马等组织有联系。因此，脑干网状结构一方面对传入信息的产生与传导起着调节作用，另一方面可改变中枢神经的兴奋性，同时还能调节内脏和内分泌的活动。电针"足三里"穴，观察到动物下丘脑视上核及垂体后叶神经内分泌物显著增多，可能与下丘脑-垂体系统的神经内分泌物质释放有关。不论是何种感受器，它们的作用不外乎是把不同形式的激能量转变为以峰电位为信号单位的神经信息。而传出纤维不论到达何种效应器，它们传递的信息不外乎是不同量和不同频率的电位；它们共同组成了一个生物电网络系统。此外，还有电兴奋细胞的化学分子网络系统的嵌入和共同参与。神经元在生物电网络中离子电场的影响下，虽然显示一些比较复杂的性质，但它们的生理活动符合"全或无"原理；类似于二进位制中决定数字时的单一选择。突触无非是这样一种机构，它决定一些选定元件输出的特定组合，是否将成为足以使下一个元件产生兴奋的刺激。"海马"是深藏在大脑半球深处的结构，外环境和内环境输入的各种信息，经过大脑其他部位加工整理后，即穿通纤维通路送入海马。海马内部神经元呈现出十分规则的六角形点阵排列，彼此以丰富的侧支形成复杂的回路网络。这一点与信息贮存器相似。当二种刺激同时输入到海马神经元时，经若干次重复训练后，可改变突触联系强度，使突触后电位增强150%～300%，这称为长程的增强效应（LTP）。这可能就是洛克的联想记忆、巴甫洛夫的条件反射和气功保健原理的基础。经穴的生物电网络信息在海马神经元的突触中，通过突触的不同连接强度的分布，对信息进行编码和存储。这像一部神经计算机，它的大量元件通过广泛的"突触"连接形成复杂的神经网络，它的运行不需要预定的程序，而是进行并行式的信息处理，自动运行；它的信息存储不是局部地址的，而是呈分布式的存储，亦即它不仅局限于某一局部地址，而是涉及全部元件，每一个信息都与全部元件有关，而每一个元件又都与所有的信息有关，与光学的全息照片有些相似。因此局部的经穴可能反映全身的内脏。

"夫十二经脉者，内属脏腑，外络于肢节。"临床上发现内部脏腑有了病变后，在相应经脉的体表穴位会出现敏感点、压痛点、低电阻点或条索块状的阳性物。这可能是通过不同层次的突触联系而发生。例如，植物神经的轴突反射，交感神经或迷走神经的许多侧支就可能直接联系体表和内脏；也可通过植物神经与外周神经的突触联系；也可能通过多突触通路在中枢内汇聚于同一部位而发生联系，如在延脑巨细胞核、脑干网状组织、海马等。

第四节　经气的化学分子网络系统的整体性

"真气者，经气也。"经气即是真气，又称元气，包括营气、卫气及脏腑之气等。"气"的物质基础就是蛋白质。"精能生气"，指的就是核酸（基因DNA 等"精"）能产生蛋白质（基因产物"气"）。蛋白质是活细胞中的主要成分，其结构和功能很复杂，甚至可以把它看作是生命本身的一个属性。它可以作为酶、抗体、受体、结构成分、运输工具、代谢调节者、信息传递者等，显然蛋白质与所有生物过程都密切相关。机体内的所有蛋白质都溶解于水系统中，在水中形成的亲水性胶体颗粒有两个稳定因素，即颗粒表面的水化层和电荷。亲水性胶体颗粒作为带电颗粒在电场的作用下会发生泳动。"经气"在"经穴"生物电场作用下，沿"经脉"产生泳动，因此说"经络是气血运行的通道。"根据水系统的不同，营卫学说又进一步把气分为：营气和卫气；"其浮气不循经者为卫，其精气之行于经者为营气。""营气之行，常与卫气相随；营行脉内，卫行脉外。"运行于血脉之中的血浆蛋白质是"营气"，包括各种运载蛋白、酶蛋白、神经肽、激素及血凝系、纤溶系、激肽系、补体系等各式各样的蛋白质，它们起营养作用。运行于血脉之外的淋巴系统中的各种淋巴细胞和其他免疫活性细胞所产生的各种免疫活性物质，包括各种免疫球蛋白、抗体、各种细胞因子如白细胞介素、干扰素等，它们起防卫作用。实验证实，各种神经元、各类感受器、心血管、消化道、肌肉等组织细胞，在各种刺激下能产生电兴奋，这种兴奋是由于膜上离子通道发生变化的结果。最近用斑片电压钳位技术研究发现，免疫细胞的离子通道具有可塑性，揭示了免疫细胞与神经细胞一样，具有类似的离子通道。电兴奋细胞的通道组成和细胞活动是直接联系的。电兴奋性细胞（包括神经-内分泌-免疫-心血管细胞等）均能分泌生物活性蛋白质或其他化学分子，能与相应的受体蛋白及胞内信使系统组成一个完整的化学分子网络系统，调节机体的整体性活动；这就是"经气"系统。过去认为只有经典的神经递质参与突触间的信息传递，现已发现上些多肽（蛋白质）与经典递质共存于同一神经元中，如交感神经节前纤维生长抑素（SOM）与去甲肾上腺素（NE）共存于同一囊泡内，胆碱能神经乙酰胆碱与活性肠肽（VIP）共存，多巴胺神经元中多巴胺与胆囊收缩素（CCK）共存等。现在发现，肽能神经几乎包括整个神经系统，不仅外周期神经、植物神经、甚至中枢神经系也存在大量的肽能神经。现已发现，脑内神经元能产生和分泌几乎所有的多肽激素。由感觉神经末梢释放的 P 物质，可直接刺激人 T 细胞增殖；P 物质可作用于豚鼠巨噬细胞，使其活化；P 物质对巨噬细胞的活化提供了体内存在神经-免疫化学分子网络的证据。科学家惊奇地发现，白细胞介素在体内起内分泌激素样作用；白介素的自分泌和旁分泌作用是白介素功能的重要组成部分。外环境变化导致的应激和神经肽类物质对白细胞介素-1（IL-1）的合成和分泌有明显的促进作用。应激对巨噬细胞分泌 IL-1 的增强作用又可被阿片受体拮抗剂纳曲酮（NTX）所阻断，提示应激的促进作用是通过内源性阿片肽介导的。1968 年发现产生肽类的神经元和产生肽类激素的内分泌细胞都能摄取胺的前身，并使其脱羧基，变为活性胺。这类内分泌细胞和神经细胞一样，在胚胎时期均来自神经外胚层，从而构成 APUD 系统。胃肠道激素就是由 APUD 细胞产生的。一个值得注意到的现象是，原先认为只存在于消化道的胃肠激素现在也在神经元中全都发现，而存在于神经元中的神经肽也在消化道出现。而且最近发现，心、肺等内脏也均可分泌内分泌激素，如肺也能分泌心钠素、阿片 7 肽等激素，肺内不仅有内源性吗啡样物质，还有阿片受体，它可以刺激心钠素的释放；且心钠素可以增加肺表面活性物质，改善呼吸窘迫综合症。受体蛋白是细胞中的一类特殊生物活性分子，作为细胞成分之一的受体蛋白质并不是静止固定的，而是处于动态平衡中，一方面不断合成和降解，另一方面接收各种信号而相应调节。免疫的高度特异性，关键是淋巴细胞膜表面的抗原受体，在 B 细胞是免疫球蛋白（抗体），在 T 细胞是 TCR。自然状态下细胞因子的受体有膜结合型（MCK-R）和存在于体液的可溶性型（SCK-R）。多数可溶性型（SCK-R）与细胞因子结合后，阻断细胞因子与膜受体结合，从而抑制细胞因子活性并起调节功能。受体系统及其胞内信使系统与上述配体系统共同组成了经气的化学分子网络系统。这些现象改变了人们对神经系、内分泌系、免疫系、消化系、循环系、呼吸系等彼此割裂的传统认识，证实了"经气系统"，即化学分子网络系统，成为信息的整体性调控的新概念。

第五节　经脉的水网络系统的整体性

"经脉者所以行血气，而营阴阳，濡筋骨，利关节者也。"（《灵枢·本藏篇》）"凡此五脏六腑，十二经水者，外有源泉而有所禀，此皆内外相贯，如环无端，人经亦然。"（《灵枢·经水第十二》）经络是经脉和络脉的总称。其中经脉分为正经和奇经二大类；正经为手足三阳经和手足三阴经，合称十二经脉。奇经为督、任、带、冲、阴跷、阳跷、阴维、阳维，合称"奇经八脉"。络脉为较小之脉，络有网络之意，网络全身无处不至。络脉有别络、浮络、孙络等。

围绕组织细胞的胞外液是通过毛细血管内皮细胞的管壁而获得水和营养物的，它们要由毛细淋巴管网来排空。毛细淋巴管网大约与毛细血管网一样广泛。但是要比血液的量多 2～3 倍的组织液和淋巴液如何进行流动和循环，这是西方医学尚未解决的难题。而中国人的经络学解决了这一难题。经穴的生物电网络系统使穴位及其附近有较高的电位从而使电兴奋性细胞分泌蛋白质和获得较低的电阻，局部电（磁）场的存在又使蛋白质发生变构和泳动。由于水溶性的蛋白质胶体分子带有电荷和水鞘，当它们在电场作用下，在胞外液进入毛细淋巴管后，使局部组织液减压，从而使真毛细血管开放，水和营养物再次从血液进入组织液。而淋巴管中的蛋白质（经气）在附近经穴电（磁）场的作用下继续泳动，这些带电磁场的淋巴管就是经脉和络脉。组织液进入毛细淋巴管后即成为淋巴液。每天淋巴液生成约 2～4 升，大致相当于血浆量。每小时约 100 毫升经胸导管，20 毫升经右淋巴导管，然后经锁骨下静脉进入血液循环。每天约有 75～200 克蛋白质经由淋巴液带回血液循环。此外在淋巴组织中产生和生成的淋巴细胞和浆细胞等也全都是通过淋巴液才进入血液循环。这个水系统就是经脉系统。我们不仅承认机体有 365个溪谷，而且承认机体有 12 条水渠道；穴位的名称迄今还沿用近代湖泊的名称，如曲池、后溪、合谷等。这样，我们不但能理解"经络是气血运行的通道"，而且还能解决"比血液量多 2～3 倍的组织液和淋巴液是如何运行的？这个世界医学难题。

　　1979 年上海中医学院"用 X 线放射显微摄影技术观察穴位和脉管的电泳图像，可以看到淋巴管是经络形态学的基础"。我们认为这要补充一点，这些淋巴管是在电磁场的作用下的淋巴管，与没有电磁场作用下的淋巴管功能有可能不同。当免疫干扰在体内出现时，通过形成电位的淋巴管壁，使免疫活性细胞及其产生的免疫活性物质聚集于局部灶；当程度足够大时，包围向心淋巴管，出现红丝。这种现象也可出现于针刺经络敏感人的穴位出现的经络感传现象，且它们是沿经典的经络路线出现的。现代经络学的研究从1971 年 309 医院发现经络敏感者开始，表明了经络感传的重要意义：1. 在于它的感传轨迹与古典的经络走行基本一致，由此可以设想古人绘制经络图的可能依据；2. 现代方法确切证明了感传"气至病所"；3，用实验医学方法确切证实了相对特异的经穴-脏腑相关的针灸学基础理论，如低电阻点、压痛点、敏感点。[①]研究证实，用脉冲电和机械叩击刺激相结合的方法，可在大多数针灸门诊患者身上，查出一种特异的信息传导轨迹，称隐性循经感传，它与十二经脉基本符合。通过对健康学生的调查，大多数（94%）的健康受试者都有隐性感传现象，而且其中大多数（88%）隐性感传是贯通全经的。[②]研究发现，在大鼠经穴之间的"经脉"皮肤中，发现细胞间有"间隙连接"（gap junction），在大脑中也发现有广泛细胞间的"间隙连接"，表明甚至胞内液也参与了机体的水网络系统——"经脉系统"。

经络学把经穴的生物电网络系和经气的化学分子网络系统以及经脉的水网络系统全都连接成一个统一的整体，进行整体性的研究。21世纪的现状是，医药科学研究已进入一个重大的突破时期，随着中国医药学基础理论的科学化和现代化，特别是对经络学说的阐明和新的整体性的学科——"经络学"的诞生，我们中国人必将对世界医药学的发展作出特别重大的贡献！

---

① 季钟朴. 中西医结合杂志 1987；7（8）：497.
② 包静波，等. 中国针灸 1982；（3）：114.

第四章　细胞与微环境的整体性

中西医结合学不仅在整体水平的研究中有优势，在细胞水平的研究和应用中，也有其独特的内涵和特点。阴阳五行学说、营卫气血学说和脏腑经络学说在细胞水平的研究主要是细胞及其微环境，即：细胞与胞外液、细胞与细胞、胞外液与淋巴及血液微循环、细胞与免疫因子、细胞与信息分子及其受体等的研究。中医理论和现代科学的结合形成的中西医结合学将给世界医药学的发展作出重大贡献。其中经络学是整体性生命科学的一个重要分支，也是"中西医结合学"的基础学科。

第一节　细胞

早在发现细胞以前，莱布尼茨就认为，生命机体其实是充满了其他生命体（例如血球）的综合体。这种思想实际上就是细胞学说的哲学先驱。恩格斯指出："对生理有决定性意义的首先是有机化学的巨大发展，其次是最近二十年来才学会的正确使用显微镜。使用显微镜所造成的结果比化学的成就还要重大，使全部生理学发生革命，并且首先使比较生理学成为可能的主要事实是细胞的发现：在植物方面是由施莱登发现的，在动物方面是由施旺发现的（约 1836 年）。"细胞学说认为，所有的动植物（除单细胞生物外）都是由细胞组成的；这些细胞都具有独立自主的生命体的许多特征和属性，即使不是所有的属性；多细胞的组织、器官，又可成为构成机体的部件。一个组织中的各个要素本身也是小的组织；这样一个关于组织的概念既不是生疏的，也不是新颖的。例如，僧帽水母就是由特殊化了的水螅组成的一个复合体，其中有些个体已经为了要担任营养摄取、个体保持、运动、排泄、生殖和支撑整个群体等任务而发生各种变化。严格地说，这种生理上相连接的群体所提出的组织问题，从哲学上看并不比低级阶段的个体所提出的组织问题更为深刻。在人群和蜂群等团体生活所表现的水平和整体化程度接近于单一个体的行动所表现的；但个体大概有固定的神经系统，神经系各元件之间都有永久性位置和永久性联系；而团体却是由许多时空关系可以不断变动的个体所组成的，如何才能适应变化和组织一致行动呢？秘密在于成员间有相互的通讯。任何组织所以能够保持自身的内稳定性，是由于它具有取得、使用、保持和传递信息的方法。维纳指出："首先是研究自行组织系统、非线性系统以及同生命是怎样一回事有关的那些问题，但所有这些——三种提法说的是同一种事情。"生命体的自行组织是亿万年进化过程的产物，机体中任一层次水平的任一基元都可被看作一个既能接受信息又能发射信息的单元，由此建立了不同形式的同步聚合系统；人们以此近似地解释了机体的组织性。毫无疑问，生命现象仅发生于"细胞"的系统内；亚细胞微粒或细胞器虽然也能担负某些有时也很复杂的生理、生化机能，但严格地说这些东西还不能被认为是有生命的。只有能进行自动调控和自我增殖的系统才是有生命的。因此，对生命现象的研究重点现在已经移到细胞生物学上去了，这绝非偶然。我们认为，细胞是一个耗散结构系统，是一个需要不断与外界环境进行物质、能量、信息进行交流的开放系统。因此，细胞与周围的微环境之间的不断进行的物质、能量、信息的交流，会显得特别重要；在这三个量中"信息"最重要，是细胞"活"的本质。因为细胞可以"无信号"（default）而发生"凋亡"（apoptosis）。细胞可因没有获得必需的"生长因子"等而发生"程序性细胞死亡"（programmed cell death，PCD）；这为机体对不再需要的细胞提供消除的机制。细胞为避免程序性死亡（PCD）需要依赖外界信息，如肾上腺皮质细胞的生存需要依赖 ACTH；很可能生长激素（GH）、胰岛素样生长因子（IGF）等不是促进细胞增殖，而是保证细胞生存。细胞间为数量有限的生长因子而竞争。

　　细胞通过不断的分裂、增殖，增加其数量；一个受精的卵子通过不断的分裂，形成桑葚期时的千百个细胞。它们在生理、生化上可能没有什么不同，但根据阴阳学说"阳在外，阴在内"，因细胞的位置不同，其周围的微环境也就不同，从而使其分化成不同的细胞：在外面的形成"外胚层"，在内部的形成"内胚层"；进而更进一步分化，形成不同的组织和器官。从胚胎演变成人。出生后，细胞也要受到微环境的不断影响。根据营卫气血学说，细胞将不断受到免疫系统对"自我"和"异己"的识别，细胞将通过微循环不断获取营养和排泄废物，细胞通过受体系统不断接受信息，从而引起生物应答反应等。根据脏腑经络学说，细胞还需要受到神经系统的生物电（磁）场等的影响，受到脏腑-经络系统及"气血运行"的调控。"机体从少数简单形态，到今天我们所看到的日益多样化和复杂化的形态，基本上是确定了。因此不仅有了可能来说明有机自然产物中的现存者，而且也提供了基础，在追溯人类精神的史前时代，追溯人类精神从简单的、无构造的、但有刺激感应的、最低级有机体的原生质起，到能够思维的人脑为止的各个发展阶段，如果没有这个史前时代，那么能够思维的人脑的存在就仍然是一个奇迹。"[①]这就是说，由神经系统和体液系统组成的人体经络系统，不仅调节全身各细胞的生理活动，而且使它们彼此协调，联系成一个有机统一的整体。

　　全身细胞都浸浴于胞外液的体液中，通过胞外液的微环境稳定以维持内稳态。根据阴阳五行学说，各个细胞间通过"生克乘侮"彼此相互联系、相互制约。例如，机体的免疫功能主要通过 T 淋巴细胞进行细胞免疫；通过 B 淋巴细胞进行体液免疫。而 T 辅助细胞（Th）协助 B 细胞进行体液免疫，这时它又需要巨噬细胞等抗原提呈细胞将加工后的抗原提呈给它；而 T 抑制细胞（Ts）则起抑制作用。巨噬细胞多数作用是非特异性的，但它可将肿瘤抗原递呈于 T 细胞并使之活化；它还同 B 细胞合作以其特异性细胞亲和性抗体来武装自己，以增强杀瘤作用的特异性成分。巨噬细胞和肿瘤细胞共同所处的微环境高度影响并决定巨噬细胞的杀瘤效果。影响巨噬细胞活性的微环境

---

① 恩格斯.《自然辩证法》，176.

是来自巨噬细胞的内外细胞因子，而巨噬细胞又产生多种细胞因子于其所处的微环境中，以对其他细胞产生影响。受巨噬细胞作用后的细胞又分泌多种细胞因子，都从不同途径作用于骨髓，刺激多能干细胞的产生和更新免疫细胞和其他细胞，以形成多细胞因子相互作用的分子网络，实现"生克乘侮"的反馈联系。巨噬细胞还能产生 IL-12，以作用于 Th 细胞、NK 细胞等；而 Th 细胞又分成 Th1 和 Th2 细胞；前者可分泌干扰素（IFN）等，而 IFN-γ 则又是活化巨噬细胞的细胞因子；后者主要帮助 B 细胞产生抗体，并分泌 IL-4，IL5，IL6，IL10 等，而 IL-4 则又可促进肥大细胞增殖；这显示出细胞机制和抗体机制是相互协调的。这些细胞因子属于"卫气"。胰岛细胞分泌的激素则属"营气"；它们也是相互制约、相互联系、相互协调，彼此"生克乘侮"的。胰岛腺内有三种细胞：β 细胞分泌胰岛素，α 细胞分泌高血糖素，δ 细胞分泌生长抑素，这三种细胞相互毗邻、相互混杂、相互沟通。胰岛素可增加血糖的去路、抑制血糖的来源，其本身的分泌量又直接接受血糖浓度的反馈调节。胰高血糖素则增加血糖来源，与胰岛素相拮抗。生长激素抑制血糖进入组织细胞而使血糖增高，而生长抑素则与生长激素相拮抗。α 细胞的高血糖素可刺激 β 细胞和 δ 细胞的分泌；而 β 细胞的胰岛素则抑制 α 细胞的分泌；δ 细胞的生长抑素对邻近的 α 细胞和 β 细胞又都有直接的抑制作用。此外胰岛细胞还有外分泌功能，其分泌的胰蛋白酶、胰脂酶、胰淀粉酶等均参与消化功能；其分泌也受到神经递质、激素等调节。我们在"脏腑之气"这一节中将详细介绍脏腑激素这些局部激素对细胞作用的相互联系与相互制约。根据经络学说它们可能与局部的微环境，特别是与局部的电（磁）场、PH 等有关；在神经感受器（穴位）电（磁）场作用下，该 PH 如若为这种蛋白的等电点，则该蛋白不动，成为"自分泌"；如若该蛋白电荷与电（磁）场相同，则方向相反，成为"旁分泌"；若与电（磁）场相异，则与经络的气血运行方向相同，参与微循环，成为"内分泌"。中国医药学的基础理论不仅在整体水平，即使是在细胞不平内也有其物质基础和科学机理。按照营卫气血学说，机体内的任何细胞都要受到其局部微环境，特别是局部的免疫机制，即"卫气"和即"营血"的影响。而气血运行的通道即是"经络"。

每个细胞通过受体都要受到神经-体液-微循环-免疫等因素的影响，因此，在细胞水平彼此间也有"生我、我生、克我、我克"，以及"相互资生、相互制约、相互转化"等相互联系。

在机体细胞中"红细胞"的结构最简单，然而功能最重要。中西医结合学认为，它不仅在细胞水平是"营血"的主要成分，其细胞膜上还有许多蛋白则是"卫气"成分，是"营卫气血"学说的中心内容之一。由于它没有细胞核和细胞器，因而过去一直认为它的功能也很简单，仅作为运输呼吸气体（O_2，CO_2）的工具。1953 年 Nelson 首先发现红细胞具有免疫粘附功能，有促进白细胞吞噬的作用；人红细胞能与特异调理过的梅毒螺旋体及肺炎球菌结合，从而推测红细胞膜存在免疫粘附受体，免疫复合物同该受体结合，促进其被白细胞吞噬，是宿主防御机制的一部分。20 世纪 60 年代 Nishioka 证实了这种人类红细胞所具有的免疫粘附功能是通过补体 C3 受体实现的。70 年代 Fearon 在人类红细胞膜上分离、纯化了 I 型补体 C3 受体（Erythrocyte Complement Receptor type I，ECR1）。80 年代 Siegel 提出了红细胞免疫的新概念；认为红细胞有许多与免疫有关的物质（如 CR1，CR2，LFA-3，DAF，MCP，SOD 等）；红细胞具有识别、粘附、杀伤抗原、清除免疫复合物等功能，而且参与免疫调节，其本身还存在有完整的自我调节系统，是完整的机体免疫系统中的一个子系统。红细胞膜上不仅有补体受体、有胰岛素受体，和阿片肽受体等。胰岛素不仅影响体内糖代谢，它还与免疫系统，特别是对 T 细胞有一定影响，如它能促进 LAK 细胞增殖。红细胞膜上的膜锚蛋白，如补体衰变加速因子（DAF）、LFA-3 等易被酶解而脱落，脱落后成为可溶性活性因子分别对补体系统和有 CD-2 的淋巴细胞系产生生物效应[1]。它们也可再度结合于红细胞膜上，以降低其血清中的浓度，进而调节其免疫功能活动，这是值得深入探索的一种调控机制。

---

[1] 朱大椆. 中国名医名论要览中国国际广播出版社，北京：126（源自朱天棚于中国国际广播出版社出版的《中国名医名论要览》）.

第二节　胞外液

新生儿体液占体重80%左右；婴儿体液约占体重70%左右。人体中的"水"占了体重的极大部分，它除一部分以自由状态存在外，相当大的部分与机体的蛋白质、多糖等相结合而存在，这使人体皮肤、组织、器官具有完整的形态并富有弹性。自由状态存在的体液主要是胞外液，其中的水与血浆及淋巴液中的水不断进行交流，保持动态平衡；这种动态平衡依赖于毛细血管、毛细淋巴管及胞外液之间的"水"的有序流动，特别是蛋白质及其水鞘的有序运行。细胞膜的作用并不只是对细胞起包裹作用，它还具有重大的生物功能，如：使细胞内容物与周围环境相分离，以维持细胞内部的理化特性；选择性地让某些物质通过，或主动摄入、排出另一些物质；膜与生物电密切相关，是组织表现兴奋性和传导性的决定性因素；膜内还有多种受体和酶等蛋白接受信息和改变细胞的活性及细胞的功能；膜上还有某种抗原物质，使其可以被识别或产生免疫应答等。体液中的信息分子通过膜上的受体进行体液调节，神经调节过程中大约也有神经递质（神经肽、神经激素等）与（配）受体结合的问题；神经调节与体液调节在细胞水平上并无本质的区别，都是通过受体将信息传入胞内。"水"和非蛋白质以滤过渗透扩散的方式通过细胞膜、毛细血管或毛细淋巴管的管壁，而蛋白质等大分子和大颗粒物质则以囊泡吞饮方式通过细胞膜或内皮细胞。

糖蛋白（glycoprotein）又称粘蛋白或蛋白聚糖，是糖胺多糖与蛋白质相结合的复合物。糖胺多糖（glycoaminoglycan）又称氨基多糖（amino polysaccharide）主要有：透明质酸、硫酸软骨质、硫酸肤质、硫酸角质、肝素及硫酸类肝素等；它们都是由氨基已糖和糖醛酸组成二糖，再由这些二糖重复连接形成糖胺多糖链，是多聚阴离子，呈酸性。由于分子中含有大量的阴离子，所以可与许多阳离子（如 Na^+、K^+、Ca^{2+}、Mg^{2+}等）结合，且分子内有许多磺酸基（$-SO_3H$）。因此蛋白聚糖很像一种磺酸型阳离子交换树脂，它在胞外液转移平衡中起着重要作用。由于蛋白聚糖是多聚阴离子高分子物质，能结合许多水分子，对维持细胞外液容量及水平衡都有一定的作用。近年来发现蛋白聚糖是构成细胞膜的成分之一。蛋白聚糖(proteoglycan)与其他糖蛋白的主要区别在于蛋白质链上所结合的糖链不同：蛋白聚糖的糖为糖胺多糖，其他糖蛋白中的糖则多为中性糖、碱性糖或二性糖。

　　"体液"是体内存在的液体，是水中溶解了许多无机物和有机物的一种液体；成人约占体重的 60%，其中细胞内液占体重的 40%，胞外液约占体重的 20%（血浆占 5%，胞外液和淋巴液占 15%）。消化液、尿液、汗液、脑脊液、渗出液和漏出液，可认为是胞外液的特殊成分。胞外液以 Na^+、Cl^-、HCO_3^- 为主要成分；胞内液以 K^+、Mg^{2+}、HPO_4^- 及蛋白质为主。体液交换动力主要是血浆胶体渗透压和水静压之差。晶体渗透压可影响胞外液的总量；胞外液和胞内液间的交换主要决定于细胞内外液的总渗透压。由于蛋白质分子通常带有电荷，因而要受到周围电磁场的影响；受电场的作用力而发生电泳，其泳动的方向和大小与本身的电荷及电场力的大小相关。蛋白质可产生胶体渗透压，其分子周围带有水鞘，蛋白质分子的泳动必定会引起"水"的流动，从而推动胞外液的循环运行。胞外液进入毛细淋巴管后推动淋巴液的循环运行，继而真毛细血管被动开放，完成血液微循环运行。我们认为，可能这就是"气血运行"、"气行则血行"的科学机制。"中西医结合学"完善了对细胞周围胞外液循环运行的认识。

　　阴阳学说认为，"阴阳"即"水火"。"火"作为能量，其产生是以体内的"水"的存在为前提的；也就是说必须在体内有水的环境中才能进行，因为营养物质的酵解是一系列连续的酶的催化反应，这些化学反应必须在水溶液中才能进行。反之，糖、脂肪、蛋白质等营养物质在体内氧化分解产生 ATP 供能的同时，也产生了"水"，这部分称为"代谢水"；也是水的来源之一。物质代谢中绝大部分化学反应是在细胞内由酶催化进行的，而且有高度的自动控制能力。一个细胞内有近两千种不同的酶在同一时间催化各种不同代谢反应，各自特有的化学反应互不妨碍、互不干扰，各自有条不紊地以惊人的速度进行着，而且还相互配合，不论是合成还是分解，总是同时进行到恰到好处。细胞内部结构有着严格的位置和秩序，在细胞膜的内部世界里，就连分子的运动也是有规则的。机体通过细胞内代谢物浓度的改变来调节酶促进反应的速度，一条代谢途径的产物剩余后可通过蛋白质的异构调节，使该产物的前身用于其他代谢途径。如乙酰辅酶 A 可合成柠檬酸参与三羧酸循环，当柠檬酸过剩时，可抑制磷酸果糖激酶和激活乙酰辅酶 A，乙酰辅酶 A 用于脂肪酸合成，避免了柠檬酸的堆积。三羧酸循环使糖、脂肪、蛋白质相互联系、相互转化。水和细胞膜的脂质是不相容的，水通过细胞膜上特定的镶嵌蛋白质进出细胞；这种蛋白质结构中具有亲水性氨基酸构成的微细间隙，水分子可以通过这样的亲水性间隙出入细胞。生物氧化和氧化磷酸化之间的偶联，不仅表现在前者为后者供能，还表现为此二者间的相互制约和相互促进：当机体活动强烈时，ATP 分解快，细胞内的 ATP/ADP 下降，ADP 的相对增加使生物氧化和氧化磷酸化加快；此时由于 NADH 不断被呼吸链氧化，NAD 浓度相对增加，有利于有机物的脱氢分解，物质的分解加快。而当机体休息或细胞的耗能减少时，ATP/ADP 上升，生物氧化和氧化磷酸化减缓，物质分解也随之减速。呼吸链与氧化磷酸化的功能主要为细胞供能，同时还联系着转氢作用满足合成代谢所需。机体中重要脏腑的生理活动，如心脏的跳动、肺的呼吸、肠胃的消化吸收、腺体的分泌、肌肉的收缩、体温的维持等均需要能量，需要 ATP 供能。当 ATP 增加，胞内 ATP/ADP 比值增加时，可抑制磷酸果糖激酶的活性减慢糖酵解，同时激活果糖 1，6 二磷酸酶使糖异生，以保证多余的 ATP 用于合成代谢。相反，当胞内 ATP 减少，ATP/ADP 比值减低时，可通过变构调节降低合成代谢并加速糖酵解以获取 ATP。不断的代谢过程不会引起某些代谢产物的不足或过剩，也不会造成某些原料的缺乏或积聚。而在调节过程中神经-体液发挥着重要的作用。"阳虚则寒"，阳虚患者大多有畏寒肢冷的表现，提示可能与甲状腺素不足有关，部分病人尿 17-羟排量降低可能与皮质醇降低有关；也可能与交感神经兴奋性不足、副交感神经兴奋性上升有关。因为激素很少彼此独立地或脱离体内代谢变化而起作用，因而认为内分泌腺和它们的代谢物——激素组成整体。作为整体手段的原始形式，由于发生上和机能上都与神经系紧密联系并已部分为神经系所取代，以致实际上和机能上成为神经系统的扩大。而各种神经递质的作用也不是彼此孤立的，相互间既有联系又有影响，如副交感神经递质乙酰胆碱也参与肾上腺素能神经元的活动,它是交感神经节后纤维末梢释放去甲肾上腺素的先决条件;阴虚、阳虚的虚损病人死后尸体解剖发现,垂体、甲状腺、肾上腺皮质、睾丸、卵巢均有退行性变化。且交感神经与免疫应答相关,用6-羟多巴胺损毁免疫器官的交感神经改变免疫应答能力;下丘脑是神经-内分泌的中枢所在,也是较明确的与免疫反应有关的部位。递质-激素-细胞因子的相互作用构成多重联系的通道。例如,干扰素能加速心肌搏动、促进类固醇激素产生、增加合成黑色素、增加甲状腺细胞摄碘、拮抗胰岛素、兴奋神经元与阿片肽的结合等;另一方面,神经-内分泌激素也能调节淋巴因子的产生;β内啡肽影响丝裂原反应性等;淋巴细胞膜上有ACTH受体和阿片肽受体;也能分泌免疫性类ACTH等。分子网络通过细胞受体共同引起胞内信使系统的改变,从而产生"阴平阳秘"的内环境稳定。

在《内经》《素问·热论》的基础上,东汉张仲景提出了《伤寒论》的六经辨证。它将外感病发生、发展过程中具有普遍性的症候,以阴阳为纲,并根据疾病发展过程中不同阶段的特点又划分为六个症型:太阳病症、阳明病症、少阳病症、太阴病症、少阴病症和厥阴病症。六经病症是经络、脏腑病理变化的反映,在于分析外感寒邪所引起的一系列病理变化及其转变规律。宋、元朝期间刘河间提出"主火论",认为"风、寒、湿、燥"都可以转化为"火"的同化;"火"与"风、寒、湿、燥"各气相兼存在的兼化;并创用了辛凉解表、清泄里热等多种方法。其后,李东垣接受了"火"的观点,针对刘河间的"主火论"主要是指外感实火而提出了内伤阴火的一面,创立"脾胃内伤学说";认为"脾胃是元气之本",故在其所用的方剂中除了补脾胃、升阳气以外,兼用泻火药物。明代朱丹溪又创立了"滋阴学说",认为"阳常有余,阴常不足";认为阴精的亏损是引起疾病和衰退的主要因素。到了清代,叶天士在伤寒六经辨证的基础上发展并创立了"卫气营血辨证",弥补了六经辨证的不足,丰富辨治外感温热病的内容。在叶天士《温热论》基础上根据《内经》三焦部位的划分总结了温热病的三焦辨证,特别适用于外感湿热病。

从细胞及其周围胞外液的情况来比较:中医认为,阴虚的临床表现除见形体消瘦、口燥咽干、眩晕失眠等阴液不足的症候外，还见五心烦热、潮热盗汗、舌红绛、脉细数等阴不制阳、虚热内生的症候。西医认为，高渗脱水是细胞内的水向外转移，临床表现为烦渴、高热、尿少、易激惹、腱反射亢进等，以细胞脱水（舌红绛）及神经症状为主，皮肤弹性及循环改变不大。中医认为，阳虚证则除见神疲乏力、少气懒言、蜷卧嗜睡、脉微无力等，气虚机能衰减的症候外，还常兼见畏寒肢冷、口淡不渴、尿清便溏尿少肿胀、面白舌淡等阳不制阴、水寒内盛的症候。西医认为，低渗脱水是水向细胞内转移，胞外液及血容量均减少，循环不良为突出症状，如四肢厥冷、血压下降、脉细、冷汗，皮肤粘膜苍白，皮肤弹性低下，体温一般不高，也不渴。由此可见，中医和西医在细胞水平也有相似之处，可以对临床症状有共同的认识。

第三节　细胞的结构与功能

细胞的结构大致可分为：细胞膜、细胞质和细胞核三大部分。细胞膜主要由膜脂组成，其上有膜糖脂和膜蛋白。胞外信息分子与膜上受体结合后，使受体蛋白变构，产生变构效应，发生信号转导：1. 使膜上磷脂酰肌醇系统产生第二信使物质（DG，IP3），再通过 DG 激活 PKC，IP3 使胞内钙离子（Ca^{2+}）增高，Ca^{2+}激活钙调蛋白（CaM）及其依赖的蛋白激酶，产生进一步的生物效应；2. 通过 G 蛋白，激活膜上腺苷环化酶（AC）催化 ATP 生成 cAMP；（或激活鸟苷环化酶催化 GTP 生成 cGMP）；再通过 cAMP 激活 cAMP 依赖蛋白激酶（PKA）产生效应；3. 通过受体变构效应，直接激活受体胞内结构域中的酪氨酸蛋白激酶(TPK)活性，使酪氨酸残基磷酸化，从而激活靶蛋白等，这些信号转导途径之间相互有联系。cAMP-PKA 和 DG-PKC 是最主要的二大信号系统，相互间是拮抗作用还是协同作用这与细胞类型有关，即使同一类型的细胞也可发生变化。人胃癌细胞（MGC-803）经诱导分化剂环六亚甲基双乙酰胺（HMBA）使用后，DG 水平及 PKC 活性下降，而 cAMP 及其结合蛋白含量上升，PKA-RII 表达增强，并从胞质移向核内分布。PKA I

型与增殖有关，II 型与分化相关；PKA-RII 核内转移是 HMBA 诱导分化的主要机制。对肝癌细胞（SMMC-7721）、视黄酸（RA）和环磷酸腺苷衍生物（8Br-cAMP）均能抑制细胞质和膜结构组分中酪氨酸激酶（TPK）的活性，并具逆转肝癌细胞表型的作用；受 cAMP 激活的 PKA 可使 EGFR 等发生丝/苏氨酸（Ser/Thr）磷酸化而抑制其 TPK 活性，故 8Br-cAMP 为快反应，而 RA 影响基因的表达及翻译后向质膜移位，故 RA 对 TPK 的影响较晚。

细胞质中有细胞骨架系统（微丝、中间丝和微管系统等）和细胞器（高尔基体、内质网、线粒体、微粒体等）。细胞核内则有核基质（核骨架蛋白）和染色质等。

细胞虽然是一个独立的单位，但它必须在其生存的微环境中保持不断地与外界进行物质、能量、信息的交流。机体内细胞之间存在着体液性和接触的细胞介导的信息联系。二个相互接触的细胞之间可以存在有间隙连接（Gap Junction，GJ）。这是接触介导的信息联系的结构基础；细胞通过这种结构传递各种信息，以对它们的代谢、生长、增殖等进行调节控制。机体内细胞间通讯联系有两种形式：一是远距离的细胞通讯，信息物质如激素、生长因子等从一种细胞产生，经体液运输，传递到有该受体的靶细胞；另一种是近距离的，包括细胞的间隙连接（GJ），即相互接触的细胞间，细胞膜上存在特殊的通道结构，可以自由通过分子量 1200 以下的信息物质。细胞间的 GJ 通透性受许多因素的调节。佛波酯（TPA）是已证实的促癌剂，它对多种培养细胞的连接通讯有抑制作用。TPA 能几乎完全抑制细胞间通讯，这与胞内 Ca^{2+} 浓度变化有关。现认为，GJ 通讯功能的抑制，很可能是促癌阶段的重要机制。大多数肿瘤细胞的间隙连接（GJ）减少或无通讯功能。细胞间的连接通道是传送生长调控信号的结构，这种细胞间隙连接通讯的障碍可导致细胞生长失控、过度增殖。现已有的研究表明，一整套癌基因产物的功能就是把信息从胞外经膜上受体转导，通过一系列蛋白激酶的级联反应，调节核内 DNA 结合蛋白活性，调控基因转录，使细胞增殖或分化。细胞为避免程序性死亡（PCD）需要依赖外界信息；细胞间为数量有限的生长因子而竞争。肿瘤细胞通过自分泌或旁分泌生长因子获得"永生"（immorbility）。例如，sis

癌基因编码生长因子类似物；癌基因 erb-B2 编码自我激活的生长因子受体缺乏胞外生长因子结合部分；癌基因 ras 编码 G 蛋白(P21ras)等，将信号转导，传入核内，激活核内癌基因 c-myc，c-fos，c-jun 表达，打乱信号转导顺序，导致细胞增殖失控和肿瘤发生。

　　细胞结构不是固定不变的，而是具有动态的变化。受体介导的配体被内吞的过程是细胞对肽类生长因子作用调节的一个重要环节。在生长因子信号的跨膜传递过程中细胞膜至细胞核不断在发生变化。研究发现，EGF 经受体介导进入 NC3H10 和 TC3H10 细胞后，能向核转移和在核内积聚，并与细胞周期变化密切相关。溶酶体在细胞质内，是降解功能的主要执行者。溶酶体在激素分泌的调节中也起重要的作用，它通过"分泌自噬"（crinophagy），即溶酶体能与细胞内的分泌颗粒融合、降解、清除不需释放的激素，从而参与了减少激素分泌的调节过程。分泌类固醇激素的内分泌细胞中，激素分泌调节过程也有溶酶体的参与，其形式则是"自体吞噬"（autophage）；以自体的形式清除一部分细胞器和一部分分泌颗粒。在垂体促皮质激素细胞分泌受抑时，溶酶体活动加强。这种降解活动不涉及激素合成速率的改变，而能迅速改变细胞内激素贮藏量，并可能迅速影响激素释放速率，及时有效地调节至较低水平。在睾丸间质细胞中也发现，当激素分泌受抑时胞内自体吞噬活动加强，溶酶体通过自体吞噬作用将一部分合成类固醇的细胞器除掉，从而参与减少激素分泌的调节过程。溶酶体抑制剂（NH4Cl）对 EGF 核内积聚具有促进作用。核孔允许分子量小于 68KD 的蛋白质自由通过，出入细胞核。表皮生长因子（EGF 分子量 60.45KD）为小分子多肽，能经核孔自由出入。除 EGF 外，PDGF、NGF、FGF 等生长因子也有向核内特异性转移的现象。能向核内转移的前提是，其多肽链中有核定位信号（nuclear localization signal，NLS）sequence 或有可与 NLS 蛋白形成复合物的能力。NLS 的功能是引导蛋白质进入细胞核。EGFR 的 644-654（Met-Arg- Arg-His-Ile-Val-Arg-Lys-Arg）、bFGF21-27 肽段(Asn-Thr-Lys-Lys-Pro-Lys-Leu)和已知的核内蛋白 NLS，如糖皮质激素受体 490-498(490-Arg-Lys-Thr-Lys- Lys-Lys-Ile-Lys-498)，及雌激素受体 262-270（262-Arg-Met-Leu-Lys-His- Lys-Arg-270）等类似，都富有碱性氨基酸残基。EGF 等生长因子特异性向核内转移的现象提示，可能存在直接的核内作用。EGF 对细胞核 RNA、多糖、蛋白质等大分子进入细胞核有直接刺激作用，并与转化密切相关；EGF 可能有类固醇样刺激作用。

用细胞化学和生物化学的方法证实了内质网是细胞中能合成膜主要组成成分的唯一场所，说明高尔基体膜系统的建成与内质网有密切关系。高尔基体是由细胞内膜系统组成的细胞器，主要参与糖基的合成和运输。不同类型的细胞和同一类型细胞的不同发育时期，胞内的高尔基体在形态、结构上会出现一些变化。免疫电镜研究发现，抗体形成的 B 淋巴细胞阳性反应出现在游离核糖体上；前浆细胞的阳性反应出现在部分粗面内质网池；浆细胞则出现在粗面内质网池及高尔基体附近的囊泡中。胞内的阳性反应物表现为从颗粒状、短棒状到分散的平行片层和连接成网的动态过程。

纺锤体着丝点（spindle fiber attachment，SFA）即着丝粒，是核内染色体上的细胞器。它们是在有丝分裂或减数分裂后期时姐妹染色体或同源染色体有规律的相互分离所必不可少的。它们是由染色体 DNA 的特定片段（着丝粒 DNA）和其特异的结合蛋白（动点蛋白）所形成的结构。在正常细胞有丝分裂中期，它们连接于或组织形成动点蛋白微管。当供应无细胞体系以微管蛋白时，它们显示出有微管组织中心（microtubule organizing center，MTOC）的活性。因制备富集着丝粒步骤与制备核基质蛋白质相似，富集着丝粒蛋白质应是核基质蛋白质的一部分。G1 晚期胞浆和核内膜性酪氨酸蛋白激酶（TPK）活性均有短暂升高；而 G1 晚期的生化事件对细胞增殖至关重要。在所有磷酸化氨基酸残基中，磷酸丝氨酸约占 90%，磷酸苏氨酸约占 10%，而磷酸酪氨酸仅占 0.05%；如 G1 晚期钙调素依赖性蛋白激酶 II 活性的增加能催化微管蛋白磷酸化，导致微管折卸，可能与细胞进入 S 期相关。细胞增殖中从细胞膜到核信号的传递顺序是启动 DNA 的转录先于 DNA 的复制。TPK 能催化 DNA 拓扑异构酶 I 磷酸化，从而促进 DNA 的复制。

第四节 细胞周围的微环境

单细胞生物的环境就是外环境；而多细胞生物中的细胞生存环境则是内环境。在人类生活过程中不断遇到环境的突然变化，这些内外环境的变化可在体内引起一系列的改变和调节。在人体内，细胞生存的周围内环境通常是保持稳定不变的，即通常称为"稳态"；体内的温度、酸碱度、血压、渗透压、离子浓度等都维持在一个稳定的水平。机体要维持这样一个稳态的环境，需要有一个复杂而巨大的调控系统，其中最重要的是神经系统的电环路和化学环路以及水系统的运行；它包括神经系统、内分泌系统、免疫系统、淋巴系统、循环系统等，即中医所谓的"经络系统"。在细胞的周围环境中主要是由胞外液包围；而胞外液通过与局部毛细淋巴管和毛细血管进行不断的交流，血液循环不断供给氧和营养物质，带走代谢废物。但胞外液和淋巴液如何有序而规则地运行？这个问题至今世界上尚未有满意的答案。这是因为，毛细血管动、静脉两端的压力差（约 5 毫米汞柱），要推动比血液多二倍的胞外液有序地运行，是不可能的。而经络学说能完满的对予解答。人体的经络系统包括神经系的电环路和化学环路，"经穴"产生的生物电及其电磁场给周围环境产生影响；"经气"等化学物质产生对细胞的生物效应；"经络"的水系统使蛋白质在其中泳动；由经穴、经气、经络、组成的人体经络系统，不仅能调节细胞的周围环境保持稳态，而且也是胞外液有序运行的主要机制。

细胞与周围环境的交流中，细胞膜上的各种蛋白（受体、通道蛋白、酶蛋白等）起着极其重要的作用。由于不同的细胞可具有相同的受体，而不同细胞又可分泌相同的配体，从而形成对细胞活动调节的网络。例如，具免疫活性的淋巴细胞膜上有神经肽受体、肽类激素受体和细胞因子受体等各种不同的受体；因而其免疫活性要受到它们的直接调控；神经-内分泌系可通过受体系统直接调节，也可通过网络或信使系统进行间接调节。相反，免疫活性细胞也可分泌多肽、激素、细胞因子等化学物质参与化学环路的调节。细胞膜上的离子通道蛋白也起重要的作用，它们像"麦克斯韦妖"守卫着大门，只让特殊的物质或信息通过、进出。离子，作为一种带电粒子，也参与了电环路的调节。在溶液中分子之间不形成电荷转移络合物，而以弱偶合的状态发生电子移动，按电子转移有方向性这一事实，这在井井有条的生物体中可能起着重要的作用。中医的"气功"是通过意愿主动进行内抑制的过程来调节大脑皮层的机能，使大脑及其他神经细胞的电活动有序化，通过放大、转换等产生电效应，进而产生化学效应。国外测得气功状态时 α 波幅增高，皮层各区 α 波趋于同步；神经递质 5-HT 代谢率高于正常人 2～3 倍；去甲肾上腺素降低为正常人的 60%左右，皮质激素减少约 50%。针刺调气和气功调息过程都呈现红细胞表面电荷密度的变化，反映电环路与蛋白质电子云密度和分布状态密切相关。红细胞表面电荷的改变则会影响膜上膜锚蛋白的功能活动，特别如补体 C3b 受体 CR1、LFA-3、SOD 等，可影响红细胞免疫功能及其他功能。研究资料表明，针刺足三里、背俞穴、五脏夹脊穴、太溪、复溜和涌泉等穴，对红细胞免疫功能都有明显的调节作用[①]。细胞周围微环境中不同的电磁场也可能影响细胞的分泌形式：自分泌、旁分泌、内分泌，进而产生不同的效应。中草药的"当归"(Angelica Sinensis)是著名的"补血"药；目前认为造血诱导微环境对造血细胞的增殖、分化、成熟与释放起重要的作用，造血调控的关键在于造血干细胞和祖细胞的膜上出现了造血生长因子受体（hematopoietic growth factor receptor）。研究结果表明，体内注射当归多糖（angelica polysaccharide，AP）对正常或骨髓抑制小鼠的 BFU-E、CFU-E、CFU-GM、CFU-MK 的增殖均有显著促进作用，而体外培养加入 AP 则无作用。因而认为，AP 是当归促进造血的有效成分，机制为启动造血调控系统，间接刺激造血祖细胞增殖分化。AP 是脾淋巴细胞的潜在丝裂原，直接或间接激活淋巴细胞促其分泌造血生长因子；AP 对巨噬细胞功能也有增强作用，AP 可刺激造血微环境中的巨噬细胞分泌 GM-CSF、BPA、EPO、MK-CSF等，刺激造血祖细胞增殖。AP 能通过间接途径促进骨骼肌分泌 GM-CSF 以

---

① 骆永珍，游自立. 红细胞免疫学新探（下册）南京大学出版社 1993；176.

调节 CFU-GM 增殖、分化[①]。就是说"营血"和"卫气"在细胞水平上彼此密切相关。

细胞膜上的离子通道是由一定规则结构的特异性蛋白质构成，形状近于圆柱，圆柱的轴线是蛋白亚单位缠绕的样板，通道内有周期性势垒分布，这种周期性与 α 螺旋晶格的有序结构有关，能从理论上阐明量子态回旋频率的存在。实验结果表明，动物脑组织中 Ca^{2+} 释放量存在频率窗效应，即 Ca^{2+} 释放量只对某些特定频率的电磁波产生特异性响应，而且在一定频率范围内，窗频率的间隔是相同的。最近发现：用机械方法刺激细胞时，在细胞质中钙离子（Ca^{2+}）激增，并产生钙振荡；单个细胞被刺激后，其胞中钙离子振荡会引相邻细胞也产生 Ca^{2+} 振荡，并由近至远传递，在宏观上形成 Ca^{2+} 波，最后到达最远端的细胞。Ca^{2+} 波的传递主要是通过间隙连接（GJ）实现的，而将刺激信号传递至临近细胞的信号载体是三磷酸肌醇（IP3）。钙离子（Ca^{2+}）在不同细胞间也可通过细胞间的间隙连接（GJ）传递。钙离子（Ca^{2+}）容易与蛋白质结合形成钙调蛋白（CaM），其构象稳定性发生变化，特别容易与胞内广泛的靶蛋白结合，改变它们的活性，从而直接或间接影响人体的代谢、运动、乃至认知等各种过程。钙离子（Ca^{2+}）与蛋白结合过程中还会产生新的信号分子一氧化氮（NO），它又能调节微循环运行等。胞内产生的钙离子（Ca^{2+}）振荡，蕴含着大量的生命信息，这已被国外的许多实验室证实。这可能也是经络学中需要研究的"肢体经穴与内脏活动相联系"的环节之一。

NO 是一种自由基，但较其他自由基稳定，相比分子其化学性质要活泼得多。NO 因为含不成对的电子，易溶于水，在水中与氧反应生成 NO_2^-、NO_3^-。在神经系、循环系、免疫系统中，NO 作为一种信使分子，发挥着"经气"类似的作用。人体血管的内皮细胞、巨噬细胞、中枢神经等细胞内，存在 NO 合酶，催化 L-精氨酸生成 NO 及瓜氨酸。血管内皮细胞和脑内中枢神经细胞中的 NO 合酶的活性依赖于钙离子（Ca^{2+}）并由钙调素介导。目前认

---

① 王亚平，祝彼得. 中华医学杂志，1996；76（5）：363.

为 NO 就是引起神经元性肠松弛的非肾上腺素、非胆碱能神经所释放的神经递质。脑中小脑及海马中分布最多。它可通过广泛分支同其他区域神经元联系[1]。神经系在信息传递机制中，一种是由胞外信息分子（递质、激素、神经肽、细胞因子等）活化表面受体，然后经过一系列蛋白质磷酸化等过程，产生生物效应；另一种是信息分子能结合并活化离子通道相偶联的质膜受体或活化离子通道蛋白本身，进行信息传递。从而形成"经络系统"的广泛联系。

　　除了神经细胞外，多数免疫细胞（可能是全部免疫细胞）在其膜上都具有电压依赖性离子通道。免疫系统和神经系统在其细胞中的离子通道十分相似，通道的表达及其功能是可调节的，是可塑的。免疫细胞离子通道的多样性令人惊讶，其中 K^+ 通道就有好几种（延迟整流、内向整流、Ca^{2+} 激活等）。免疫细胞的 K^+ 通道可受 Ca^{2+} 和 cAMP 的短暂调节[2]。电场对细胞的作用，不仅由于电场能诱导基团转移，而且电场还能引起膜上蛋白质构象的变化。细胞膜蛋白作为细胞与外界联系的信息通道，研究电场对它的作用很重要。处于电场中的细胞由于膜的高电阻，外电场首先作用于膜上，并引起细胞膜的结构和功能的变化，如引起膜的通透性、膜电位和膜上酶活性的变化等，进而导致细胞内生理、生化过程的改变。实验表明，一定频率的交变电场与细胞膜相互作用后，使得 Na^+ 的跨膜主动转运发生了明显的增加，这表明在交变电场作用下膜上的 Na^+-K^+-ATPase 的活性提高了。这可能是由于膜上的酶分子吸收了电场的能量后引起酶分子构象的改变，从而导致酶活性的增加。这也进一步为膜蛋白的电调制现象（electrical modulation of membrane protains）提供了佐证[3]。硒是机体代谢必不可少的微量元素之一，缺硒使机体代谢过程中清除自由基的能力降低，导致细胞膜的氧化损伤。实验证明氧自由基可明显抑制心肌细胞膜钾通道开放。低硒大鼠心肌钾通道通常处于关闭状态，可能是缺硒后心肌细胞膜钾通道被自由基抑制的结果。用片膜钳技

---

① 朱兴族. 生命科学，1993；5（3）：11.

② Lewis RS et al：T I N S 1988；11(5): 214.

③ 陈刚，等. 第五届全国生物膜学术讨论会"论文摘要集"，1993；海口市：197.

术观察肾上腺髓质瘤细胞系（PC12）膜钾通道开放与关闭规律，发现时间常数和转移概率常数对电压的变化均具有趋势性；随去极化或超极化电压的增加，开放状态的时间常数呈上升趋势，关闭状态的时间常数呈下降趋势。神经生长因子（NGF）能使去极化和超极化时通道的开放时间和开放概率增大，表明 NGF 具有增加开放状态和减少关闭状态的作用[1]。细胞的膜结构对荷电粒子是一个屏障，而荷电粒子对磁场最敏感，荷电粒子的正常运动如受到影响必将影响正常的生理活动。以磷脂双分子层在恒定磁场作用下其电特性变化的实验结果表明，在磁场作用下 BLM 光放电曲线比对照组要低 20mV 左右，充电时间也延长；磁场强度增大，电容值也相应增大；恒定磁场又使 BLM 电阻下降，BLM 的厚度在恒定磁场作用下变薄，说明磷脂双分子层能对恒定磁场产生即时性反应，因此可以推论在磁场的生物学效应原初过程中，生物膜电特性的变化可能起着一定的作用[2]。这也许是气功师发"外气"时能检测到磁场存在及其作用于经络系统的原理之一。

第五节　细胞膜与信息转换

细胞作为一个"活"组织的基本单位，需要不断与周围环境的物质、能量、信息进行交流。细胞膜与膜上的表面分子共同承担细胞的物质运送、能量转换、信号传递等功能。同一细胞不同部位的胞膜结构和功能各有差异；同一部位的膜磷脂的结构和功能也各有差异。膜中的结构成分不是静止的而是具有流动性的，即膜是由脂类双分子层中镶嵌着蛋白按二维排列而成；脂类分子和蛋白质分子在膜中进行侧向运动，从而产生脂与脂、脂与蛋白质之间的相互作用；这些相互作用是某些代谢所必需的条件。细胞膜的功能涉及物质的转运、能量的转换、信息的转导等；如膜上离子通道不仅产生膜电，且能主动转运离子、调控胞内 PH、改变胞内第二信使浓度等。细胞膜的功能主要涉及膜上蛋白（如离子通道、受体蛋白、酶蛋白、细胞表面粘着分子

---

① 樊青，等. 第五届全国生物膜学术讨论会，"论文摘要集" 1993；海口市：106.

② 吴震荣，刘文龙. 第五届全国生物膜学术讨论会，"论文摘要集" 1993；海口市：318.

等）及膜磷脂（如磷酸酰肌醇系统、鞘糖脂等）。细胞膜动态的内吞作用特别是受体介导的内吞（endocytosis）是一种很重要的细胞学过程。细胞内的生物大分子之间少不了有电的相互作用，这样就造成了细胞无论局部或整体都表现出电现象，尤其是存在膜电位和电磁场（有电场的变化就有磁场）。离子通道在调节细胞各种功能中起重要作用；它由配位体控制，也有通过电压控制。细胞膜离子通道的量子态电导率与本征回旋频率，电磁波的生物学效应实验结果表明，动物脑组织中 Ca^{2+} 释放量存在频率窗效应，即 Ca^{2+} 释放量只对某些特异频率的电磁波产生特异性响应，而且在一定频率范围内窗频率的间隔是相同的。在此基础上提出：离子通道是有一定规则结构的特异性蛋白质构成，形状近于圆柱，圆柱的轴线是蛋白亚单位缠绕的样板，通道内有周期性势垒分布，这种周期性与 α 螺旋晶格的有序结构有关，能从理论上阐明量子态回旋频率的存在。

恒定磁场可以影响磷脂双分子层膜的电特性。细胞的膜结构对荷电粒子是一个屏障，而荷电粒子对磁场最敏感，荷电粒子的正常运动如受到影响，必将影响正常的生理活动。选取膜结构的基础——磷脂双分子层作模型，观察恒定磁场作用下其电特性变化，结果表明磁场作用下 BLM 光板放电曲线比对照组要低 20mV 左右，充电时间也延长；磁场强度增大，电容值也相应增大；恒定磁场又使 BLM 电阻下降，BLM 的厚度在恒定磁场作用下变薄，说明磷脂双分子层能对磁场产生即时性反应，因此可以推论在磁场的生物学效应原初过程中生物膜电特性的变化可能起着一定的作用。

通常膜上很窄的通道都是蛋白的极性基团在脂与水的界面上形成的，这些极性基团必然与水形成氢键，使这一层水分子处于有序状态。与这一层水分子相邻的水层也是有序的，具有类似冰样结构。在氢键晶体的自然状态中，缺陷和运动带有统计性质，受热力学第二定律控制，故没有宏观的方向性，但在生物体中，这种缺陷（$-OH^{2+}$ 正离子缺陷）的运动则是定向的，例如质子在膜电位作用下，顺能量梯度运行或是在细胞的特定状态的控制下，缺陷逆能量梯度运行，贮存于质子电位。

各种生命活动中都伴有电现象发生，自然电场是生命系统的一种普遍存在的现象。Hodkin 和 Huxley（1939）首次在生理学上证明在没有任何外来刺激的情况下，神经纤维膜内外之间存在着跨膜电位差（静息电位）。测量表明，各种生物的细胞内外之间都存在着电位差；损伤后损伤部位和完好表面间存在损伤电位。研究表明生物体生命活动的一生中都有电现象存在；生命活动旺盛期电流活动更强烈，而且总是电流进入细胞分裂活动比较活跃的地方。研究表明电现象实际是一些生命活动的信号，电信号是机体生长发育的前兆。外加电场能刺激分化成神经元的细胞数量增加，其机制可能为：控制细胞极性，电流沿多细胞膜流动时共受同一电流影响，为器官形成中协调极性生长提供一个共同的参照系；电（磁）场可能使膜上束缚蛋白和酶蛋白电泳，分离成条带，沿细胞的电轴分布，同时驱使带电荷多的蛋白更接近电极，从而导致细胞新陈代谢梯度和结构的极化；促进离子运输。

生物体的电流实际上是离子运输的结果，机体内有 K^+，Ca^{2+}，Na^+，Mg^{2+}，H^+，HCO_3^-，Cl^- 等各种阴阳离子，产生不同的电流和电磁场。电刺激引起生物膜电流变化的原因之一，就是改变了电场中生物体内离子流的动态，并改变细胞膜对某些离子通道的通透性，有利其运输。静息电位主要决定于 K^+ 从膜内向膜外的流动，静息电位的大小，主要受控于细胞含有高浓度的 K^+ 和静息时细胞膜对 K^+ 具有选择通透性。目前研究最深入的为 Ca^{2+}，胞内 Ca^{2+} 浓度作为膜上磷脂酰肌醇信使系统的第三信使（第二信使为 DG，IP_3），对细胞的分化与增殖具有重要作用。

生物膜是由蛋白质和脂类组成的有机集合体，其行使的功能对生命活动是必不可少的。专一的膜蛋白担任独特的膜功能，如物质的转运、信息的转导、能量的转移等。膜锚蛋白是蛋白质通过一种磷脂膜结构结合在细胞膜上，其磷脂膜结构中含有乙醇胺、葡萄糖胺、肌醇、饱和及不饱和脂肪酸等。通过膜锚结构，细胞膜上有限的分子，可以接触外界大量的信息分子，以发挥其生物学功能；膜锚结构也可作为细胞膜释放蛋白因子的媒介；此外与胞内信息传递也有一定关系[①]。细胞膜中，磷脂主要存在于细胞膜的内表面，是

---

① 朱大栩. 生物化学与生物物理进展. 1993；20（1）：15.

不对称的；其中 10%为磷脂酰肌醇（phosphatidyl inositol，PI），这是一种酸性磷脂。它在膜锚和信息传递中起重要作用。

经细胞膜的信号转导系统，一般有三种信号跨膜传递途径：1. 生长因子类，激活膜上受体的酪氨酸蛋白激酶活性；2. 通过膜内的 G 蛋白类介导，激活核苷环化酶，提高环核苷酸（cAMP/cGMP）途径；再激活相应的蛋白激酶，如 cAMP 激活 PKA 等；3. 通过膜的磷脂酰肌醇（PI）代谢，产生第二信使物质：DG，IP3，Ca^{2+}，再由 DG 激活 PKC，Ca^{2+}结合 CaM 并激活相应的依赖性蛋白激酶活性，传递信息。细胞表面和质膜上含多种多样的糖复合物。糖基是一种重要的信息分子，然单糖具有多个可以反应的羟基，不仅要考虑糖链的结构，还要定量分析同一糖基化位点糖链的各种糖形的相对比例。故它比核酸、蛋白质更复杂。糖基对肽类和蛋白质而言具有更大的亲水性，就这点来说糖基也可作为一种非专一的亲水信息。

第六节　细胞微环境与机体的内稳定

西方医学对机体稳定性（稳态）的研究可分三个阶段：1. 在 1859 年法国生理学家伯纳德首先提出了内环境稳定这个问题；他有一个著名的论断，即生命体有两个环境，一是内环境（milieu interne），一是外环境（milieu externe）。这个论断是科学的，然而这个论断迄今为止仍有一部分是哲学的，甚至还有一部分是宗教的。稳态这个概念就是从内环境稳定这个概念推导出来，所以他先天地把外环境问题排除，形成内外有别的观点。他作出了血液、淋巴液和机体体液这三者依序相续的推测。他断言机体体液是保持机体稳定性的条件时，他所提供的不过是材料，而非机制。2. 在大约 70 年后美国的坎农(W. B. Cannon)作了实验证明和理论阐述。他在《躯体的智慧》这书中称之为"拮抗装置"，并且断言机体中这类拮抗装置非常之多，它们一般都是多重的，情况非常复杂。仅在血流中血糖、血盐、血脂、血蛋白的保持恒定就可以为心血管系统的部分机制刻画出一个相当复杂的内容。伯纳德和坎农都长期从事神经生理研究，他们的重点都是内效应神经系统；引人注意的是在他们提出的"稳态"概念中神经系统都处次要地位。生命的第三种基本现象——应激性则属于通信论的范围。通信系统有它的动力学，其中具有反馈的过程起着重要的作用。于是，信息反馈必然对拮抗装置作出取代。有了这样的取代，稳态就变成了一刻也不会停止而又一刻也不许偏离的东西——它是生和死的界限，稳态保持就是健康，稳态破坏就是死亡。伯纳德提倡的是一种"没有脑袋的"生理学，它的正确性是建立在非正常生理学，即病理学中。3. 又过了十余年，维纳（N，WIENER）对稳态的研究作出了重大的突破；于 1948 年发表了《控制论》（Cybernetics or control and communication in the animal and the machine）。他从数学、物理学和工程学出发，而后进入生理学。我们没有证据证明他对外效应神经系统有特殊的偏爱，但他接触到的问题，如小脑震颤症、帕金森综合症以及有关疾病所带来的姿势反馈失常等问题，无一不是与外效应神经系统相关。自动控制系统的特点在于它能根据周围环境的某些变化来决定和调整自己的运动；显而易见，要建成自动控制理论，不突破传统的牛顿力学方法，不摆脱机械唯物论，是绝对不可能的。他提出："随意活动中的一个极端重要的因素就是反馈作用，当我们希望按照一个给定的式样来运动的时候，给定的式样和实际完成的运动之间的差异，被用作新的输入来调节这个运动，使之更接近于给定的式样。""现在，假定我检起一枝铅笔。为了去检，我必须运动某些肌肉。要按这样的方式来完成一个动作，必须将有关每一瞬时我们尚未捡起的量的报告送到神经系统，不论是有意识的或无意识的。如果我们用眼睛看着铅笔，这个报告可能就是视觉的，至少部分是视觉的，但是这种报告更一般地是运动感觉的，或者用流行的术语说，是本体感受的。如果我们失去了本体感受的感觉，而又没有用视觉或者其他的感觉来替代，那么我们就不能够完成捡起铅笔的动作，从而发现自己处在所谓运动失调的状态。这种类型的运动失调在叫做脊髓痨（或称运动性共济失调病）的中枢神经系统梅毒病中，是十分常见的；在这种病中，由脊髓神经来传达的运动或感觉或多或少受到损坏。然而，一个过度的反馈对有组织的活动的严重程度有妨碍，似乎和一个不足的反馈所造成的影响一样。别格罗先生和我估计到这种可能性，向罗森勃吕特博士提出了一种特殊的问题。有没有任何一种病理条件，在这种病理条件下，病人在试图去实现象捡铅笔那样的随意动作时，超过了目的物，然后发生了一种不能控制的摆动？罗森勃吕特博士的回答是，确有这样一种大家熟知的情况，它叫做目的震颤，常常因小脑受伤而引起。这样，我们就找到了一个极端重要的论据来支持我们关于至少是某一些随意活动的性质的假说。应当指出，我们的观点比神经生理学家们间流行的观点高明得多。中枢神经系统不再是从感觉接受输入又把它发射给肌肉的一个独立自足的器官。相反地，它的某些最具有特征性的活动，只有把它当作一个从神经系统出发进入肌肉，然后通过感官（不论是本体感受器官或者是特殊感觉器官）再进入神经系统的环形过程，才能理解。这在我们看来，是标志着神经生理学研究中的一个新的阶段，这一部分神经生理学不仅涉及神经和突触的基本过程，而且涉及神经系统作为一个整体的活动。"伯纳德的研究方法是功能主义的，坎农是从功能主义趋向行为主义，维纳是标榜行为主义的。

第七节   中西医结合学对"稳态"的认识

中国医药学有几千年的历史、有亿万人次的临床、有大量的文献、特别是它有一个独特而完整的理论体系，从而具备了一切实证科学所共有的特征；中西医结合学就是用现代科学来整理、发掘中国医药学这个宝库，为世界医学的发展作出贡献。

要对中医和西医进行比较，我们首先关心的是方法学问题。不论研究者意识到这种次序与否。生理学和医学研究都有一个研究对象的次序问题，首先研究各个器官的结构，而后研究器官的功能，通过结构研究功能的方法生理学上称为功能主义，就像伯纳德的"没有脑袋的生理学"，它一度占据绝对优势。但这种方法会不断碰壁，因任一器官的功能都要受到其他器官的制约；这就迫使我们改变方法，在难度更大的问题面前采取新方法，把器官的结构搁置一旁，着重研究器官的行为或作用，这称为行为主义研究。它是以该器官为主并结合其他器官而共同发生的作用。求得这样的作用是很有用的，因它切实可行。既然机体是一个整体，机体内各器官的作用是紧密相连的，对单一器官的研究自然要用新的方法，所以在当代生理学中功能主义和行为主义同时共存、相互为用。由于解剖学和外科学首先得到发展，以及哲学及阴阳五行学说的介入，中医才作出了方法学的转变；既然机体是一个统一整体就不深入其结构的研究，而着重研究其功能和行为，及其在整体中的影响，实际上就是行为主义。其辩证法思想焕发着中国人的聪明才智。通过利用现代科学来认识"营卫气血"学说和"经络脏腑"学说，可以发现，我们走得更远：伯纳德把血液-淋巴液-组织液连成整体的内环境稳定；坎农又将内效应神经系和体液系通过拮抗装置而成统一整体；维纳则又将外效应神经系，特别是感受器形成环路，联系成统一整体；而我们的气血学说认为，生命存在的主要物质"气"——蛋白质，是处于"水居"状态中，它只有在"水"（体液）中才能产生活性，在"水"中才能产生不同的电荷，才能产生亲水基团、疏水基团的不同作用，才能携带"水"膜在电（磁）场的作用下运行；而"营卫学说"则进一步又细分为："卫气"和"营气"；运行"卫气"的是淋巴-组织液，运行"营气"的是血液循环。"经络学说"则认为经络是气血运行的通道，在"经穴"（神经感受器）电（磁）场的作用下，"经气"（带水膜的蛋白质分子）发生电泳，沿"经络"（经脉和络脉）带电的毛细淋巴管丛泳动，带动组织液运行，而使真毛细血管开放，完成微循环；经络学说就这样把全身的各系统（神经-内分泌-体液-淋巴-免疫系等）、五脏六腑、各组织（皮、肉、筋、脉、骨）、四肢百骸、五官九窍，全都联系成一个统一的整体。它不仅使细胞及其周围的微环境保持"稳态"；而且还使机体与外环境保持协调、适应和统一。中医"天人合一"的思想已由普里高津（《从存在到演化——自然科学中的时间及其复杂性》）在一个新的高度上，重新认识。

第八节 人与自然构成的整体——"天人合一"

人体经络系统不仅维持内环境稳定，而且能根据外环境的变化调节内环境以适应外环境，这就是"天人合一"。内环境中脏腑经络之气的运行要根据外环境的昼夜节律作出变化，这就是"子午流注"。

生命有两个基本特征：一是与环境发生各种关系；一是生命的本身运动特征。生命体和细胞的生成在没有任何外界干预的条件下，具有了自己的形态和功能，这称为"自组织"。这自组织过程是否存在一般原理？哈肯（HAKEN）详细研究后发表了《协同论的基本思想——一种处理自组织的普遍方法》。他发现了一个新的、各学科之间的共同领域，称为协同学（SYNERGETICS）；所研究的系统可能由性质完全不同的基元（如原子、分子、光量子、细胞、组织、器官、动物、人类以至人类社会等）所组成；然而可以证明，尽管这些系统的组成部分或基元各不相同，但在某种限定的条件下可以找到自组织过程中的一般原理：通过给系统输入能量或物质，使该系统变为开放系统时，才可实现一种有序状态；这时的系统会呈现出新的性质，例如摆脱微观混沌，显示为宏观有序；在外观上不同的系统之间存在着深刻的类似性。故协同论可视为"相似行为理论"。远离平衡的系统其状态由特定的外部参量来决定。生命研究是表现各优胜结构和高度协调过程的领域。生命系统中振荡反应，其振荡动力学在生物钟（生物周期节律）、细胞内外信息传递、细胞的分化和增殖中起着特别重要的作用。五脏、五色、五化、五味等，五行学说也可视为"相似行为理论"。

"科学发展观"是胡锦涛同志根据马克思主义的唯物辩证法和整体观提出的一种哲学观点。"科学发展观"的实质，也就是要以唯物辩证法和整体性观点，来认识事、物和世界。因此，"科学发展观"、构建"和谐"社会和"和谐"世界的观点，与"经络学说"对人体经络系统构建的整体性认识，也有深刻的类似性：人与自然是联系成"统一整体"的。对许多自然现象进行研究发现，存在着各种有序性（如周期、准周期），其表现形式和时空尺度变化很大。由于事、物都具有某些相应的周期，但周期的组合不一定相同，仅当特定的时空条件下，两个不同事物都呈现出相同或相似的周期时，就可能出现共振，产生突然的相互作用。"同声相应"、"同气相求"，就是这种"协同"现象。生命系统中有振荡反应，其振荡动力学在生物周期节律（生物钟）、细胞内外信息处理和细胞的分裂、增殖中，起特别重要的作用。人与万物皆生活于天地之间，莫不受到天体运行和气候变化的影响，因此天、地、人之间能相互感应，存在着共同的规律。

第五章　经络学说与整体性实践的针灸

　　"实践是检验真理的唯一标准"。经络学是源于经络学说的一门整体性的生命科学；而经络学说的整体观，就是来源于整体性的实践，是从整体的机体上获取的知识。经络学说就是从针灸、推拿、按摩、气功等实践中，不断受到检验和完善。

　　中国医药学由于阴阳五行学说的介入，采用了辩证地思维，认识到事物都是相互联系、相互制约、相互依存、相互转化，辩证法把世界看作相互联系的统一整体，因而采用了整体性的思维方法。对脏腑经络的研究采取方向向上的宏观研究，比国外提前了二千多年，焕发着中国人的聪明才智[①]。中国医药学理论是整性的、宏观的、综合性的研究；西方医药学则是局部的、微观的、分析性的研究。单纯局部的、微观的结构和功能的分析和研究，只能一直向下：从脏腑、组织、细胞、一直到分子水平进行结构和功能的研究；到此为止，再深入下去，就进入电子或量子水平，但这时根据"测不准原理"，它是无法精确地测定其电子的位置和结构的。经络学是一门整体性的生命科学，是中国医药学的整体观与西方医药学的微观分析研究，二者有机结合而成，是许多学科交叉的综合的新科学。其中针灸学和气功学等临床学科，是经络学理论的实践科学；它来源于此实践，也需要应用于此实践。

---

① 朱大栩.《世界传统医药研究》香港新闻出版社、香港医药出版社 1999；香港：1.

第一节　"针灸"催生"经络"的发现

　　经络学是一门研究高等生命体调节控制系统的整体性科学；是根据中国的经络学说而发展成的新学科。人类是最高等的生命体，人体经络学就是研究人体经络系统的结构、功能，它与脏腑的关系以及通过经络系统治疗疾病机制的新科学。它是一门涉及生命科学的前沿学科的整体性科学，又是一门临床医药学的基础理论科学，在生命科学与临床医学之间架起了一座桥梁。多学科的相互渗透、相互交叉、相互综合使经络学的发展充满无限生机。经络学是在分子水平、细胞水平直其整体水平研究经络学说的一门生命科学；而经络学说是阐述人体经络系统的生理、病理及其与脏腑关系的学说，是在针灸实践的基础上诞生的。

　　我们古代祖先在同大自然作斗争中或制作石器的过程中发现，体表某些部位偶然被荆棘刺伤或被石片砸伤能使体内的疾病或疼痛减轻，甚至消失。相传五千年前的伏羲氏就开始教人们学会这种"砭石为针"、"以痛为俞"的方法。这"俞"就是穴位。这是针灸最原始的情形。

　　随着时代的进步，从石器时代进入青铜器时代后，用金属针代替了砭石，因而可以扎在更深、更精确的穴位上。这样，针刺穴位时，就可能出现经络感传现象，进而发现了经络系统。至今，这些经络感传的途径与古典的十二经脉基本一致。《经络学》所依据的经络学说是源于实践——针灸、气功等临床实践，用于指导临床实践，并经历亿万次的实践所验证。

第二节　经络学说与针灸学

　　《黄帝内经》中的《灵枢》，是第一部完整的经络学说的著作，又名《针经》、《九卷》、《九灵》、《灵枢经》等，是论述针灸的著作，与《素问》合称《黄帝内经》。该书内容为论述经络、腧穴的分布，脏腑的生理、病理，营、卫、气、血的运行，针刺手法的应用等，是中国医药学一部最重要的典籍。魏晋时代著名针灸学家皇甫谧著有《针灸甲乙经》，凡十二卷。该书论述脏腑经络、病因病理、俞穴针灸法，以及各类疾病的针灸取穴等。这是我国现存最早的针灸学专著，由于针灸、气功、按摩等都是经络学说的临床应用，因此它也是一部最早的"临床经络学"专著。至金元时代的针灸学家窦杰，著有《针经指南》，在气血流注、经络学说、补泻手法、针灸禁忌等方面多有论述。他所写的《标幽赋》是针灸歌赋中的名篇，论述了针刺与经络、脏腑、气血的关系，取穴的方法，针刺的手法与禁忌等。文章载于《普济方》第 409 卷。

针灸学，这是扎根于中国大地上有几千年历史的、根深叶茂的一颗大树。公元 3～6 世纪时就相继传入到日本、朝鲜、东南亚诸国；其后又传入欧美。现在这颗老树正在绽开鲜丽的花朵，以其特有的风姿，屹立于世界科学之林。针灸的丰硕成果不仅在于直接减轻病人的痛楚，也滋养着现代生物医学的发展。20 世纪 50 年代以后，国际上就对针灸治病进行了研究，并有所发展如：1．1955 年当时西德的 VOLL 发明了在穴位处通电的电针治病的方法 (Electroacupuncture According to Voll，EAV)，并通过某处的高电位和低电阻发现了不少新的穴位，例如在眼部的新穴位，在耳、鼻、咽喉部的新穴位等；2．50 年代法国的 NOGIRE 博士发现形如倒立胎儿的耳穴分布图形，创立了"耳针"进行诊断和治疗。耳针印证了中医的"耳者，宗脉之所聚；""五脏六腑，十二经脉有终于耳"等论点；可以认为，耳廓是人体遗传的"信息库"和病灶反应的"雷达屏"，当人体某处有病变时，在耳廓相应部位（耳穴敏感点）出现生物电反应，表现为电阻抗降低、电流增高及出现刺痛、压痛，以及视诊上的阳性反应，如变色、变形、脱屑等，因而探测耳廓的生物电信息就可得知人体的健康状况；3．50 年代日本中谷义雄根据针灸和经络学说，创立了"良导络"理论，发表了《皮肤刺激疗法》（1956）、《良导络临床之实际》（1960）、《良导络自律神经调整疗法》（1972）等，并成立日本良导络自律神经学会，出版"日本良导络自律神经杂志"（日良自律）等。实际上这些都是国际性的中西医结合学的一部分。我国的中西医结合学实际上是从 1958 年的针麻手术开始的，通过中医针灸止痛的实践，进行西医的手术，完成针刺麻醉手术，随后开展了中西医结合对"针麻原理"的研究。

针灸现在在国际上已获得共识，是一项有效而方便的"扶正祛邪"医疗措施。探索其有效的原理，是经络学的主要课题之一。针刺麻醉不单是做到了用中医的针灸方法和西医的手术方法结合起来，中西二种麻醉方法结合起来；而且通过针麻原理的研究，和针灸机制与实践的研究，以及经络学说的研究，使中医和西医的理论也能逐步结合起来，形成我国医药学理论体系的新篇章，诞生一门新的整体性的生命科学——经络学。

经络学说是通过实践的整体性，在人体的整体上，才发现"经穴"和"人体经络系统"的。我们的祖先在同大自然作斗争中发现，体表某些部位能使体内的某些疾病或疼痛减轻或消失。于是发明并使用了"以痛为俞"的治疗方法。通过实践得到的这些体表特异的点就是我们祖先发现的"穴位"，（经穴）。由于使用了金属针，能更准确地刺激穴位，可以引起一种特异的经络感传现象，即这种酸胀麻的感觉是沿着一定的经络路线传导的。这些感传路线就是"经络"（经脉的路线）。《黄帝内经》中的经络学说已详细地记录了这些"穴位"和"经络"；其中的《灵枢》较完整地叙述了经脉的起止、交会、循行路线、作用、症状等。因而"经气"和"经脉（经络）"的观测和发现，也是在人体的整体上才能发现的。解剖学、组织学、细胞学甚至分子生物学的研究，把联系切断了，把"整体性"破坏了，怎能发现和理解"人体经络系统"和"经络学说"呢？

第三节　针灸原理

针灸在几千年来的临床经验是针麻的实践基础，也是针麻一经诞生就能经受住实践检验的基础。"实践是检验真理的唯一标准"。大量的实验研究证明，针灸具有镇痛、抗感染、抗休克、促进修复等一系列的作用。在不同疾病中，通过不同的穴位和不同的手法，往往有所侧重地体现出来，而针麻则更集中地体现于镇痛和麻醉作用。针麻原理的研究离不开针灸治病的原理，而针灸治疗的原理又离不开经络理论。现在，经络和穴位的客观存在已初步为电子仪器所证实，如：穴位较周围皮肤有较低的阻抗和较高的电位；当对穴位施于某种物理刺激时，都会产生特定的诱发电反应，而周围皮肤无此反应；在高频场作用下，全身数百个穴位发出较周围皮肤更强的电晕；并且沿经络方向发现流动电晕等。根据皮肤电阻与电位的研究发现，脏器活动增强时，相应经络穴位的电位增高；器官摘除或经络线路通过地方的组织破坏，则相应穴位的电位降低，甚至降到零。用经穴测记装置测出穴位敏感点出现94%，敏感点大多为低电阻点[①]。德国针灸学家 R. Voll 从 1953 年开始，创用一种在穴位上进行无针电刺激疗法。在 1979 年巴黎举行的第六届世界针灸学术大会上，他利用穴位低电阻、高电位的特性，在耳鼻咽喉部发现了除以前的 37 个穴位的 34 个新穴位，这些新穴位有的与中国古代的经典穴位相同。日本的大岛良雄用电子计算机选取经穴获得成功；罗马尼亚用"电影"报道，显示穴位在体表的分布以及生物电特点等；前苏联科学家用记录电极插入穴位一定深度并出现针感时，可记录到 300～900 微伏、3～40 赫的电波；美国学者通过彩色热象图法、液晶热象图法、超声软组织摄影等新技术使用经穴探测仪等证明，经穴的存在是可以用客观的方法加以证明的[②]。

《内经》指出："夫十二经脉者，内属脏腑，外络于肢节。"现已证实，每个针灸穴位都与体内一定解剖结构和生理功能有密切联系[③]。临床上发现，内部脏器有了病变后，相应经脉的体表穴位会出现敏感点、压痛点、低电阻点、或条、块、索状阳性物。用动物造成实验性胃溃疡和实验性腹膜炎时，均发现并证实了体表穴位与内脏的联系和交感神经有关[④]。此外，也可能与迷走神经的轴突反射以及感受器传入纤维的多突触连接等有关。上海仁济医院俞国瑞教授用针灸治疗风湿性心脏病，多数病人在针刺后心功能改善，感冒发作次数减少。有一阶段认为疗效可能是和患者心理作用有关，准备关闭针刺门诊，但病人坚决不同意；于是一方面继续风心病针刺门诊，一方面设计了一些研究方案，结果初步发现针刺"内关"确能改善心功能，轻度增高

---

① 中国针灸 1982，（1）：6.

② 中国针灸 1982，2（1）：43.

③ 中国针灸 1981，1（1）：41.

④ 北京医学院学报 1974，（1）：12.

血 cAMP 值，并能使某些增高或降低血的肾上腺皮质激素趋向正常。于停止针刺一个月后复查，发现多数患者仍有功能改善现象，部分心功能减退的患者再重复针刺，二周后又见功能改善。然后再对正常人、充血性心肌病及肥厚性心肌病对比了针刺前后心功能变化，进一步证实"内关"能加强心肌收缩，"少府"减弱心肌收缩，针刺"内关"可使充血性心肌病患者功能及症状改善，肥厚性心肌病患者左室流出道的口径减少。"少府"起了相反作用。在急心肌梗塞的患者中也用"内关"镇痛，初步发现针刺非但能镇痛，并且能使心电图中 ST 段抬高，缩短心肌收缩间期（STI），降低血 cAMP 值。一位中医博士研究生，从大量中医文献中广泛地收集了治疗各种"心痛"的穴位，共 132 个，又根据这些穴位在文献中出现的频率，排出了各穴位的顺序，其中"太冲"穴名列第 12 位，在文献中的出现率仅为 19%；但在对冠心病病人实验治疗中却发现，针刺"太冲"可使 12 项心功能指标有所改善，其作用仅次于"内关"及"三阴交"（均为 142 项）[①]。这一生动事实说明，书本上的记载及医家的经验，有待后人的补充与提高还需要经过科学方法进行验证。针灸后，到底引起了哪些生物电网络的改变？产生了哪些经气蛋白质？导致了哪些水网络系统改善而引起"活血化瘀"？这些都是经络学要详细研究的重大课题。

　　体表穴位与内脏的联系可以通过不同层次的突触联系、产生生物电网络的交会以及通过第二信使系统而产生联系。例如，植物神经元不同轴突、不同末梢之间的轴突反射，交感神经或迷走神经分出的许多侧支，有的联系体表、有的联系内脏；植物神经和外周神经的突触联系；在中枢内通过多突触通路，汇聚于同一部位，如延脑巨细胞核、脑干网状结构、下丘脑等。穴位的敏感点可理解为由于内脏病变细胞发放的生物电从有序转变为无序，从而引起体表感受器兴奋性提高；也可能由于电位的改变使电兴奋性细胞产生和分泌化学分子，进一步引起局部细胞的生物应答或免疫应答，产生条、块、索状物等经络敏感现象。

[①] 李力，等. 天津中医学院 1987 届博士研究生学位论文，1990；天津：7.

中国中医研究院前院长季钟朴曾指出："现代经络学说的研究，从 1971 年 309 医院发现经络敏感人开始，表明了循经感传的重要意义：1. 在于它的感传轨迹与古典的经络走行基本一致，由此可以设想古人绘制经络图的可能依据；2. 现代方法确切证明了感传"气至病所"；3. 用实验医学方法确切证明了相对特异的经穴-脏腑相关的针灸学基础理论，如低电阻点、压痛点、敏感点。"①1979 年上海中医学院在全国针麻原理学术大会上宣布："用 X 线放射显微摄影技术观察穴位和脉管的电泳图象，可以看到淋巴管是经络的形态学基础。"这里我们还需要指出的一点是：经络的形态学基础是带电场的淋巴管，这个电（磁）场来源于生物电网络系统，即经穴系统。针灸等刺激不同的穴位后产生那些不同的经气蛋白质是经络学研究的重大课题之一。

《黄帝内经》中的《灵枢》，又名《针经》，是世界上第一部"临床经络学"著作，专门论述人体经络、俞穴的分布和走行，而且还介绍穴位与脏腑的病理生理以及临床针刺手法的运用等。魏晋时期的皇甫谧所著《针灸甲乙经》是现存最早的针灸学专著。东汉时期的张仲景著有《伤寒论》，其"六经分证"就是在经络学说基础上发展起来的辨证体系。这也是临床经络学的一个重要分支。

"察其所病，左右上下，知其寒温，何经所在。"由于经络有一定的循行部位和脏腑络属，它可以反映所属经络脏腑的病症，因而临床上就可以根据疾病所出现的症状，结合经络循行的部位及所联系的脏腑，作为诊断疾病的依据。例如，二胁疼痛多为肝胆疾患；缺盆中痛，常是肺的病变。因为二胁是足厥阴肝经和足少阳胆经所过之处，缺盆是手太阴肺经所过之处。又如头痛，痛在前额者多与阳明经有关，痛在二侧者多与少阳经有关，痛在颈项者多与太阳经有关，痛在巅顶者多与厥阴经有关。根据某些药物对某些脏腑经络有特殊的治疗作用，还提出了"药物归经"的理论。它指导临床治疗的分经用药和某些引经药物的使用，如头痛属太阳经的可用羌活、藁本，属阳明经的可用白芷，属少阳经的可用柴胡等。除了方药、针灸外，还有刮痧、薄

---

① 中西医结合杂志 1987，7（8）：497.

贴、火罐、熨法、水疗、浴法、熏蒸、蜡疗、泥疗、推拿、按摩、气功、导引、捏背、割治等许多利用经络系统的行之有效的疗法，至今仍广泛应用于临床。

第四节　针灸与"人体经络系统"

针灸时引起经穴电位的变化，并进而诱导经气蛋白质的释放，这就是针灸"得气"的过程。"得气"后的"经气"（蛋白质）是沿着"经脉"继续运行的，这在经络敏感人的体表可以清楚地观察到。这就是通过实践发现人体经络系统存在的客观事实依据。我们凭空是绝对想象不出有这样奇妙的人体经络系统！

经络学说认为，"经络"是经脉和络脉的总称；经有"路径"之意。经脉是经络系统的纵行干线，络有网络之意，网络全身无处不至。"经络"是运行全身气血、联络脏腑肢节、沟通内外上下、调节体内各部分的通路。它把人体的五脏六腑、四肢百骸、五官九窍、皮肉筋脉等组织器官联系起来；体表的"经穴"通过经络与内脏相联系。"经络"有沟通表里上下、联系脏腑组织及通行气血的作用；其功能活动是通过称为"经气"的物质来实现的。"经络"是血气循行的通道，人体的各组织器官均需要血气的濡润温养，才能维持其正常的生理活动；而血气所以能够通达全身，发挥其营养组织器官、抗御外邪保卫机体的作用，则必须依赖于经络的传注。"经脉者，所以行血气而营阴阳，濡筋骨，利关节者也。"《灵枢·本脏篇》就是对这一生理功能的概括。有关经络学说的论述在以研究针刺疗法为主的《灵枢》中记载得特别详细，它阐明了"穴位"的位置，经脉的走向和起讫以及与脏腑的联系等。

经脉的组成，主要分为正经"十二经脉"和"奇经八脉"二大类；此外，还有十二经别、十二经筋和十二皮部。络脉的组成有十五别络、浮络及孙络等。

经络学说认为，十二经脉所联系的脏腑及肢体循行位置是：

手太阴肺经，起于中焦，下络大肠，还循胃口（下口幽门，上口贲门），通过横膈膜，属肺，至喉部，横行至胸部外上方（中府穴），出腋下，沿上肢内侧前缘下行，过肘，至腕入寸口上鱼际，直出拇指之端（少商）。

手阳明大肠经，起于食指桡侧端（商阳），经过手背行于上肢伸侧前缘，上肩，经七颈椎棘突（大椎），下入锁骨上窝（缺盆），进入胸腔络肺，通过膈膜下行，属大肠。

足阳明胃经，起于鼻旁（迎香），挟鼻上行，相交于鼻根部，旁行入目内眦。与足太阳经脉相会，下行沿鼻外入上齿中，还出，环口绕舌，下交承浆，分别沿下颌的后下方，经大迎，过耳前，沿发际至于前额。

足太阴脾经，起于足大趾内侧端（隐白），沿内侧赤白肉际，上行过内踝之前缘，沿小腿内侧正中线上行，在内踝上八寸处，交出足厥阴肝经之前，上行沿大腿内侧缘，经腹至腹哀穴处入腹，属脾，络胃。

手少阴心经，起于心中，属心系，下膈络小肠。手太阳小肠经，起于小指外侧端（少泽），沿手背、上肢外侧后缘，过肘，上行绕肩胛，交肩上（大椎），前行入缺盆，络心，沿食道下膈至胃，下行，属小肠。

足太阳膀胱经，起于目内眦（睛明），经额上行，交会于头顶部（百会）。足少阴肾经，起于足小趾下，斜行于足心（涌泉），至内踝后（太溪），下入足跟，上沿小腿内侧后缘，至腘内侧，上股内侧后缘入脊内（长强）贯脊至腰，属肾，络膀胱。

手厥阴心包经，起于胸中，属心包，下行，依次络于上、中、下三焦。手少阳三焦经，起草于无名指尺侧端（关冲），向上沿无名指尺侧至于腕背面，经前臂外侧中线、过肘，上肩，向前行入缺盆，布膻中，散络心包，过膈膜，依次属上、中、下三焦。

足少阳胆经，起于目外眦（瞳子髎），过听会，上至头角（颔厌），下耳后（完骨），折回上行，经头额至眉上（阳白），又向后折至风池穴，下行至肩（大椎），前行入缺盆。

足厥阴肝经，起于足大趾爪甲后丛毛处，下至大趾外侧端（大敦），向上沿足背内踝前缘上行，至内踝上八寸处交出足太阴脾经之后，上行过膝，沿股内侧中线进入阴毛中，绕阴器，至小腹，向外上方行至十一肋端入腹，挟胃，属肝，络胆，上贯膈，分布于胁肋，沿喉咙，进入鼻之内窍，上行连目系，出于额，上行与督脉会合于头顶部。

　　从上面所述十二经脉的循行部位及起止点，可以看出：1．走向和交接规律是，手三阴从胸到手，交手三阳；手三阳从手到头，交足三阳；足三阳从头到足，交足三阴；足三阴从足到腹，交手三阴；这样就构成了一个"阴阳相贯，如环无端"的循环经路。2．分布与表里规律是：阴经属脏络腑，阳经属腑络脏，从而构成脏腑阴阳的表里相合关系，由于这种表里关系所以生理上彼此相通，病理上彼此影响。它们在四肢的分布，内侧为阴，外侧为阳，再分前（太阴）（阳明）、中（厥阴）（少阳）、后（少阴）（太阳）。3．流注次序规律，其经脉中的气血运行是循环贯注的，即从手太阴肺经开始，依次传至足厥阴肝经，再传至手太阴肺经，首尾相贯，如环无端。因而经络具有沟通表里上下、联系脏腑器官、与通行气血的作用。由于十二经脉及其分支的纵横交错，入里出表，通上达下，相互络属于脏腑之间，奇经八脉联系沟通于十二正经、十二经筋、十二皮部，联络筋脉皮肉，从而使人体的各个脏腑组织器官有机的联系起来。

　　经络失去正常的机能，即经气不利，就容易遭受外邪的侵袭而发病；既病之后，病邪又常沿着经络，由表入里，由浅及深的转变。"邪客于皮则腠理开，开则邪入客于络脉，络脉满则注于经脉，经脉满则入舍于脏腑也。"《素问·皮部论》经络不仅是外邪由表及里的转变途径，而且也是脏腑之间，脏腑与体表之间病变相互影响的重要渠道。通过经络的联系，内脏病变可以反映到体表一定的部位（特别是相应的穴位和经络处）。由于经络有一定的循行部位和脏腑络属，它可以反映所属经络脏腑的病症，因而临床上就可以根据疾病所出现的症状，结合经络循行的部位及所联系的脏腑，作为诊断疾病的依据。张仲景的《伤寒论》六经分证就是在经络学说基础上发展起来的辨证体系。

　　近年来在临床实践中发现，在经络循行的通路上，或在经气聚集的某些穴位处，有明显的压痛或摸到结节状、条索状的反应物，或局部皮肤的形态变化，也常有助于诊断。"察其所痛，左右上下，知其寒温，何经所在。"《灵枢·官能篇》经络学说还广泛用于指导临床各科的治疗，特别是对针灸、按摩、气功、药物治疗等，更具指导意义。根据某些药物对某些脏腑经络特殊的治疗作用，因而确定了"药物归经"的理论，这一理论反过来又指导临床分经用药和某些引经药物的使用。此外，当前广泛用于临床的针刺麻醉及各种新针疗法，如耳针、电针、羊肠线埋藏、水罐、神罐、哈磁五行针等。

研究证实，用一种脉冲电和机械叩击刺激相结合的方法，可在大多数针灸门诊患者身上查出特异的信息传导轨道；这些轨道与经典的十二经脉循行线基本符合。由于只在一定条件下才能显现出来，故称为隐性循经感传线。通过对健康学生调查，大多数（94%）的健康受试者都有隐性循经感传现象；而其中的大多数（88%）隐性感传者是贯通全经的。这充分说明，经络感传现象在正常人群中是普遍地客观存在，是一种正常的生理现象而不是病理状态。

经脉系统包括经脉和络脉等，合称经络。经脉分为正经十二经脉（手三阳、手三阴、足三阳、足三阴）和奇经（督、任、冲、带、阳跷、阴跷、阳维、阴维）八脉。它们是人体的"水系"的主干渠道；此外，还有别络、浮络及孙络等网络全身，无处不至。经络是气血运行的通道，所以经脉系统是个水网络系统。采用放射性同位素 $P^{32}5$ 微居里注射于经穴，并在其经气循行的经脉二侧，各划一条对照线，在此两条线的穴位水平部各测定一个脉冲数，连接最高脉冲数阳性点就是要测定的经脉，它们与经典的十二经脉循行的路线完全吻合[①]。"经穴"及其产生的生物电和电场，调控对蛋白质分子（经气）的泳动方向，且在"经脉"中这些电位，调节着蛋白质因子后继的反应。当一种免疫干扰出现于体内时，通过淋巴管壁形成电位，调动可移动的抵抗物质（如细胞因子、抗体、吞噬细胞等），聚集于干扰局部区域，形成局部灶。当干扰程度足够大时，就包围淋巴管使局部出现红丝状的皮肤发红现象。这种现象也可以人为地引起，当电针的电流较大或是较敏感的人在针灸穴位时，也可出现同样的皮肤红丝现象，且这种红丝是沿经典的经脉路线运行，这就是"经络敏感现象"或"经络感传"。这受经穴电（磁）场作用下的淋

---

① 中国针灸 1981；（2）：25.

巴管道就是经脉和络脉的组织学基础。"夫此五脏六腑，十二经水者，外有源泉而有所禀，此皆内外相贯，如环无端，人经亦然。"《灵枢·经水篇》在特殊情况下，在脑内或在某些经穴的皮肤间，还存在有细胞间的间隙连接，换言之，经脉系统是不仅有胞外液-淋巴液-血液系统的参与，而且还有胞内液参与的水网络系统。

第五节　经络学说与《经络学》

经络学说是研究人体经络系统的生理、病理变化及其与脏腑相互关系的学说。经络学说是中西医结合学的一个极为重要的组成部分，也是统一的中国医药学的主要基础理论。为什么世界医药学中，特别是西方医药学，一直至今仍旧没有认识到人体经络系统的存在？更不用说，要认识人体经络系统的功能、作用及临床使用的重大价值。这主要原因就是没有整体性的认识，机械唯物论者"只见树木，不见森林"；解剖学把各个系统间的联系给切断了。组织学、细胞学、分子生物学，都是方向向下的研究和分析；而经络学说则是一种方向向上的、整体性研究的成果。"经络学说"是在唯物论的"营卫气血学说"和整体性的"脏腑学说"基础上，对人体自动调控系统的整体性认识；认为"经络"把人体的五脏六腑、四肢百骸、五官九窍、皮肉筋脉骨等组织器官全都联系成一个有机统一的整体。

经络学说是建立在整体性的脏腑-经络学说、唯物论的气血学说上（"经气"物质包含了营卫气血学说、精气神学说、脏腑之气、经络之气等的气学理论）和辩证法的阴阳五行学说之上的。因此对经络学说的研究几乎要涉及所有的中医基础理论。而"科学发展观"的核心内容就是要用辩证唯物主义和整体观来构建人与自然、人与环境的和谐社会。因而用"科学发展观"的整体观和辩证唯物主义的观点，可以作为鉴定经络学说和所有中医基础理论"科学性"的依据。

第六章 针麻原理研究的国际性参与

经络学说的一个重大的临床实践，就是针灸；而针灸的一个重要的临床应用就是针刺麻醉；对针刺麻醉及其机制的研究成为揭开经络学说奥秘的工具。中西医结合学是在 20 世纪 50 年代从临床起步的。由于针灸治疗范围广，简便有效，最受群众欢迎；因而它的临床应用及原理研究开展较快——从针刺止痛发展到针刺麻醉进行手术的出现，是中西医结合最先研究的课题。我国在开展针麻手术后，就开始了对针麻原理的研究；于 60 年代初期，著名药理学家张昌绍教授和他的学生邹冈发现在大脑某些部位（脑室周围）存在着对吗啡特异的敏感点。

韩济生教授从 1965 年开始研究针麻原理，特别是中枢神经介质在针刺镇痛中的作用，兼及中枢神经介质在心血管功能调节中所起的作用。1965 年时他观看了针刺麻醉进行肺叶切除手术，后来借助讲课时对 8 名学生进行"针刺对人体皮肤痛阈影响"的试验。结果表明针刺"合谷"30 分钟内痛阈逐步升高，约有三分之二的受试者痛阈升高一倍以上。还发现了一个有趣现象，即痛阈的升高和回降有特定的时程。不同组受试者针刺不同穴位，痛阈的升高可以有很大差别，但撤针后痛阈的恢复却有惊人的相似性，半寿期都在 15～17 分钟左右，这是一般的"安慰剂效应"所难以解释的。这种现象预示着针刺镇痛有其特定的化学基础。针刺是否能激发出天然的镇痛物质来发挥镇痛作用？1972 年周总理指示："针刺麻醉光会做手术不行，还要讲出道理来。"这样，又在我国开展了针刺麻醉及其原理的研究。后来，在我国首次召开的针灸、针麻国际会议上，我国针灸、针麻及其原理研究震惊了国际医学、生理学界。经络现象的客观化，引起一些国际生理学家的重视。针麻手术方法尽管仍有争论，但针麻体外循环心脏直视手术仍在欧美各国大量应用[①]。

1972 年尼克松访华团向全世界转播了我国的针麻手术，引起了全世界的轰动。韩济生教授 1972 年进行了家兔脑室灌流实验，针刺甲兔"足三里"引起镇痛，这时把甲兔的脑室液抽出注入乙兔脑室，经过 10~20 分钟，乙兔的痛阈也升高了。如果不针刺而仅仅抽取和注射脑室液，就不产生这种效果；这表明针刺确能在脑内释放出镇痛物质[②]。尼克松访华后，1973 年国外各大实验室非常重视张昌绍发现的脑室周围对吗啡特异的敏感点，用放射性阿片肽检测，纷纷发现这些敏感点位于突触膜上，表明这是特异的受体。既然发现有受体，则在体内必有相应的配体；从而提出了体内存在着内源性吗啡样物质的可能性。于是人们从两个途径进行探索：一是从脑和垂体中提取吗啡样物质；一是用吗啡受体的拮抗剂纳洛酮，观察其是否能阻断特定生理情况下（如应激、脑内刺激、针灸）产生镇痛作用。这二种途径的探索在 1975 年都取得了突破：英国的 Hughes 和他的导师从猪脑中发现了由 5 个氨基酸构成的脑啡肽，美国的 Mayer 和他的助手发现纳洛酮可以阻断人体针刺镇痛。在中西医结合学的基础理论中，特别是人体经络系统和针麻原理的研究中，国外的学者也作出了贡献——发现了新一类的"经气"物质！

但是，接下来的研究发现，事情要远复杂得多。韩济生教授指出："1. 内源性吗啡样物质种类很多，至少有脑啡肽、内啡肽、强啡肽三大类共 20 多种；2. 吗啡受体具有多种类型，至少有 μ、δ、κ 三类，其中 μ 受体很容易被纳洛酮所阻断；κ 受体则需用大剂量的纳洛酮才能阻断；3. 针刺可有各种不同的手法，而不同手法的针刺所激发的吗啡样物质不一定相同。因此，我们试用了不同参数的电刺激和不同剂量的纳洛酮，发现低频（2Hz）电针引起的镇痛只需 0.5mg/kg 的纳洛酮即能阻断，而高频（100Hz）电针的作用

[①] 季钟朴. 中西医结合杂志 1988，8（特 II 集）：1.

[②] 中国科学 1974，1：98.

需用 20mg/kg 的纳洛酮才能阻断。我们还给大鼠脊髓蛛网膜下腔进行灌流，用放射免疫法测定灌流液中的脑啡肽和强啡肽，发现低频电针引起脑啡肽的释放，而高频电针则引起强啡肽释放。已知强啡肽选择性地作用于 κ 型吗啡受体，这与高频电针需要大剂量纳洛酮相吻合。这一发现启示我们，针灸医师在同一穴位上应用不同的运针手法（如烧山火、透天凉）可以得到不同的治疗效果，是否由于不同的手法刺激可以在中枢神经系统中释放出不同的神经介质？这确实是值得进一步研究的课题。"[1]。韩济生教授指出："最近我们发现，把脑啡肽抗体注入脊髓蛛网膜下腔可以对抗低频电针，但不能对抗高频电针镇痛；将强啡肽抗体注入脊髓可对抗高频电针，而不对抗低频电针的镇痛作用。这些结果与脊髓灌流实验的结果完全吻合。美国的 Goldstein 从牛的垂体中发现了 17 个氨基酸组成的强啡肽。它在离体实验中有很强的吗啡样作用，但注入脑内却并不镇痛。我们结合针麻原理进行了试验，发现强啡肽在脑内不镇痛，但在脊髓中却有强烈镇痛作用[2]。"

　　脑啡肽最初描述为吗啡受体的内源性配体，现证明脑啡肽具有抗郁抑、抗焦虑和抗惊厥活性,能增加凝集素诱发的淋巴细胞转化和 T 玫瑰花结形成，抑制体外 T 依赖性抗体应答；研究证实脑啡肽为免疫刺激物，亮氨酸脑啡肽刺激 NK 活性比甲硫氨酸脑啡肽有效[3]。脑啡肽在受中枢神经系、内分泌、行为、锻炼等因素影响的自然免疫调制中可能起重要影响。根据中西医结合学中经络学说的认识，免疫系统和神经系及内分泌系之间存在着一个完整调节网络——人体经络系统，由共同的或相似的肽（经气）介导这个调节环路，维持内环境稳定和机体的完整性。国外学者对内啡肽、脑啡肽等的深入研究，为我们描绘出"经气"作用的清晰而详尽的蓝图。应激时，垂体释放 ACTH、促甲状腺素、内啡肽、脑啡肽等[4]；已证明 β-内啡肽可改变淋巴细胞增殖和抗体形成，并可与免疫细胞相互作用，内啡肽是体内重要的调节肽，参与体

① 韩济生. 中西医结合杂志 1986；6（特集）：62.

② Life Sci 1982;31:1781.

③ Faith RE et al : Clin Immunol Immunopath 1984 ; 31(2) : 412.

④ Blalock JE et al : Fed Proc 1985 ; 44 : 108.

内许多重要的生理活动，为神经-内分泌-免疫系统之间存在直接联系提供了证据。免疫细胞在接受神经-内分泌调节的同时，也能对神经-内分泌有反向的调节作用。淋巴细胞也能分泌 ACTH，它和垂体分泌的 ACTH 在抗原性、生物活性、分子量等都具有相同的特征。由于淋巴细胞具有 ACTH 和阿片肽二种受体，强烈提示神经内分泌系统和免疫系统之间有一完整的调节环路，可经由共同的肽类（经气）发生联系。这一环路中免疫细胞具有感觉功能，内啡肽、脑啡肽等是免疫应答的生理调节剂，是中枢神经和免疫系之间的体液性介质、生理应答的免疫调制剂和修饰者。实验表明，用新城鸡瘟病毒（NDV）感染小鼠淋巴细胞，除分泌干扰素外，淋巴细胞也分泌 ACTH 和内啡肽，并使血中皮质激素水平增高，因此认为抗原刺激又是一种"应激刺激"，并能通过其分泌 ACTH 引起机体产生应激反应；而内啡肽与阿片受体结合使痛觉迟钝，此外还影响其神经传导和体温调节等。用嗜铬粒蛋白抗体进行免疫组化研究表明，含嗜铬粒蛋白（神经内分泌蛋白标志）的细胞广泛分布于脾、淋巴结、胸腺和胎肝（胎儿造血器官），进一步证实了免疫细胞具神经内分泌功能[1]。

近几年来已知所有的阿片肽源于三种不同的蛋白质前体：1. 垂体内有"原阿片黑色素皮质皮质素"（pro-opiomelanocortin，POMC），它是促肾上腺皮质激素（ACTH）及内啡肽的共同前体；2. 在肾上腺髓质中有"前脑啡肽"（pro-enkephalin），是甲硫脑啡肽及亮脑啡肽的共同前体；3. "前强啡肽"（pro-dynorphin）。在豚鼠回肠试验中强啡肽的活性是亮脑啡肽的 700 倍，吗啡的 50 倍。阿片肽的发现反过来又推动了阿片肽受体的研究。放射自显影表明，大鼠丘脑、下丘脑与导水管周围灰质，富有阿片肽 μ 受体；杏仁核、伏隔核与嗅结节富有 δ 受体，大脑皮层中的 I、IV 层以 μ 受体占优势，II、III、V 层以 δ 受体占优势；κ 受体选择性局限在皮层 V、VI 区，这也许与κ 受体类药物独特的安定和肢体麻醉作用有关。人类大脑的阿片肽受体分布也不均匀，不同脑区的 μ、δ、κ 受体，行使不同的生理功能，有的与镇

① Angeletti RH et al : Science 1985 ; 230 (4721) : 189.

痛有关，有的与惊厥有关，有的与行为有关等。上述三类受体已经全部克隆成功：μ 受体蛋白有 398 个氨基酸；δ 受体蛋白有 380 个氨基酸；κ 蛋白有受体 371/372 个氨基酸。阿片肽受体通过 G 蛋白与效应器偶联。这些受体蛋白质与一般的 G 蛋白偶联受体相比，除胞内和胞外的亲水环较短外，并无显著差别[1]。大鼠应用电刺激产生应激反应后，具免疫活性的巨噬细胞（MΦ）分泌白介素-1（IL-1）的功能明显增加，其增强作用可被阿片肽受体拮抗剂纳曲酮所阻断，提示应激可促进 IL-1 的分泌，且该作用是通过内源性阿片肽介导完成的。应激后，脑内的内啡肽明显下降（仅为正常的 20%），而血浆内啡肽含中明显升高（约为正常的 3 倍），提示，内啡肽是应激促进巨噬细胞分泌 IL-1 的主要信使物质之一[2]。

国内外的学者给我们经络学说中的"经气"功能及其整体性联系，提供了物质基础和整体性作用的证据，为经络学的创立奠定了基础。

---

[1] 韩济生，生命的科学龄前 993；5（5）：7.

[2] 丁玄宙，等. 中华微生物学和免疫学杂志 1988；8（6）：353.

第七章　信息调控系统——
人体经络系统的整体性

　　目前的研究大都采用信息的观点进行探讨。信息是什么？信息是物质运动形式之一。任何"信息"过程都伴随着某种物质或能量变化的过程。信息的运行过程（传递、变换、加工等）是以物质或能量的控制过程为基础的。同一种"信息"过程，可用各种不同的物质或能量控制方式来实现。信息的传递除非作为"二中择一"的事件来传递，否则是不可能的。这一点，神经元的"全或无"性质正好可满足这个条件。机体是复杂的，它的复杂性对它来说是本质的；机体是由许多部分联系而成的动态系统，其中任一因素的变化都会立即影响到其他部分的变化。1948 维纳发表了《控制论》，用统计方法研究信息的传递和加工，应用控制论研究人的神经和大脑的活动；认为一个极端重要的因素就是"反馈"。使用控制论的观点使研究复杂系统有了可能。用统计方法研究信息的传递和加工；他抓住一切通讯和控制系统所共同具有的特点（信息的接受、存取、加工、变换、传送等过程）站在一个更概括的理论高度，并把这些系统的控制机制和现代生物体发现的机体中某些控制机制加以类比，形成了控制论这门独立的专门学科。经络学正可利用这门"在动物和机器中控制和通讯的科学"基础上，建立成的一门新科学，因为人体经络系统本身也是一个信息处理系统和调节控制系统。"问题的关键环绕着更为基本的消息概念，不论这消息是由电的、机械的或是神经的方式传递的。消息是分布在时间上的可量事件的离散的或连续的序列，即时间序列。

在信息量的统计理论中单位信息量就是对具有相等概念的二中择一的事件作出单一的选择时所传递出去的信息。正如一个系统中的信息量是它的组织程度的度量，一个系统的熵就是它的无组织化程度的度量。""生命的第三种基本现象——应激性则属于通讯论的范围。""在时间过程中系统的任一状态都能而且一定会变化到另一状态，但发生这种变化的几率，归根到底决定于两个状态的相对几率或测度。那些具有高内部共振或高量子简并性的状态，这些状态的变化几率特别高。许多贮存信息的方法共同具有一个重要的物理要素，这就是它们似乎都是高度量子简并性系统，换言之都是振动方式很多但频率相同的系统。在生命环境中高度量子简并性物质具有生命体第三基本性质，这就是它的接受冲动和组织冲动并使这些冲动对外界产生效应的能力。"机体的信息调控系统，即人体的经络系统，是对内外环境的变化作整体性的调控，以保持协调和统一。

信息有不同的表现和不同的调控方式。当一定波长的电磁波，即一个光量子，被分子吸收时，它的能量可以化作：1. 原子核间的振动能；2. 分子的转动能；3. 电子的激发能；这时分子的能阶提高，称为"激活"（或活化、激发），使分子具有参与反应的能力。如受体被配体激活、基因被转录因子激活、引发巨大的生物应答，甚至引起细胞分裂、繁殖。分子激发能消失的最简单形式就是辐射出电磁波。如若在 10^{-6} 秒内辐射出来，这种电磁波称为荧光，这是电子的单线激发态。然而生物大分子（如核酸、蛋白质）是不同的信息物质，它们具有高度共轭结构，通常发射磷光。磷光是介于基态与荧光态之间的能量，是电子的三线激发态，也就是在双基团中有两个未配对的电子自旋。生命物质中的磷光态的重要性在于它的寿命较长（为荧光态的 $10^6 \sim 10^7$ 倍），且具有化学反应的能力。正常状态下，分子处于最低能级——基态，当光量子能量恰好等于二个能级的差时，分子就吸收这一电磁波，并从低能级跃迁为高能级而被"活化"。不同的光量子（就像手机号码频率，可以在全世界的电讯网络上漫游），最终是否能找到并被接收的生物大分子，使其激活，而产生应答反应；如果不能，则被散发消失。生物分子（核酸、蛋白质）中高能磷酸键的键能和氢键的键能都在 $2 \sim 3 \mu m$ 的光量子范围内，因而容易产生频率相同而方式各异的激发。这就是经络系统在量子水平进行信息调控和信息转换的机理。蛋白质需要磷酸化才激活；核酸分子的双螺旋是通过碱基对间的氢键进行连接；这一区域的光量子是调控生命活动必需的生命信息。

　　生物电的改变，会产生电场的变化，而电场的改变就会产生磁场的变化。而电场和磁场的变化就会产生电磁波；因而，人体经络系统的活动必然会产生电磁波，即能发射光量子。人体的生命活动是以生物电网络的信息交流为基础的，而生物电位是在不断地变化。任何电场的改变都会诱导产生感生磁场，而磁场的变化也能产生感生电流；"电动生磁，磁动生电。"用量子干涉仪、X线衍射技术拍摄人体体表时，不仅发现头部体表微弱磁场直接与 α 节律波有关，并发现心磁向量、神经元及感受器磁场的存在，穴位也是磁场的聚焦点。而电场和磁场的变化就会产生电磁波，这就是生物体的电磁辐射。与单纯的物理光辐射不同，生物电磁辐射在传布途中受到了外部电磁场的调制（就像载波电话受语音信息的调制），而这种调制却是由周围生物分子的种种跃迁过程和经络系统的电磁场改变造成的。这就有可能给生物电磁波辐射带来比单纯物理光辐射高得多的相干性，进行信息调控。它会有很强的穿透性和传播能力，并带有周围分子和经络系统电磁场变化的信息。它们就像载波电话，因此生物发光（光量子）具有细胞间通讯联络的充分条件。具体地研究这些光量子现在还没有条件，这是经络学将来在量子水平研究的重要内容之一。

　　"许多存储信息的方法共同具有一个重要的物理要素；这就是它们似乎都是高度量子简并性相同的系统。换句话说，都是振动方式很多但频率相同的系统。磷光现象也是高度量子简并性的。"（维纳《控制论》）蛋白质和核酸等生物大分子，当通过介于基态与荧光态能量间的电子状态时，另具辐射磷光的能力。有些情况下，磷光态被证明是电子三线激法态（三重态），也就是在双基团中有两个未配对的电子自旋。三线态比单线态稳定，寿命要长 10 6 倍，且具有化学反应能力。磷光波长较长，接近于红外区（近红外 0.75～2.5 μ m，中红外线 2.5～25 μ m，远红外线 25～1000 μ m）。氢键的键能相当于 2.7μm 波长的光量子；而核苷酸的碱基配对可通过氢键的连接或断开，从而完成基因的复制、转录、表达。高能磷酸键的键能，每摩尔约 10～12 千卡，相当于 2～3μm 波长的光量子能量，故蛋白质磷酸化是该蛋白因子活化的必要条件。如 S 期调节性的 E2F—cyclin A 复合物，它的 DNA 靶可以激发其它 DNA 结合蛋白的局部磷酸化从而改变其功能[①]。因此，在红外波段的光量子，容易产生频率相同而方式各异的激发。考虑到电子激发能的转移方式之一是共振转移，而电磁波共振转移过程是量子化的，且具有严格的选择定则，由此启示我们可以从电磁辐射共振转移过程去探讨"经气"及其在生命过程中的作用。核酸、蛋白质分子从高能级返回低能级，便辐射出一定能量波长的光量子。同样，低能级的分子吸收相同能量的电磁波，可以获得较高能级而被活化，使它们具生物活性，产生一个生物效应。这就是"经穴"的生物电网络系统和"经气"化学分子网络系统进行整体性信息调节控制的机理之一。

因此经络学的研究需要不同的学科共同参与，不仅需要各门生命科学的前沿学科和整体性的系统理论学科的参与，还需像信息科学、生物数学以及临床学科（如针灸学、气功学等）共同参与。

生物电磁波辐射，又称生物超弱发光或生物光子辐射，是生物自发性的化学发光，这是一种普遍的生命现象。在分子水平和亚分子水平上，这种发光（或电磁波辐射）反映了生物分子或分子中某些基团的激发及能量转移过程。在细胞水平上，这可是识别及分化的手段之一。在整体水平上，这就是经络系统"内气"和"外气"的电磁波信息交流，通过信息调控，达到内外环境变化的协调和统一。采用高分辨率福里哀转换红外分析干涉技术，对信息素分子在气体状态时测定，结果表明，信息素分子经黑体照射半小时后，在 554.63cm^{-1} 处逸射低能量的红外线。幼仓鼠肾细胞（BHK）培养后，再接种 BHK，这种新接种细胞不是随机，而是受另一面细胞的影响。如在中间放金属板，影响就改变，说明二者间存在着光子辐射通讯。细胞间电磁波信

---

① 朱大栩. 生物化学研究与应用 1996；1（2）；11.

号通讯是客观存在的。机体细胞在进行生命活动时，对外部环境的物质和能量进行吸收或转化，都有一定的选择性作用。这是机体细胞内生物分子的电磁波信息传递并对外界作出一定应答的能力。这机体的整体性调控作用就是通过经络系统来实现。如果一个光量子（电磁波）在一个分子（细胞或组织）内相遇，但没有碰到一个能吸收该光量子的电子，那么这个光量子将穿过该分子（细胞或组织），而不对其产生任何扰动。但如果碰到能吸收该光量子能量的电子，那么这个电子就吸收该光子，并被激发到较高能级，使该分子成为"激发态"，从而引发一系列级联反应，产生一个生物应答。对于生物的光子辐射进行研究，提出了相干性理论来解释生物系统的发光。相干性理论不仅可以用来描述生物发光特性，还可用来解释活的生物系统的整体功能。

生物分子（特别是具有高度共轭结构的核酸、蛋白质分子）当通过介于基态和荧光态能量间的电子状态时，另具辐射磷光的能力。有些情况下磷光态被证明是电子三线激发态，它比单线态寿命长 10^6 倍，且具有化学反应能力。磷光波长接近于红外线。在红外线波段容易产生频率相同而方式各异的激发。例如氢键的键能相当于 2.7 微米光量子，高能磷酸键键能为 10～12 KCal / mol 约相当于2～3 微米光量子等。考虑到电磁波共振过程是量子化的，且具有严格的选择定则，可启示人们从电磁波辐射共振转移的过程去探讨，调控以适应内外环境变化的人体经络系统。在电磁波的生物效应中，除热效应外，更重要的是其非热效应。低强度的电磁波在不引起体温上升的前提下，产生非热效应，其特点是生物系统对满足一定条件下的电磁波的应答是非线性的，与生物中的免疫应答、化学中的自催化反应、物理学中的相变过程相类似。引起非热效应的电磁波功率可以很微弱，但作为非热效应的生物应答功率却极大，比热效应要高 10^7～10^8 倍。非热效应有"频率窗"和"功率窗"现象。这可能也是由电磁波的共振引起的，产生频率相同而方式各异的激发。

由于地球有很强的磁场（5×10^{-5}特斯拉，T），而脑磁场只有地磁场的十亿分之一。长期以来一直没有微弱磁场的测量仪器，因而直到 1971 年，才由齐默尔曼在磁屏蔽室中，用超导量子干涉仪磁强计记录到第一张脑磁图。

用这种仪器可在多个部位测到磁场，这种诱发磁场强度，约为 10^{-12}T。在不给予外部刺激的情况下，用同样的方法可测得相当于脑自发电活动（脑电图）的脑磁图，即可测到 0.5～4 赫的 δ 波，4～8 赫的 θ 波，8～13 赫的 α 波，13～22 赫的 β 波，22～30 赫的 γ 波。正常人 α 波的振幅最大，约为 $2.5×10^{-13}$T。脑磁场测量的最大优越性是，可以对不同刺激如视、听等刺激所产生的诱发反应在脑内的兴奋部位作出三维空间定位。有一种与抽象思维脑过程有关的内源性电位，与之相关的内源性磁场，如 P300 是一种正电位，双侧对称分布，潜伏期 275～600 毫秒，最大振幅位于中央区和顶区，根据磁场测量的结果，P300 源于海马结构。因此脑磁场测量是确定不同生理、心理活动在脑内兴奋性产生部位的一种良好的、无损伤的定位方法。可作为生理-心理学研究的有力工具。而"经穴"磁场的测定可能有利于新穴位和经络的客观认定。

细胞间电磁波信号通讯是客观存在的。机体细胞在进行生命活动时，对外部环境的物质和能量进行吸收或转化，都有一定的选择性作用。这是机体细胞内生物分子的电磁波信息传递并对外界作出一定应答的能力。机体在量子水平内的整体性调控作用，就是通过"人体经络系统"来实现的。

混沌理论认为，周期倍化分叉现象（周期2），是通向混沌的一种重要途径。太极序列是一些非常简单的数字，遍及时间域、空间域及物质结构等许多方面。它反映的不是物质本身，而是变化和联系。中医的"天人合一"、"同声相应"、"同气相求"等，可用共振原理来解释。由于一些事物都具有与太极序列对应的周期，但周期的组合不一定相同，仅在某些特定的时空条件下，两个不同的事物都呈现出相同或相似的周期时，就可发生共振作用，产生突然加强（或突然削弱）的作用，从面产生相互作用或相互关系。

自然界（包括生物）的各个不同层次、不同环节之间可以相互感应，相互影响，这是整体观、系统观的认识论。在细胞内部结构有着严格的位置和秩序的时空结构，细胞膜的内部世界里，就连每一个分子的运动也是有序的。为满足活细胞在能量、发育、修复、通信和废物处理等方面的要求，代谢活动受到极严格的调控。其调控机制在"经气"的蛋白质分子水平，已发现的有：1. 底物和产物抑制；2. 反馈相反作用；3. 变构效应；4. 作用部位、核蛋白和受体的可逆化学修饰（特别是蛋白质的磷酸化和去磷酸化）；5. 遗传控制；6. 自催化；7. 吸引子等。不同的生物分子具有不同的功能，故由不同生物分子组成的亚细胞结构（细胞器）无疑具有不同的功能，不同的亚细胞结构（细胞器）分布在细胞内的不同部位，它们也是相互联系、相互影响的。利用多聚离子小球结合到细胞膜表面，研究小球运动与细胞骨架系统的关系，发现细胞内的运动是受细胞外信号控制的，而且这是神经生长锥轴在发育过程中运动的基础。利用荧光显微镜观察荧光标记受体在细胞表面的运动，发现细胞外受体的横向运动是受细胞内骨架系统影响的。不同类别的细胞组成了不同的组织、器官、系统，并赋予它们以不同的生理机能。在整体水平，对这些组织、器官、系统的调控，就是人体经络系统。外界环境的变化，通过经脉（水网络系统）调节经气（化学分子系统）的运行；通过经气（化学分子网络系统）调节经穴（生物电网络系统）的运行；通过经穴（生物电网络系统）调节经脉（水网络系统）的气血运行（完善微循环功能）；共同完成对机体活动的整体性调控，使内外环境成为一个和谐统一的整体，即"天人合一"。

　　亿万年来具有明显节律的自然界昼夜交替、四季更换，是生物环境变化的重要信号；对包括人类在内的生物界具有广泛而深刻的影响。这种与自然界周期性相适应的生物效应，称为生物节律（biorhythm）或生物的周期现象（biological periodism）。有人将大气中自然电磁场的波形与人脑电图比较，发现由地球和电离层构成的共振腔中共振的主要成分（极低频成分）与脑电图相似。中医"天人合一"的思想，就是外环境对人体的各种生命活动具有重大影响。《内经》说："春生夏长，秋收冬藏，是气之常也，人亦应之。"生物节律是指生物体在长期进化过程中适应各种周期性（日、月、年）外环境的变化，使生物体能事先进行功能的整体性调节以适应外环境的不断变化，从而保证机体的健康生存。"子午流注学说"是根据经络学说和"天人合一"的思想，对人体受自然环境的周期性影响而形成的高度时间节律，创造人体气血沿经络流输各脏腑的盛衰开合，以时间为条件的古典针法。地球上的一切生物、包括人体的各种机能活动，例如激素的分泌、血液成分的变化、免疫细胞的功能和数量、植物神经系的活动等，无不存在相应的节律。可以说，存在明显节律变化代表正常的生理状态，而节律变化不明显或发生错乱，可能是反映一种潜在的病理状态。

在自然界，可以证明，尽管系统的组成部分或其基元各不相同，但在某种限定条件下，在外观上不同的系统之间，存在着深刻的类似。可以找到"自组织"过程的一般原理：给系统输入能量或物质，使系统变为开放系统，这时系统会呈现出新的性质，转变为时空上，或功能上有序的状态。这种显示宏观有序的类似，可视为"相似行为"；这也是"协同论"的主要观点[①]。根据经络学说的观点，内环境要根据外环境的变化而作相应的调整。经络学说认为，根据经络的分布和经气运行的循环节奏，每条经络和它联系的脏腑，在每天一个时辰（2个小时）内，具有最明显的活动；这就是"子午流注"。《内经》指出："阳主昼，阴主夜，故卫气之行，一日一夜五十周于身；昼日行于阳二十五周，夜行于阴二十五周。"十二条经脉中"经气"运行也有规律，在一天的十二个时辰中，某些经穴各有其极盛和极衰的时间。根据"天人合一"的整体观，可能所有的经穴系统（生物电网络系统）、经气系统（神经-内分泌-免疫等化学分子系统）、经脉系统（水网络系统）等人体经络系统，随着外环境的变化，而有年月日等周期节律。

近年来国际上已开始重视时间生理学的研究，这一点与"子午流注"的研究不谋而合。实验结果证实：在正常小鼠体内，免疫系统的一些组成成分和功能，存在着内源性的昼夜节律波动，其中白细胞总数及其分类的峰值相，多位于傍晚至午夜的时点（16：00-22：00），与曾经报道的人类的节律位相正好相反（人是白天活动，鼠是黑夜活动）。淋巴细胞百分比的节律位相与其它的分类细胞明显不同，提示外周血细胞组分在功能和循环调节上的差别。血清白蛋白和球蛋白的含量表现出与白细胞系统相似的周期变化，即除了α球蛋白外，峰值都在午夜（00：00 时）左右。α-球蛋白的振幅较大，蛋白

---

① 哈肯. 科学 1990；42（1）：3.

峰值位相却与其他蛋白相差了 12 个小时。特别值得注意的是血清特异性抗体（IgG）的含量和外周血 T 淋巴细胞酸性 α–醋酸萘酯酶的活性，也显示出了昼夜节律。这两个指标分别反映了机体体液免疫和细胞免疫的部分功能，因而表明：体内的免疫反应与免疫组分一样，可随昼夜时辰（钟点）的改变而呈动态的变化过程。免疫系统昼夜节律的揭示，对深入理解免疫本质、指导生理实验和临床检验，制定合理的免疫治疗方案，都具有重要的理论意义和实际意义。

著名科学家钱学森提出："动员全国有关科技人员和科研单位用现代科学方法探求高级气功中'外气'物质载体的本质，并着手研究人体科学中更接近到人本身的问题。这就是联系到"外气"的物质基础是怎样载入信息的，'外气'是怎么从人体发放出来的，人体对回授信息又是如何接收的。"[1]目前对人体科学的基础研究已成为各门学科的带头科学，成为科学研究领域里的一个新前沿。气功是根据经络学说和精气神学说通过锻炼过程，即通过意守、放松、静息，（即意松静）三个环节来实现调节机体的功能活动，使神静、气和、水升、火降、阴阳协调、精神健旺。气功是我国的国宝。"精气神学说"通过信息与信息论的思维方法，可以阐明其物质基础和科学性的本质。它们是唯物主义的，其物质基础为："精"是遗传信息物质；"气"是调控信息物质；"神"是转换信息物质[2]。"精"的物质基础是遗传信息物质，即核酸（DNA、RNA）；"气"的物质基础就是基因产物，即蛋白质（各种多肽因子、受体、酶及各种结构蛋白如细胞骨架等），是调控和传递信息物质；"神"则是转换信息物质，如：神经肽、神经递质以及"脑内激素"等化学分子信使物质及其受体系统所转换成的生物电和电磁波等，是转换信息物质。生物电和电磁波是信息，也是物质和能量。"精气神"都是信息物质系统，而人体经络系统则是信息调控系统。

生物体的信息传播过程有两个主要特点：组成机体的各细胞本身的行为

① 自然杂志 1981；第 7 期.
② 朱大栩.《中国特色医药学基础教育的战略》"第二届中国教学创新论坛"2004；北京：1-9.

应当是非线性的，同时各细胞之间存在着不可忽略的相互耦合作用。随着非线性科学对时空混沌研究的深入，人们的兴趣已不仅停留在时间演化上，而且也开始注意到各种空间结构，为此提出讨论具有空间耦合效应模型，如整体耦合映射（GCM）模型。为了便于分析生物体信息传播过程中的动力学行为，只要抓住非线性和耦合两个特点，可以建立更为简便的变参数映射（MVP）模型。通过对非线性振子在准周期强迫力作用下动力学的研究，提出了存在非混沌奇怪吸引子（NSA）的可能性。进一步用复杂性来进行分析MVP 模型，其表现的运动行为不是随机的，只可能是混沌或更高层次的复杂运动。[①]

由于经络学说对人体机能活动调节作用的描述与西医的理论有很大有差异，很难为带有机械唯物论观点的人们所接受。1972 年，在针麻原理研究工作的推动下经络研究进入了一个以探讨循经感传等经络现象为中心的新阶段。全国各地开展了对循经感传现象的大规模调查和研究，进而带动了整个经络研究工作的深入发展[②]：1. 对循经感传等经络现象的研究结果表明，循经感传的路途与古典的经络路线基本一致，传导速度缓慢，感传在其循行过程中常可引起所经过部位皮肤的局部血流等机能状态的改变。当其达到相应的脏腑或五官时，又可诱发该器官机能活动的变化，有明显的客观效应。循经感传还可被机械压迫和局部冷冻等因素所阻断。循经感传与针刺疗效有密切的关系，在病理情况下感传常趋向病所，"气至病所"者多可获得卓著的疗效。以上事实说明循经感传并不是一种单纯的主观感觉现象，而与人体的机能调节过程密切相关。它既体现了经络的特殊路线，又反映了经络行气血、通阴阳的调节机能。与此同时，我国学者还观察到针刺时会出现红、白线等血管神经性反应以及各种循经皮肤病。这些反应和皮肤病损虽然比较少见，但其行程清楚，肉眼可见，直观地显示了经络的循行路线，被人们誉为"可见的经络"。2. 经穴脏腑相关及其联系途径的研究，深入探讨了针刺穴

---

① 刘曾荣，等.《科学》1993，（3）：38.
② 胡翔龙. 中西医结合杂志，1988，8（特 II 集）：24.

位对相应脏腑机能活动的影响，特别是对心包经的"内关"与心血管活动的关系、胃经的"足三里"与胃肠道活动的关系进行了系统的分析探讨，结果都证明经穴和脏腑之间确有相对特殊性联系。大量的临床观察表明，内脏疾患时在体表相应的经穴常可观察到皮肤的阻抗、温度和痛阈等变化。这一事实在动物实验中又得到了进一步验证。在家兔的实验性胃溃疡和心肌梗死等模型上都可观察到耳廓上出现大量的低电阻点，低电阻点的多少与病变的程度相关。当内脏感受器或有关的传入神经受到长时间的持续刺激，也可引起类似的变化。这些事实从另一个侧面说明脏腑经穴之间确有相对特异性联系。其中植物神经系统尤有重要作用。然而，另一方面循经感传显著的人，经穴脏腑之间的联系表现得特别鲜明。刺激适当穴位，感传到达相应的脏腑或五官时，即可引起该机能活动的显著变化。感传被阻滞，则针刺的上述效应即显著减弱，甚而消失。但这时针刺穴位的信号仍可畅通地到达中枢神经系统，无论是在脊髓或大脑皮层，针刺的传入活动都没有受到干扰或阻抑。这些事实显示，针刺"经穴"产生"经气"（得气），正是"得气"后的这些"经气"（经络之气，即神经介质、内分泌激素、细胞因子等营气和卫气）沿"经脉"运行，到达病灶才能发挥其调节机能活动的作用；而神经末梢所产生的电（磁）场，可间接引起这些"经气"沿一定的方向（经脉）泳动，而不是单纯的神经系统直接作用。3．在经络循经路线的客观检测和显示方面的进展，目前已证明，针刺时痛反应、肌电、局部血流图和皮温的变化，在一定程度上都有循经的特点。其行程与古典经络循行路线基本一致，结果稳定，可重复。其次是应用各种生物物理学方法直接测定经络循行路线，其中，对皮肤阻抗和同位素的研究较多。此外，有人报道低频声信息地传播和人体体表高发光点的分布也有一定的循经性。总之，应用多种指标进行观察都记录到了一些循经的结果，有的还表现得相当典型[①]。

　　一切生物大分子都有改变形态结构使其内部构件调换位置的能力。蛋白质分子的这种改变构象的能力称之为"变构效应"。蛋白质分子通过电磁波

---

① 胡翔龙. 中西医结合杂志，1988，8（特II集）：24.

共振改变构象被定向地用于完成一定的功能,例如当底物被分解时,酶蛋白的活性原子团就能够移动位置;在肌动球蛋白的分子中这一特点更为完善,分子内部运动导致其构件互换位置,而产生运动。体内各种化学反应,如新陈代谢、生物氧化等是维持生命活动的基础,而这些化学反应无一不是受蛋白系统所催化、调节、控制。神经系统指导着组织细胞和活动;没有神经支配的肌肉或组织、细胞会萎缩、溃变。恩格斯指出:"脊椎动物,它的主要特征:整个身体都聚集在神经系周围,因此便有了发展到自我意识等等的可能性。在其他动物那里,神经系统是次要的东西,在这里则是整个机体的基础。神经系统发展到一定程度的时候(由蠕虫的头节向后延伸),便占有整个身体,而且按照自己的需要来组成整个机体。"生物进化到人类,出现了更高级的神经活动——意识情志活动(意念)。因此,意识和情志活动在一定程度上也会占有整个机体,按照意识的信息来组织并改变机体的状态。气功通过意念使全身肌肉放松,它也使交感神经的兴奋性和血管的紧张度降低,从而改善微循环对组织细胞的血供。而静卧的变化与练功者差异显著。气功原理就是运用意识(或意念)来自觉地、主动地调整心态,使心理活动符合于练功要求的"入静"过程,从而完善人的身心健康状况。人体是一个开放的耗散结构系统,要保持其勃勃生机、维持其"稳态",必须与外界环境不断进行物质、信息、能量的交流。诚如《内经》所说:"出入废则神机化灭,升降息则气立孤危,故非出入则无以生长壮老死,非生降则无以生长化收藏"。通过开合出入保持与外界的联系,维持内部的平衡。

针灸刺激经穴与气功用意念来引发机体经络系统的应答的原理相似,增加末梢电磁场的强度,以加强"气血运行",提高对组织细胞的血供,增强组织细胞的功能和作用。对"智能气功"影响红细胞免疫功能的实验研究结果:1.智能气功可以调节慢性病患者的红细胞免疫功能,使病员从较低水平上升到正常对照水平;2.练功多年者红细胞免疫功能显著高于正常对照水平;3.气功师的 RBC-C3b 受体花环率和 RBC-IC 花环率显著高于未练功老年人；4. RBC-C3b 受体花环率比 RBC-IC 花环率更敏感[①]。红细胞不仅通过清除免疫复合物（IC）发挥免疫作用，而且还能通过其膜表面的淋巴细胞功能相关抗原-3（LFA-3）与 T 细胞和 NK 细胞表面的 CD-2 结合使它们分泌细胞因子，调节免疫细胞间相互协作，并直接增强 NK 细胞抗肿瘤活性[②]。

人体经络系统是一个从量子水平、分子水平、细胞水平、系统水平直到整体水平的信息调控系统；因此，经络学是一门涉及各个方面整体性的生命科学。

---

① 张延年，等. 红细胞免疫学新探（下册）（郭峰、骆永珍主编）. 南京大学出版社，1993；南京：104.

② 朱大桢. 中国免疫学杂志　1991；7（增刊）：4.

第八章 信息物质的整体性研究——精气神学说

恩格斯说过："一个民族要攀登科学的最高峰，就一刻也不能没有理论思维"。中西医结合学的核心理论之一，是精气神学说。精气神学说通过信息处理与信息论的方法可以阐明其科学的本质；它们是唯物主义的："精"是遗传信息物质；"气"调控信息物质；"神"是转换信息物质。

信息是事物运动状态或存在方式的直接或间接的表达，是反映物质普遍联系和差异的一种属性。信息论的方法是，把系统的运动过程作为信息的传递和转换的过程，通过对信息流程的分析和处理，以达到对复杂系统运动规律的认识。机体和细胞都是一个开放系统，具有耗散结构，需要不断与环境发生物质、能量、信息的交流；其中"信息"的交流最重要。它是研究机体或细胞"活"的本质，也是研究生命科学的基础。生命的物质基础是核酸、蛋白质一类的生物大分子，但任何分子本身决不能表现完整的生命活动。这些分子只有处于"细胞"这样特定的环境中才能表现出"生命"现象。寻找出无生命的生物分子到有生命的细胞之间的规律是生命科学的基本任务之一。细胞在进行新陈代谢、分化、增殖时，信息传递途径起着关键的调控作用。细胞与细胞之间通过各种方式不断进行信息交流；细胞对外部环境中的物质、能量不断进行吸收、加工和转化，这主要是细胞内分子间信息传递，从而对外界环境做出应答，具有一定的选择作用。细胞转化、机体生病等，可能主要是由信息传递系统的改变、信息传递中的分子发生改变所引起。信息论是研究信息的本质，并用数学方法研究信息的计量、传递、变换和储存的一门科学。运用信息论的观点和方法可以把不同种类不同性质的系统联系起来，把系统的运行仅作为信息的获取、传递、加工、处理而实现其目的性的信息变换过程；由于其抛开具体的运动形式，找出了各类事物的共同规律，使信息论具有了一般方法学的意义。用信息论的观点可以科学地理解"精气神学说"。

维纳在《控制论（或关于在动物和机器中控制和通讯的科学）》一书中指出："统计力学的重要概念之一就是熵，它首先是用来反映相空间中的一种性质，即表示相空间几率的测度的对数。"信息量通常定义为负熵，即熵的负数。他使用的方法有别于当时其他的学科；它关心的是行为，并提供了科学地处理复杂系统的方法。机体是复杂的，它的复杂性是本质的；机体是由许多部分联系而成的动态系统，其中任一因素的变化都会立即影响到其他部分的变化。使用控制论的观点使研究复杂系统有了可能。他用统计方法研究信息的传递和加工；他抓住一切通讯和控制系统所共同具有的特点（信息的接受、存取、加工、变换、传送等过程）站在一个更概括的理论高度，并把这些系统的控制机制和现代生物体发现的机体中某些控制机制加以类比，形成了"控制论"这门独立的专门学科。"控制论"中这些信息的观点，正巧可用于阐明"精气神学说"的实质。

"在信息量的统计理论中单位信息量就是对具有相等概念的二中择一的事件，作出单一的选择时，所传递出去的信息。正如一个系统中的信息量是它的组织程度的度量，一个系统的熵就是它的无组织化程度的度量。""生命的第三种基本现象——应激性则属于通讯论的范围。""在时间过程中系统的任一状态都能而且一定会变化到另一状态，但发生这种变化的几率，归根到底决定于两个状态的相对几率或测度。许多贮存信息的方法共同具有一个重要的物理要素，这就是它们似乎都是高度量子简并性系统，换言之都是振动方式很多但频率相同的系统。在生命环境中高度量子简并性物质具有生命体第三基本性质，这就是它的接受冲动和组织冲动并使这些冲动对外界产生效应的能力。"（维纳：《控制论》）这核酸和蛋白质分子都是高度量子简并性系统。

细胞是生命体的结构和功能的基本单位，因此"什么是生命？"先要研究和回答："细胞为什么是'活'的"这样一个根本问题。生命有两个基本特征：一是与环境发生各种关系；二是生命的本身运动特征。生命体和细胞的生成在没有任何外界干预的条件下，长成了自己的形态和功能，这称为"自组织"。这"自组织"的分子基础就是"精"，即核酸。"自组织"是亿万年进化的产物。哈肯（HAKEN）详细研究后发表了《协同论的基本思想——一种处理自组织的普遍方法》。他发现了一个新的学科，称为协同学（SYNERGETICS）。所研究的系统可能由性质完全不同的基元，如原子、分子、光量子、细胞、组织、器官、动物、人类以至人类社会所组成；然而可以证明，尽管这些系统的组成部分或基元各不相同，但在某种限定的条件下可以找到自组织过程中的一般原理：通过给系统输入能量或物质，使该系统变为开放系统时，才可实现一种有序状态；这时的系统会呈现出新的性质，例如摆脱微观混沌，显示为宏观有序；在外观上不同的系统之间存在着深刻的类似性。这就是在分子水平表现出整体性的科学机制。

普里高津提出了线性非平衡热力学的最小熵原理，在近平衡区的运用成功，而在远离平衡的非线性区失败；这使他认识到两者有严格的区别。对 B-Z（BELOUSOV-ZHABOTINSKY）化学振荡反应的研究发现微扰作用不仅可以抑制，甚至还可激起振荡，推动了他提出"耗散结构理论"。他在《从存在到演化——自然科学中的时间及复杂性》一书中指出："经典科学（这里指牛顿的机械唯物论）给我们描述的是一幅简单的，确定不移、万古不变的静态自然图景，形成了一种关于"存在"的机械自然观，但是我们在自己的周围世界里，看到的却是发育、生长、地质变迁、生物进化、社会变革这样一幅复杂的、不可逆的、随机突变、变化无常的动态自然图景，形成的是一种"演化的自然观，"他要在"存在"和"演化"之间架起桥梁，把热力学第二定律概括为一个动力学原理，需要重新认识时间。自然系统从混沌到有序，从原先的有序演化为新的有序过程是"活"物质的自组织过程，是一种既不是完全偶然也不是预先决定的过程。他把热力学嵌入到动力学中，重新发现了时间的意义，消除了物理学和生物学的对立，提出了与中医中的"天人合一"类似的新的"天人合一"论，扩大了生命（及生物分子）的整体性用信息论来研究的思路和方法。

第一节　"精"——携带遗传信息的核酸分子

"精"是遗传信息物质。辩证唯物主义认为，承认世界的物质性是一切科学研究的前提。中国医药学对生命起源、疾病成因以及形体和精神的关系等医学科学上的一些重大问题，均给予了唯物主义的说明。首先，它认为世界是物质的，人也是物质的。《内经》中说："天覆地载，万物悉备，莫过于人。"意思是说宇宙间充满着无数的物质，人也是万物之一，但人在万物中是最可贵的。我国医学在古代就唯物地论证了生命的起源，有力地驳斥了天命鬼神等唯心主义邪说。它认为人体主要是有阴精、阳气等物质组成，精、气、神是构成人体信息通道的物质基础。先天之精气禀于父母，后天之精气来源于饮食水谷，这些在《内经》中有很多论述。如："人始生，先成精……""夫精者，身之本也"尤其可贵的是我国古代医学在当时就对人的形体和精神的关系作了唯物主义的解释，如"神者，水谷之精气也"；"头者精明之府"。李时珍更进一步指出："脑为元神之府"。不仅说明了人的精神活动对"精"、"气"等物质的依赖，而且也论证了精神活动和大脑的关系。

对核酸（精）的研究是从 1868 年开始的。1868 年 Fredrich　Miescher 从被弃去的外科绷带上的脓细胞中分离出了细胞核来，并指出细胞核物质中有一种含磷极多的化合物，它当时称之为"核素"（nuclin），即我们现在所知的核蛋白。随后进一步研究发现，核素里面有一种酸性化合物，即核酸，另一种是碱性物质，它称之为鱼精蛋白。后来知道，"核酸"不仅是动植物一切正常细胞的组分，而且也是细菌、病毒的组分，再加上用组织化学的方法证实了核酸在细胞中的定位，使人们认识到核酸在生命活动中具有深远的重要性。到 1953 年提出了核酸（DNA）双螺旋结构后，引起了分子生物学狂涛般的发展。

核酸和其他高分子，如与聚乙烯等合成的高分子，及与纤维素、胶原等天然高分子的最大区别在于：核酸是"信息高分子"。但核酸因所含碱基、糖的不同，分为脱氧核糖核酸（DNA）和各种核酸核糖（m-RNA，t-RNA，r-RNA），在生物体中作用也各不相同，核酸显示出来的复杂功能完全起因于此。生物具有各自的形态，酶的定量产生、蛋白质具有正确无误的结构与功能等，生物所有的这些属性都作为"遗传信息"贮藏在 DNA 中，甚至连有关表达它们的程序都准备好了。总之，生物之所以能"活"，不过是根据 DNA 内藏的程序行动而已。

核酸的信息结构基础，既然多聚磷酸基和糖基的结构全都一样，不带有信息，那么只能是在碱基部分。例如核酸具有的重要功能之一的"自身复制"，是以碱基对的专一氢键对：例如腺嘌呤（A）-胸腺嘧啶（T）；乌嘌呤（G）-胞嘧啶（C）；例如 A-T 以 G-C 为基础；对蛋白质合成来说是以腺嘌呤 A-尿嘧啶 U 和乌嘌呤（G）-胞嘧啶（C）氢键的专一性（A-U，G-C），以及碱基的排列次序（三联体密码）和它的解读为基础。四种碱基的组合当然会得出足够的信息，从每个碱基看它的化学结构也具有贮藏丰富信息的有利形态。另外碱基的反应性也是多样的，可能导致信息发生偏差。通过突变，关系到物种的进化或淘汰、老化或致癌[1]。

现在已有大量的事实证明，在细菌转化过程中 DNA 起着遗传决定因子的作用，使细胞遗传特性产生类似于突变所产生的永久性改变。对遗传密码的阐明可能是二十世纪生命科学中最重大的进展。一切有生命的生物遗传物质内，都含有遗传密码的信息，以保证生物遗传的连续性，并且控制生命所必要的代谢过程。核酸（DNA，RNA）与蛋白质之间的信息联系就是遗传密码。1953 年沃森（Watson）和克里克（Crick）提出的 DNA 双螺旋结构，说明了 DNA 复制以保证在细胞分裂过程中遗传的连续性，开辟了分子生物学这门新兴科学的发展基础。十年后确定了 DNA 是怎样通过给细胞的蛋白（酶等）合成提供信息来调控细胞代谢过程。现在，分子生物学有了更巨大的发

---

[1] 永田亲义著．（陶宗晋，江寿平译）：量子生物学入上海科学技术出版社，1979，1-182.

展，使我们现在有了"精气神学说"更加详尽的细胞水平和分子水平的详细知识。

第二节　核酸分子与基因表达

"夫精者、生之本也"。"二神相搏，合而成形，常先身生，是谓精。""五脏主藏精者也，不可伤，伤者失乎而阴虚，阴虚则无气，无气则死矣"。这些无不说明了"精"、"气"是人体生命的根本。

染色体是遗传物质"精"的载体。现已查明遗传性疾病有 3200 多种。人的染色体数目为 23 对，即 46 条。其中 23 条来自母亲，23 条来自父亲，其上载有全部遗传信息。"父精母血"，"二神相搏，合而成形，常先身生"，这 46 条染色体包含了全部遗传基因。而不同细胞或同一细胞在不同时期不同的环境下，染色体上只有很少一部分有关的基因获得表达，形成神经细胞、肝细胞、肌细胞等，获得各不相同的形态，执行各自不同的功能。

"精"的物质基础是染色体中的"基因"，即脱氧核糖核苷酸（DNA）。一切有生命的生物遗传物质内，都含有遗传密码的信息，以保证生物遗传的连续性，并控制生命所必需的代谢过程。"精能化气"，即基因（DNA）"精"通过转录、翻译，能产生基因产物（蛋白质）"气"。对遗传密码的阐明可能是 20 世纪生命科学取得最重大的进展之一。50 年代初人们已认识到蛋白质不是遗传物质而是基因产物时，开始了研究这二种生物大分子（核酸和蛋白质）之间的联系。目前我们已了解从染色质上的"基因"经转录、翻译到表达有活性蛋白质的详细过程及调控的各个环节。这可统称为由"精"生"气"的全过程。由"DNA—mRNA—蛋白质"的中心法则，以及由逆转录酶经 RNA—cDNA 的补充规则产生蛋白质的遗传密码，所有的生物全都一样，因此可以利用病毒、大肠杆菌生产出需要的人体蛋白质。

人们现在已经有能力把一些最简单的生命解释得清清楚楚，甚至把生命体的分子结构一览无余地表达出来。例如：φ×174 噬菌体，内芯的 DNA 虽只是一个分子，可是它包含着全部密码信息；它由 5375 个核苷酸组成，有 9

个基因：A 产生的蛋白和 DNA 复制有关；F 产生的蛋白构成病毒的外壳结构成分；G 和 H 则构成外壳的钉状物蛋白，当浸染时吸附到大肠杆菌表面特异受体上，把内部的 DNA 注入；当 DNA 合成后在 B、C、D 产生的蛋白作用下，病毒链才能在外壳内堆积起来，组成完整颗粒；然后 E 产生的蛋白弄破细菌胞壁，把病毒释放出来，完成世代循环。从起始密码子 ATG 开始，按照一个密码子（三个核苷酸）代表一个氨基酸的规则，有次序地进行下去，直到终止讯号。我们可以看到碱基排列的顺序是十分丰富的密码信号：合成哪些蛋白、从哪里开始复制、转录、翻译、怎么起动、里结束，就是凭借这套密码，使病毒在特定条件下表现出各种生命的基本特征。

人体每一个体细胞有 23 对染色体，它们大约由 30 亿对碱基所组成，共有约 10 万个基因。染色体相当于"句子"，基因相当于"单词"，而碱基对则好比是"字母"，凭借它们彼此间的有机组合可以表达并写出无数优美的文章来。把所有人类基因及其顺序搞清楚，这是生物信息最根本、最主要的东西。人类基因组图谱的绘制目前已经全部完成，我国也参与了其中的部分基因组图谱测定工作。现在，绘制出了完整的人类基因图谱后，全世界的科学家紧密合作，正在完成人类全部基因产物蛋白质中的氨基酸测定。我国科学家负责肝脏细胞的全部基因产物的解密。

自从成功地克隆了人成纤维细胞干扰素（IFN-β）基因的 cDNA 和基因组（genomic）克隆相继成功，确定了 1FN-β 基因的编码序列为 561 个碱基对（bp），有 21 个氨基酸的信号肽和 166 个氨基酸的成熟干扰素蛋白编码。以后的研究表明，1FN-B 基因转录区的侧翼序列中存在着一系列相关而又异的调控序列。近年来由于有了寡核苷酸指导的突变（oligonucleotide-directed mutagenesis）技术以及杂合基因技术的开展，使对转录区上游侧翼序列的调控功能有了新的认识。进一步的定位研究认为，诱导区在-77 附近发现含有 6 个碱基对的重复序列成串地排列在转录区上游-109-65 序列中，其核心结构为 AAGTGA 六连体[1]。人工合成这些重复序列并使之成串排列时，同样对病毒

---

[1] Czadim Zetal : J Med Genet 1991 ; 28: 312.

诱导后启动子的活化起调节作用，而且这些重复序列无论是正向还是反向，是靠近还是远离启动子区，都有增强转录起始的作用。这不仅对蛋白质表达的传统理论提出了新的见解，且对以生产为目的的基因工程也有现实意义。

　　这串列的重复序列形成组块式结构，或是位于特异的染色体位点，或是弥散于基因组各处。各种组块结构几乎被组织成某种重复的座位特异的超级结构。串列重复 DNA 结构中的不同序列区可与特异的蛋白相结合。能组织成超级结构各序列组块，因其具有特定的一级序列、或具某种卷曲的螺旋构象，可作为有特异功能的结构域，被特异的结合蛋白识别和结合，因而可称为密码结构域（code domains）。可以想象弥散在基因组中的串列重复序列之密码结构域会被用来组织成每一染色体上的座位特异的绊环结构。核内染色质的拓扑结构看来由核基质所维系，在核基质处不仅有转录和复制发生，而且核内初级转录物的加工，如剪接和聚 A 加成看来也由核基质所介导。DNA 附着于核基质的位点称 MAR 或 SAR 位点（一般含 70-75%AT）与核基质结合时，使 DNA 局部解旋，从而舒缓邻近超盘绕绊环间的超螺旋张力。该位可组成性地被利用，也可被短暂地使用，主要取决于毗邻的染色质结构域遗传活性出现时间的长短[①]。可以认为，基因组中任何一个碱基对，都具有功能，显然简单序列家族（T）n 和（A）n 较短的串列重复，这种序列结构是 DNA 与核基质结合的主要部分，这些区域的 DNA 是卷曲的[②]，并有一种特异的染色质折叠结构。这可在拓扑异构酶-II 结合位和 DNA 局部解链位看到。短重复简单序列组块对特异核蛋白的结合亲和力不是由特异的一级结构型式决定的，而是由其特异的折叠结构决定的。拓扑限制性绊环对有功能的遗传结构域具有限定的作用。染色质折叠结构应该是座位特异的，因为建筑在 DNA 序列结构上的折叠结构看来可由特异的核蛋白质来使之稳定。核基质结合位点附近的结构域不仅在 DNA 复制上有重要作用，而且控制着发育期间基因有次序的表达。核基质参与着发育期复制起点有次序的激活。体内一种

---

① 刘西平，袁恬莹. 生物化学与生物物理进展 1990；17（1）：65.
② Mifflin T E : Clin Chem 1989; 35 : 1819.

确立了细胞复制起点有序激活，可能对基因有序表达起某种作用[①]。

DNA 由二股纤长的脱氧核糖核酸链构成，它们相互盘绕而形成复杂的空间结构。DNA 纤长而柔软，在空间运动时，特别在复制末期及染色体座位专一性重组时会出现打结。DNA 拓扑异构酶催化 DNA 的断裂。链通过缺口及链的再连接因而可以解结。DNA 在双螺旋结构的基础上进一步盘绕扭曲形成超螺旋。螺线管式超螺旋存在于真核细胞的染色质中。我们曾提出[②]，如果沿螺旋管式超螺旋运行的局部离域电子（电子或空穴）就像在螺旋管中运行的电流，按右手定则产生磁场；因而在超螺旋中将产生电磁场，从而将信息传递结核基质上的蛋白质，或形成亲和性结合，启动转录或复制、剪接等。而 DNA 结合蛋白的螺旋与此类似，故相互间形成电磁波的接受与发射，调控基因转录等开关。

基因转录过程涉及很多蛋白质—DNA、蛋白质—蛋白质的复杂反应。在这些反应中，蛋白质的磷酸化和去磷酸化起着重要的调节作用。调控主要发生在：控制转录因子从细胞浆到细胞核的转运；影响转录因子与 DNA 的结合力；及调节蛋白质因子转录激活区和其他因子的作用，这些环节上。磷酸化作用不仅提供了激发能，而且增加了蛋白质表面的负电荷，并引起蛋白质构象改变。

"阴精阳气"，"精"与"气"作为阴阳的物质基础可以相互转化；精能化气，基因（DNA）能生成基因产物（蛋白质）；反过来蛋白质（特别是核内蛋白、DNA 结合蛋白）也能对核酸产生作用，二者相互制约、相互依存、相互转化。

染色质的 DNA 处于负超螺旋态，即连环数目小于双链环绕数，但它环绕核小体是呈左手性的螺线管式超螺旋。由于连环数的不同因而使 DNA 在空间结构上就不同，形成 DNA 拓扑异构体。DNA 拓扑异构酶是催化 DNA 拓扑异构体相互变换的一类酶。对单链 DNA 作用的为 I 型；对双链 DNA 作

---

① Saiki R K et al : N Engl J Med 1988 ; 319 : 573.
② 朱大棚. 《中西医结合论文集》1990，1（1）：55.

用的为 II 型。体内 DNA 拓扑异构酶可以调节和修饰 DNA 的拓扑态。在某些条件下拓扑酶切断 DNA 链，并转移它所结合的链至另一链的接受基因上，此时 DNA 拓扑异构酶起 DNA 链转移酶的功能。II 型拓扑异构酶已被鉴定为有丝分裂时染色体的骨架蛋白。在细胞周期的 S 期，II 型拓扑酶的活力显著增加，说明它与 DNA 复制关系密切。近年来的研究表明，II 型拓扑酶是某些抗癌药的作用目标。中药"天仙丸"对拓扑酶 II 的活性有作用，通过拓扑酶 II 的参与和中介使肿瘤细胞的 DNA 链断裂而获抗癌的药效。真核细胞 RNA 聚合酶 II 的特点是其最大亚基羧基端区（CTD）的结构具有"YSPTSPS" 7 个氨基酸的重复序列；就像 DNA 具有串列重复序列。不同来源的 RNA pol-II 的这段重复序列虽然长度不同，但都是酶催化活性所必需。CTD 磷酸化是转录起始过程中不同阶段的开关。CTD 磷酸化使负电荷增加，导致转录前起始复合物的瓦解，于是转录进入 RNA 链延伸阶段。正常的原癌基因 Ick mRNA 的 5 端非翻译区内含 3 个 AUG。这些 5 端 AUG 和正常起始密码子 AUG 之间若插入终止密码子 UGA，可使翻译效率增加 2 倍；若 3 个 5AUG 全缺失表达增加 9～10 倍。5 侧非翻译区内含 AUG 的基因在哺乳类基因中不到 10%，但在原癌基因中则达 65%以上，说明 5 端 AUG 是原癌基因表达中一个重要的调节因素，而这些密码子的缺失可能是原癌基因激活的一个普遍的机制[①]。

核糖核酸 RNA 根据功能可分为：信使核糖核酸（mRNA）、转移核糖核酸（tRNA）和核糖体核糖核酸（rRNA）。最近发现 RNA 分子还具有酶活性；它通过碱基配对，催化分子内反应（in cis）及催化分子间反应（in trans）；催化分子内反应中又分自我剪接（self-splicing）和自我剪切（self-cleavage）。自我剪切是转录后加工的方式之一。一些特异性侧翼互补序列能定点进行切割 RNA 分子，能设计出催化分子间反应的 RNA，它们能定点切割靶序列，因而为控制有害基因（如癌基因、病毒基因）的表达提供了新方案。

天然存在的核酶（ribozyme）都有分子内自我剪切效应，即在单一 RNA 分子内形成折叠环状结构，并通过部分碱基配对形成二级结构区发挥作用。

---

① Marth J D et al : Nature 1988 ; 332 (6160) :171.

根据其结构提出核酶的分子间剪切作用模式，即核酶和基质 RNA 为各自独立的分子[1]。锤头状核酶（hammerhead）由 13 个核苷酸组成保守活性中心（催化核心）和 3 个茎区组成，其一级及二级结构都具有高度保守性，特异切割点在 NUX 三联体的 3 端，（其中 N 可为 A、C、G 或 U，X 可为 C、U、A），已证实 AUC 靶点不能切割[2]。"锤头状"核酶要求基质 RNA 序列仅 16-20 个核苷酸，这样扩大了作用靶的范围。发夹型核酶（hairpin）含有 4 个螺旋区（helix）来维持二级结构。发夹型分子间作用可由独立的催化分子和基质 RNA 分子构成活性区，特异性由螺旋区 1，2 和基质 RNA 碱基配对来决定；螺旋 3，4 是核酶结构所必需，且通过分子内碱基配对的互补区；其特异性切点位于基质区有一4 碱基（N GUC）形成的环（N 为 A，G，C 或 U）。锤头状和发夹型核酶活性均需二价阳离子（Mg^{2+}、Ca^{2+}、Mn^{2+}）存在，切割位点处产生 2，3 环磷酸和 5 羟基末端产物。

基因表达的模式不断有新的发现，如 RNA 剪接、反式剪接、RNA 编辑、非意义密码子共翻译抑制等。然而最引人注目的是新发现的蛋白质剪接（protein splicing）。基因的线性表达被内含子中断发生于三个层次：翻译前—RNA 拼接，翻译时—mRNA 跳跃，翻译后—蛋白质拼接。内含子在基因表达调控方面所起的作用将显得越来越重要。机体存在修复 DNA 损伤的系统是机体内"正气"的重要组成部分。虽 DNA 损伤可引起基因突变，是导致细胞恶性转化的重要条件，但通常可对损伤的 DNA 进行修复。DNA 损伤修复首先需要细胞周期停滞，避免 DNA 损伤进入子代细胞；其次，参与 DNA 转录的某些基因产物参与细胞内 DNA 损伤的识别，有利于转录链的优先修复；最后 DNA 修复系统 NER 等参与损伤修复。DNA 错配修复系统（mismatch repair，MMR）功能丧失将导致基因组不稳定性增加，可能诱发细胞恶性转化。而应激蛋白 P53，PARP 均能感受 DNA 损伤，并在 DNA 损伤不能修复时，使细胞程序死亡（PCD），从而不致发生细胞转化。

---

[1] Symons R H et al：T I B S 1989；(15)：455.
[2] 顾文聪等：生物化学杂志 1993；9（3）：257.

第三节　染色体基因组中的 DNA 重复序列

人类基因组中的卫星 DNA（satellite DNA）是一类高度重复的 DNA 顺序，占人类基因组的 10%；由 I，II，III，IV 类不同重复顺序家族组成。α 卫星 DNA 成簇分布在着丝点附近，具有基因的重复单位约 170～250bp。卫星 DNA 可能与减数分裂时期的染色体配对有关。

反向重复顺序（inverted repeat）是指二个顺序相同的互补拷贝在同一条 DNA 链上呈反向排列，二个互补拷贝在链内可进行碱基配对，有间隔顺序者呈发夹形结构，中间没有间隔顺序者称回文结构（palindrome），均占所有反向重复顺序的 1/3。人反向重复顺序是从不均一核 RNA（heterogeneous）的 α 链区转录而来，约占基因组的 5%。

中度重度顺序（middle nuclear sequence）：短型不到 500 bp，但拷贝数在 10 万以上；长型都在 1000 bp 以上，拷贝数在 1 万左右，具种族特异性。

1．Alu 家族：占人类基因组 3%～6%，由 300bp 组成，重复 30 万～50 万次，内含 1 个限制性内切酶 Alu I 的特异识别顺序 AGCT，而可被离解为二个片段。人体基因组中平均 5Kb DNA 就有一个 Alu 顺序，散在分布于整个基因组。转座子（transposon），两端的短重复顺序也在 Alu 侧翼区中发现，推测 Alu 也能移动。Alu 功能可能与转录调节，hn RNA 加工以及 DNA 复制起始有关。Alu 顺序转录产物可能在蛋白质分泌方面具有作用。

2．Kpn 家族：用限制性内切酶 Kpn I 消化可见 4 个不同长度片段（1.2，1.5，1.8，和 1.9Kb），构成所谓 Kpn I 家族，拷贝数为 3000～4500，占人基因组 3%～6%。

3．Hinf 家族：以 319bp 串联重复，用 Hinf-I 消化可分离到这一片段约 50～100 个拷贝。

4．多聚（dT-dG）家族：由多个双核苷酸串联重复，人基因组中达 10^5 个拷贝，平均长度 40bp，可能是基因转换或不等交换（unequal crossing over）的识别信号，有助于 Z-DNA 形成。

重复序列的功能：1．调节基因表达；2．增强同源染色体之间的配对和重组；3. 维持染色体结构；4. 调节 mRNA 前体加工；5. 参与 DNA 复制。

串列重复短序列的特征是 2-70bp 重复几次、几十次串联而成，故其不同于中、高度重复序列，也有别于低度重复顺序。人基因组中（AC/GT）就占 10%。当 n > /14 时 2bp 重复序列在人群中就呈高度多态（varible number of dinucleotide repeat，VNDR）。6～70bp 串联重复在人群中绝大多数是高度多态、又高度杂合的。DNA 酶切割片段各不相同（称 varible number of tandam repeat，VNTR）。VNTR 一般位于基因侧翼或内含子区。已发现串列重复短序列能参与遗传物质结构改变、基因调控及细胞分化过程。有的有自身特异结合蛋白，有的还能直接编码蛋白，是一个非常活跃的序列。串列重复序列结构的特征是两个以上序列单位以头对尾的形式重复排列，长度在 2 个至上千个之间重复，这种串列的组块式结构或是位于特异的染色体位点（如端粒、着丝粒区）或弥散于基因组各处。各种组块结构几乎被组织成某种重复的座位特异的超级结构[①]。特异性还基于某种共同的序列单位（共识序列 consensus sequence）。座位特异的趋异以及基于在特异染色体位点上这些序列的拷贝数高度的变化不定。不同染色体区域中特异染色质折叠结构的出现和稳定，推测是由某种串列重复的超级结构的座位特异性引起的[②]。最近已为实验证实。

能组织成超级结构的各序列组块可以作为有特异功能的结构域，被特异的结合蛋白识别和结合，因而可称为密码结构域（code domain）。密码结构域作为特异的分子相互作用并参加过程的遗传指令，参与细胞周期的各种事件乃至分化过程中基因有区别地表达。串列重复短序列的功能主要包括：

1. 影响遗传物质稳定性；它涉及 DNA 异常剪接及姐妹染色体不等交换。构建 16bp 串列重复序列导入培养细胞刺激同源重组，作用呈双向，无选择性，强度与导入 DNA 的量有一定关系[③]。[GC]n 过长可致错位配对及不等交换。串联重复短序列可能还涉及"转座"功能，乙肝病毒（HBV）的 X 区是

---

① Bissonette　RP　et al：　Nature　1992；359：552.
② Bissonette　RP　et al：　Nature　1992；359：552.
③ 刘志仁，等. 细胞生物学杂志 1993；15(4)：174.

病毒整合功能区，内(15bp)$_n$发现其具有逆转录病毒串联长末端重复序(LTR)类似的转座作用。串联重复短序列常可形成三螺旋，在三螺旋状态下未配对的 DNA 第四条链"裸露"在外，构型改变，成为高度畸变的热点，也可能是致癌诱变剂作用的位点[①]。

2．影响复制及基因表达；27%的复制子起点有 2～16 bp 串联重复短序列，它们在复制时可成环凸出，复制后环消失；成环需要能量，这样就保证了一个周期 DNA 只复制一次[②]。许多启动子区含（TC）$_n$ 及其他串联重复；在 C-ets-2，c-K-ras，EGF 基因等启动子区发现（AGGA）$_{25}$ 及类似序列，（TC）n 缺少，能减少转录活性；有意义的是上述各启动子区均无典型的 TATA 盒或 CAAT 盒[③]。串联重复序列影响 DNA 稳定及基因表达主要是位置效应，因结构改变所致。已证明基因一旦移近一异染色区其表达就大受影响[④]。

3．可被转录并直接编码蛋白；肠道粘蛋白 cDNA 3 个抗体阳性克隆发现均含 69bp 的 VNTR 编码 23 肽的重复链，粘蛋白分子量可各不相同，VNTR 变异所致蛋白质变化不影响抗原决定簇[⑤]。

4．可有自身特异的结合蛋白；人的染色体端粒（TTAGGG）n 和着丝粒区（GGAAT）n 的串联重复序列也发现有蛋白与之结合。在基因调控中一是改变 DNA 结构，二是通过特异结合蛋白发挥调控作用。它们高变的序列编码的蛋白也是高变的。人体中大量组成结构功能相似的蛋白，部分可能就是由这种序列编码的。

5．促进染色质凝聚，维持染色体结构方面也起作用，特别是 2bp[⑥]；有些重复序列还与染色体显带有内在联系。

端粒区（telomere）对染色体的稳定，以及染色体的完全复制有重要意义.它有一种高度保守的小卫星重复序列家族（TTAGGG）n，每一端粒上有

---

① Dieren Donk JHK et al : Am J Pathol 1991 ; 188 : 1165.

② Lamb P , McKnight SL : T I B S 1991 ; 16 : 417.

③ Yokoyama C et al: Cell 1993 ; 75 : 187.

④ Ayer DE et al : Cell 1993 ; 72 : 211.

⑤ Kretzner L et al : Nature 1992 ; 359 : 426.

⑥ Tom R : J N C I 1992 ; 84 : 288.

250～1000 个这种 6bp 单位组织成特异的超级结构。这些 DNA 和非组蛋白结合构成染色体的天然末端。其 DNA 序列变化能引起细胞形态的变化，说明端粒区可能参与细胞结构的构建。端粒可能与细胞核骨架体系（lamina）有结构上的关系[1]。端粒区 DNA 双螺旋部分与大量的转录调节蛋白 RAP1 结合，细胞学证实端区粒与核膜相连[2]。端粒区平均长度随年龄和细胞分裂次数增加而逐渐缩短，端粒区 DNA 的逐渐丧失导致染色体不稳定。而染色体的不稳易引起肿瘤发生。

染色体着丝粒区（centromere）有各种高度重复的序列家族，它们都具有某种结构形态的座位特异性序列。最近从人染色体着丝粒中分离到了主要存在于卫星 DNA 家族Ⅱ，Ⅲ，高度保守的序列单位（GGAAT）n[3]。（GNAAT）$_6$ 的解链曲线表明，它具有一种折回结构或是多链结构。不难想象重复的密码结构域只有处于串列重复序列中，才能成就其恰当的空间组织形态，并得以稳定下来。由串列重复序列组成的座位特异超级结构的出现和得以稳定看来不是由 DNA 序列本身所决定，而是因有关染色质部位上特异高级结构的需要。这种染色质折叠结构也应该是座位特异的，可由特异的核蛋白来使之稳定。体内一种确立了细胞复制起点有序激活，可能对基因有序表达起某种作用[4]。同源异型框（homeobox）编码同源异型蛋白的基因大都在其上游的远端、近端或下游的调节区中，具有同源异型蛋白结合位点，说明在同源异型蛋白和其基因间存在着一个自身调节和交叉调节的复杂网络。同源异型蛋白与其他转录因子相互作用，决定某个基因调节区在不同细胞、不同阶段均有所区别。大部分同源异型蛋白核心识别序列为 ATTA、ATTTA、ATTTTA 及其互补形式 TAAT、TAAAT、TAAAAT。实际上人载脂蛋白 B 基因全部 555 bp 的 MAR/SAR 序列就是上述序列的嵌合形式[5]。可以想象这类 DNA 片段经与

————————————

[1] 石缨，温进坤. 生物化学杂志，1996，12（2）：153.

[2] 胡静，温进坤. 生物化学杂志，1996，12（2）：157.

[3] Shaoping W et al : J Cell Biol 1992 ; 116 : 187.

[4] 孙丛梅，周爱儒. 生物化学与生物物理进展，1994，21（2）：132.

[5] 赵永同，等. 生物化学杂志，1996，12（1）：1.

未知的核基质蛋白相互作用而将基因锚固到基质上。人端粒 DNA 不仅与核基质蛋白有较高亲和性，而且也与细胞质骨架的中间纤维（vimentin）有较高亲和性。中间纤维在维持细胞的结构、细胞的运动、胞内颗粒的运输、细胞分化、细胞质和细胞核的通讯联系、细胞之间的连接（接触抑制）等起着重要作用[①]。

第四节 反义核酸网络

根据阴阳五行学说的反馈联系，"阴阳互根"，正义核酸与反义核酸（DNA、RNA）之间有一个互联网络。反义 RNA 的发现，以及生物体内自然存在反义 RNA 的事实，丰富了人们对核酸的认识：反义本身也有"意义"，"反义"只是仅相对于靶序列而言。

早已有报道，同一基因组 DNA 位点的二条链可分别转录，形成彼此互补的二种 mRNA，它们互为"反义"[②]。如果这两条链都有意义，则由其转录的 RNA 与之互补，应称之为反义链；因此所有的 RNA 似乎都是反义 RNA。整体而言，就象抗独特型抗体构成互联网络一样：机体内存在着许多基因组反义 RNA，以及与之互补的反义 RNA 片段，形成反义 RNA 网络。它们一方面参与调控特定基因在特定部位、特定时间的启动或关闭，维持细胞各种活动相对稳定；另一方面对体内突变核酸（肿瘤）和体外入侵核酸（病毒）发挥特异性识别和排斥作用。当突变核酸或外来核酸出现时，大约会有与之互补的反义 RNA 片段与之识别和结合，并调动体内非特异因素将其破坏（如 ribozyme RNase 甚至引起凋亡，内切酶把所有核酸链切断）。

基因现在已不再认为是不可分割的结构单位，基因之间和基因之内有大量非编码序列存在，允许在 DNA 或 RNA 水平进行不同的拼接，抗体的多样性，重链和轻链有可变区和不变区，转录出的 mRNA 前体有很高的拼接能力，因此能产生针对外界许多不同抗原的特异性抗体（Ig）。外显子/内含子基因

① 祁国荣. 生命的化学 1994；14（5）：2.
② Jones N : Cell 1990；61(9) : 9.

结构及其反义 RNA 网络为基因表达的 调控提供了条件，并允许在 RNA 加工过程中参与调控。内含子有调控元件，还能编码蛋白，而这些蛋白和 RNA 也能起调控作用。曾发现一种新的 RNA 加工方式，即在 mRNA 前体上增加某些尿苷酸称 RNA 编辑。这可构建或去除起始密码子，使基因扩充；还可构成终止密码子使转录物截短。用计算机查寻发现，由大环 DNA 的基因间序列转录出 7 个小分子 RNA（13～51bp），它们可分别作为细胞色素 b（CYb）等编辑区的模板，称 gRNA（guide RNA）[1]。

如果细胞能产生与病毒 mRNA 互补的反义 RNA 就能阻断病毒 mRNA 的翻译，终止病毒子的形成。反义 RNA 对病毒复制和转录的抑制已通过大量的动物和人类病毒的试验所验证[2]。

核酶（ribozyme）的发现也为反义核酸提供新的启示。核酶分为二臂部和中间锤头结构两部分，其二臂与目的 RNA 互补，相当于一种反义 RNA，而锤头部为催化部位，一旦二臂与目的 RNA 结合，催化部位即将目的 RNA 敏感的磷酸二酯键切断。天然核酶锤头结构十分保守，且识别序列中 GUC 密码，其自动剪切功能使其比单纯反义核酸抑制特异基因表达效果更为突出。基因是间断的，转录形成的 RNA 前体需经剪接、加工。Ribozyme 这种具有催化活性的 RNA 分子绝大部分参与 RNA 的加工与成熟。反义 RNA 作为 DNA 复制的抑制因子，同时反义 RNA 亦可作转录因子。反义核酸也可作药物，有人称"反义核酸的治疗代表着药理学上的一次革命"。

作为保健品服用"核酸"，可作为补充"精"的补助来源；虽然机体内的核酸几乎全都需要自行合成，不必额外补充。但是对于中老年人可能细胞内端粒长度减退或染色体内重复序列减少，服用后也许可能通过增加其寡核苷酸或其重复序列，或能增强其端粒体的长度，从而增加了染色体的稳定性，再通过自身调节和交叉调节，使基因得到正确和充分表达，修复损坏的细胞；起到某些辅助作用。如果能进一步配合饮食（增加氨基酸、蛋白质）、锻炼、

① Blackwood EM et al : Science 1991 ; 251(4998) :1211.

② Benezra R et al : Cell 1990 ; 61(1) : 49.

养生，争取发挥"精气神"协同作用，则效果更好。

第五节 "气"——基因产物（蛋白质分子）

"气"是指基因产物，即蛋白质分子。"气"，即"经气"，又名"元气"或"真气"；包括有营气、卫气、脏腑之气、和经络之气等不同的性质、结构和功能。精气神学说中的"气"，是指调节控制信息传递系统中的蛋白质分子系统。

蛋白质的结构和功能：蛋白质分子的特点与核酸一样，是含有信息的大分子。它由 20 种不同的氨基酸所组成，这些氨基酸排列成线性序列，本身含有遗传信息。无这种遗传信息的糖基和脂类，可与蛋白质结合成糖蛋白或脂蛋白，使蛋白质具有更丰富的功能和活性。它们还能自身组装成超分子。超分子装配的一个重要特点就是，它们不以共价链连接，而是以无数弱链（如氢键、疏水性相互作用等）以及与某种立体化学契合，类似于"手在手套中"这样的空间关系维持着，如配体与受体、抗原与抗体等。这些非共价链大概是形成超分子结构和大分子相互作用的基础。

组成人体蛋白质的氨基酸主要有下列二十种：

氨基酸	（英文名）	缩写	代表符号	分子量	侧链
甘氨酸	Glycine	Gly	G	75	H-
丙氨酸	Alamine	Ala	A	89	CH_3-
缬氨酸	Valine	Val	V	117	$(H_3C)_2=CH-$
亮氨酸	Leucine	Leu	L	131	$(H_3C)_2=CH-CH_2-H_3C$
异亮氨酸	Isoleucine	Ile	I	131	$H_3C-CH_2/CH-$
苯丙氨酸	Phenylalamine	Phe	F	165	⬡ $-CH_2-$
酪氨酸	Tyrosine	Tyr	Y	181	HO- ⬡ CH_2-
色氨酸	Tryptophan	Trp	W	204	⬡ $-CH_2-$
丝氨酸	Serine	Ser	S	105	⬠ $HO-CH_2-$
苏氨酸	Threonine	Thr	T	119	$CH_3-CHOH-$

氨基酸	（英文名）	缩写	代表符号	分子量	侧链
半胱氨酸	Cystein	Cys	C	121	$HS-CH_2-$
蛋胺酸	Methionine	Met	M	149	$H_3C-S-CH_2-CH_2-$
天冬酰氨	Asparagine	Asn	N	132	$NH_2-CO-CH_2-$
谷氨酰氨	Glutamine	Gln	Q	146	$NH_2-CO-CH_2-CH_2-$
天冬氨酸	Aspartic acid	Asp	D	133	$HOOC-CH_2-$
谷氨酸	Glutamic acid	Glu	E	147	$HOOC-CH_2-CH_2-$
赖氨酸	Lysine	Lys	K	146	$H_3N+(CH_2)_4-$
精氨酸	Arginine	Arg	R	174	$H_2N+=C(NH_2)-NH-(CH_2)_3-$
组氨酸	Histidine	His	H	155	N ⬠ $N—CH_2-$
脯氨酸	Proline	Pro	P	115	$NH-C$、$H-COO^-$

我国于 1965 年首次人工合成了第一个蛋白质——胰岛素。现在各种蛋白质的结构和功能基本上都已逐步清楚。随着人类基因谱已全部搞清，基因编码的全部蛋白质的氨基酸结构也即将公布。蛋白质通常有四级结构：氨基酸以共同的肽链连接成线性，称一级结构（primary structure），即指组成肽链的氨基酸顺序；在二维空间中形成螺旋状、β 片状或松状的肽链称二级结构（secondary structure），包括各种形式肽链间的相互作用；到了三维空间，肽链盘绕成一个球状、杆状或线圈状的整体，是为三级结构（tertiary structure），有时由双硫链联结；四级结构（quaternary structure）则是指二个或多个三级结构的亚单位（subunit）在整个蛋白分子中的聚合状况（如 Hb 由 4 个契合）。蛋白质主要组分是没有支链的多肽链。肽链是由许多 L-α-氨基酸经酰胺键（amid bond）连在一起构成的。链的开始是氨基端（N-terminal），终止是羧基端（C-terminal）。蛋白质的结构不是固定不变的，而是处于不断地运动中。蛋白质在溶液中的结构常保持一种动态。经荧光猝灭(Fluorescence queneling)、氢氘交换（hydrogen-deuterium exchange）及核磁共振（Nuclear magnetic resonance）等方法测定蛋白溶液中确可有几个构象同时存在。蛋白质除有一般结构的特点外，活性蛋白为适应环境的需要，构象会随时调整，

称为"变构效应"。在失去这种变构的能力时，蛋白也就失去了活性。蛋白质分子结构富有弹性（既有刚性又有柔性）能适应环境，使构象发生种种变化，其原因在于：1. 蛋白质分子通常包裹紧密，表面上有坑穴，平常填满水分子；2. 酰胺键、α-螺旋、β折叠片等结构要素，在各蛋白质分子中几何构型通常一致，多数也能有偏差；3. 象 Leu，Val，Phe 一类非极性侧链通常深埋于分子内部，远离水溶剂，而 Lys，Asp，一类离子性侧链，多呈现于分子表面，易和溶剂（水）接触。例外时，必有其特别的作用；如离子性氨基酸天冬氨酸等深埋于内部则可能参与活性中心作用；非极性的侧链如暴露于分子表面，常会用来捕捉非极性底物或用以和细胞膜结合；4. 分子内部的极性基团通常都经由氢键配成对，变成非极性，有助于蛋白质分子的特殊构象；5. 大分子通常包括几个功能不同的结合部位，其拓扑型（topography）在各亚基间略有不同，不同亚基发挥各自不同的作用，如调节亚基、催化亚基、受体部位影响 G 蛋白不同亚基。在蛋白质的二级结构中 α 螺旋（α-Helix）形式是最重要的一种。α 螺旋是右手螺旋亦即从 N-端到 C 端扭转的方向是类似右手型的螺旋。在 n 与 n+1 氨基酸之间的酰胺键和 n+3 与 n+4 氨基酸之间的酰胺键有氢链维系着。脯氨酸只用于螺旋结构休止处。α 螺旋每转一圈约含 3.6 个氨基酸残基，由氢键联成。β折叠片（β-sheet）一类呈平行方向，另一类呈反平行方向。β 转角（β-turn）包含 4 个氨基酸，能使多肽链折回180 度，如此逐使蛋白分子由线形变成球形。β 转角已知有 11 种不同形式。因此蛋白质分子就像是一架复杂的纳米级的分子机器，α 螺旋似电感器，β折叠片似电容器，还有一些电阻器和天线（糖基链）等装置，构成了接受和发射电磁波的信息机器。

蛋白质（"气"）是基因产物。基因由编码顺序与非编码顺序组成，形成镶嵌排列的断裂形式，这可作为一些有用蛋白的编码区域进行重组的潜在位点，使这些 DNA 序列有充分的机会进行重复和组合。在酶作用下使初级转录物在边界顺序上发生剪切，去除完整的内含子，然后再将编码同一蛋白的各个外显子拼接起来的过程，称为 RNA 剪接。一个外显子能与另一个外显子连接，某些 RNA 能以不同方式被加工，产生不同的 mRNA，翻译成不同的蛋白质。内含子的存在为实现这种加工方式，提供了极大的灵活性，这就是差别剪接（differential splicing）。一个基因的内含子，可以是另一个基因的外显子，即在同一条 DNA 链上的某一段 DNA 顺序当它作为编码。某一条多肽链时是外显子，但作为编码另一条多肽链的基因时则成了内含子，这是由于 mRNA 剪接加工的方法不同所造成的，即差别剪接；这是断裂基因（interrupted gene）结构的重要特点。转录后的 RNA 在细胞核内合成后，必须至细胞质才能表达其生物功能或活性。蛋白质的翻译需要约 200 多种生物大分子的参与，包括核糖体、mRNA、氨酰基-tRNA、NTP、翻译起始因子（e IF）、延伸因子（e EF）、终止因子（e RF）等相互协调的作用。翻译在核糖体上进行，内有两条沟：一条沟容纳新生多肽链；另一条沟容纳 mRNA；它们分别覆盖大约 30 个氨基酸和 35 个核苷酸。核糖体有个专门结合已经连接了新生肽链的 tRNA 结合位点，还有一个 tRNA-氨基酸结合位点。肽基转移酶（peptidyl transferase）也需要与核糖体结合后才能催化氨基酸的连接。起始密码子都是 AUG，携带甲硫氨酸的 tRNA 是一种特定的起始因子，可专一识别 mRNA 起始位置的 AUG，所以凡新合成的多肽链的氨基末端（N）都是甲硫氨酸，5 帽结构可能是部分识别信号。翻译后的分泌蛋白和膜蛋白在初级产物的 N-端，大都有一段约 15～25 个氨基酸组成的前导序列（leader sequence），也称信号肽（signal peptide）。其中是一串具疏水性侧链的氨基酸（如亮、异亮、颉、苯丙、色氨酸等），它们对细胞膜具有高度亲和性；前导肽的功能就是引导新生肽链穿膜；其穿膜作用是通过一种信号识别颗粒分子（signal recognition particle，SRP）实现的。一旦前导肽穿过膜，位于膜上的信号肽酶就会将前导肽去除。有的蛋白是由几条肽链组成的多聚体，翻译后需要去除多肽链中一段或几段内部顺序，以便产生二条或几条多肽链，这些链再以二硫键相连接，折叠成有活性的功能蛋白。蛋白质剪接（protein splicing）是指多肽内部或中间片段的切除，以及两个侧翼区域重新连接，产生一种功能性蛋白的过程；并把切除的多肽内部或中间片段称为蛋白质的内含子（protein intron）或称肽间插入序列（peptide intervening sequence，IVS）。蛋白质内含子的功能有：1.它是核酸的内切酶；2.IVS-外显子接头处是定点诱变的靶；3.它类似其他的遗传元件是基因调节的潜在靶。蛋白质内含子有两类：一类其 DNA 顺序与外显子一起转录和翻译，产生一条多肽链，然后从肽链中切除与内含子对应的氨基酸顺序，再把与外显子对应的氨基酸顺序连接起来，成为有功能的蛋白质，这是蛋白质拼接；另一类是翻译内含子，在 mRNA 中存在与内含子对应的核苷酸顺序，但是翻译过程中这些顺序被"跳跃"过去，因此产生的多肽链不含有与内含子对应的氨基酸顺序。基因的线性表达被内含子所中断发生在三个层次：翻译前—RNA 拼接；翻译时—mRNA 跳越；翻译后—蛋白质拼接。随着分子生物学的发展长期被认为是无编码意义和无确切生物功能的内含子在基因表达调控方面所起的作用将显得越来越重要。有些蛋白质翻译后还需要加入一些化学基团，如糖基，只有它被糖基化，形成糖蛋白，才能发挥作用。糖基化作用是在前导肽去除后就立即进行。许多糖蛋白中的糖链或多或少存在着微观不均一性，即同一蛋白质同一残基上连接的糖链常有不同的组成或不同的结构。翻译后蛋白质的磷酸化和脱磷酸化是蛋白质激活和失活的"开关"。当前基因工程和蛋白工程的发展在表达天然的或通过定点突变或人工合成等方法得到任意顺序的 DNA，已没有根本困难；但所得到一级结构正确的肽链有时并不能自发折叠卷曲，生成一定空间结构和特定生物功能的蛋白质。这是因为新生的肽链需要其他有关蛋白的帮助。一类有关的蛋白是能直接催化和折叠有关特定反应的酶，如蛋白质二硫键异构酶、脯氨酸顺反异构酶等；另一类则称为分子伴侣（chaperone）帮助新生肽链折叠但不参与任何共价反应。现在已知分子伴侣有多种，热休克蛋白（hsp）实际上也是分子伴侣；分子伴侣的一种可能作用机制是识别多肽链中某些首先合成已经部分折叠所形成的疏水结构，并与之结合，以保护在正确构象形成前疏水表达间过早的、错误的相互作用，从而防止多肽链的错误折叠或聚集。完成上述作用后，它们都必须从靶蛋白上脱离。蛋白质跨膜运送前它必须解折叠（unfolding），跨膜后又要重折叠（refolding），以形成成熟型。这些过程均需要有分子伴侣的参与。泛素（Ubiquitin，Ub）是 70 年代中期发现的一种由 76 个氨基酸组成的小分子热休克蛋白。泛素从昆虫到人类的氨基酸顺序恒定，这种保守性说明它在细胞中具有特殊重要的功能。Ub 在细胞中可游离存在，也可与其它蛋白结合而存在。泛素或泛素化蛋白是一类新的与微管网络相关的微管伴随蛋白。Ub 的 C 末端 Gly 的羟基与目标蛋白的 Lyc 残基上的 ε 氨基在一系列酶 E1、E2，E3 等催化下形成异肽键，成为目标蛋白-Ub 共价复合体（congugate），称为蛋白质的 Ub 化。绝大多数 Ub 化的蛋白被选择性降解。周期素（cyclin）分解时首先被 Ub 化，然后连同 Ub 一起水解，而且这个水解蛋白酶本身受到了另一个蛋白激酶的调节，因此细胞另有一条调节周期的开关。蛋白的降解即多肽在体内的半衰期的长短，取决于该多肽 N 端的氨基酸种类：如果是蛋氨酸、丝氨酸、苏氨酸、丙氨酸、颉氨酸、甘氨酸其半衰期可长达 20 小时以上；而苯丙氨酸、亮氨酸、天冬氨酸、赖氨酸、精氨酸则在 3 分钟以下。在正常细胞或正常环境中 Ub 系统可以降解、清除由逆境引起的异常蛋白。

4．转录调节作用，Ub 系统参与组蛋白如 H2A、H2B 的修饰和某些转录因子如 Mat α 2 的修饰或降解，从而调控转录。5．DNA 损伤的修复，Ub 系统使某些组蛋白 Ub 化，而参与 DNA 的修复过程。Ub 系统功能具有多样性，且参与许多细胞不可缺少的功能活动，决定了这在细胞生命活动中的重要性。现在 Ub 的结构已被阐明。它有 76 个氨基酸，其中 24 个是疏水氨基酸，形成稳定的疏水核；赖氨酸残基在 6，11，27，29，33，48 和 63 位（除了 27，29，位为 ε 氨基外），其他的都被乙酰化；半胱氨酸含量也很丰富，并发现有锌指结构存在，表明可有 DNA 结合功能。Ub 通过其羧基端的甘氨酸与组蛋白 H2A 的 119 位赖氨酸的氨基形成肽链。Ub 化的 H2A、H2B 有很高的转换率，其功能与调节转录有关。

基因经过转录、翻译在核糖体产生的基因产物为多肽。稳定多肽折叠结构有几种力：双硫键的键能约为 200KJ /mol；氢键键能约为 20KJ /mol，形成三维结构后这许多氢键对分子立体构象的维护极为重要；静电引力通常称作盐桥（salt bridge）；还有偶极子（dipole）和偶极子间的微弱引力，分子上的部分原子团在相互接近至 0.4nm 以内时即发生这种引力，它虽很弱，至多只有 10KJ/ mol，但积少成多对维持活性中心的结构尤为重要；疏水引力，疏水基团深藏于分子内部才能发挥维持卷曲分子结构的力量。

　　蛋白质中决定特定功能的往往是局部结构域，这局部结构域只有有限几种，而构成这种行使特定功能的氨基酸序列也是有限的。电子计算机常用作蛋白质的氨基酸序列分析。通过借助电子计算机进行序列比较及类似性检索，发现血小板源性生长因子（PDGF）β链与癌基因 V-sis 编码的转化蛋白同源；乌成红细胞增多症病毒（AEV）的转化蛋白 V-erb-B 与表皮生长因子受体（EGFR）具有显著同源性（>80%）；后又发现 Mc-Donough 猫肉瘤病毒（Fm –FeSV）的 V-fms 产物与单核巨噬细胞表面的集落刺激因子-1 受体（CSF-1R）几乎相同；AEV 的 V-erb-A 编码的氨基酸序列与甾体激素受体明显相似。这些发现揭示了转化基因产物与细胞生长调控信号传递系统之间的联系。对免疫球蛋白（Ig）超基因家族分子的序列通过电子计算机进行了类似性分析，编写了一个能检索蛋白库中 Ig 样功能区的保守片段的程序。通过微机检索，除检出多个 Ig 超家族分子外，还发现 EB 病毒的两个蛋白也具类似的片段。进一步分析证实这两种病毒蛋白确实有完整的 Ig 样功能区，因而确定它们也是 Ig 超家族成员。

　　肽库是大量某一长度（如六肽）的短肽集合，它包括了该长度的短肽的各种可能序列或其中的大部分，是近几年发展起来的一种新技术，可用来研究蛋白间的相互识别；蛋白质折叠及空间构象预测，还可用来研究酶-底物、抗原-抗体、激素-受体、配体-受体结合的分子识别，以及蛋白质-DNA 间的识别；以及建立在这些信息基础上的实际应用，如疫苗设计、基因定位、小分子药物设计及肿瘤的检测和治疗等。对蛋白质分子的研究已由静态发展到动态。目前已能在毫秒数量级水平上测定蛋白质的动态活动；如酶与底物作用时的构象变化。用激光解吸飞行时间质谱法分析蛋白质分子是质谱学研究大分子的重大突破。其基本原理是：利用激光脉冲辐射分析物使其解吸形成离子，并根据不同质荷比离子在仪器无场区内飞行和到达检测器时间的不同而形成一张完整的质谱图。它具极高灵敏度，且没有质量范围的限制。

　　分子间识别是生命现象的重要事件，如抗原与抗体、酶与底物、配体与受体等。利用荧光显微镜观察荧光标记的受体膜蛋白在细胞表面的活动，发现细胞外部受体的横向运动是受细胞内骨架影响的。利用多聚阳离子小球结合到细胞膜表面研究小球运动与细胞内骨架关系，发现细胞内的运动是受细胞外信号控制的；而且这是神经生长锥轴的发育过程中运动的基础。一般有酪氨酸激酶活性的膜蛋白或受体蛋白（如胰岛素受体）结构特点是，这一段多肽链伸向胞浆，酰化的 N-末端与信息传递有关。

第六节　蛋白质分子在信息的调控和传递中的作用

"气"作为信息的调控与传递者，近几年来在化学信号的跨膜与传递的各种主要通路、对 G 蛋白在信号传递中的作用、G 蛋白的结构、受体的结构及信号分子与受体的结合、受体蛋白的基因表达及信号传递与细胞骨架蛋白关系等方面的研究皆有促进作用。细胞因子（cytokine，CK）的生物活性是通过膜结合型受体（MCK-R）结合后介导的。然而在自然状态下受体除了有膜结合型受体外，还有存在于体液中的可溶性受体（SCK-R）二种形式存在。多数的 SCK-R 与细胞因子结合后阻断细胞因子与膜受体结合，从而抑制细胞因子的生物学活性和免疫调节功能。

细胞粘附分子（cell adhesion molucular，CAM）大致包括：免疫球蛋白超家族（Immunoglobulin super-family，IgSF）；整合蛋白超家族（integrin family）及凝集素（lectin）等。IgSF 的成员具有 Ig 同源结构单位，约有 100 个氨基酸残基（aa）组成，其中隔 60aa 的二硫键形成绊状结构 (loope)呈 β 折叠，这种特区征性结构域是细胞表面识别和粘着的分子基础。该超家族成员包括：NCAM、ICAM-1、CD2、CD4、CD8、CD3、TCR、LFA-3、Thy-1、FcRⅡ、CEA 等。整合蛋白（又称整合素，integrin）都是穿膜型糖蛋白；其配体是胞外基质（matrix），胞内结构域与细胞骨架分子相接，使胞外基质通过受体（整合蛋白）经细胞骨架分子将信息传入细胞核，并调控基因的表达。整合素（integrin）家族都是穿膜型糖蛋白，是胞外基质的受体。基本骨架都是由 α，β 二个大小不同的基以非共价键结合的，形成异二聚体，14 个 α 亚基和 11 个 β 亚基形成 20 多种已知的整合素。新的整合素仍在不断地被发现。整合素在细胞外，与胞外基质蛋白相结合，胞外结构域占 90%以上；在胞内与细胞骨架蛋白相连，胞内结构域与纽带蛋白（vinculin）、α 辅肌动蛋白（α actinin）及髁蛋白（talin）等细胞骨架分子相连。整合素对细胞粘着是必需的，并可作为信号受体激活某些胞内信号（如 Na/H 泵）或第二信使（Ca^{2+} 升高，酪氨酸蛋白磷酸化等）。凝集素（lectin）是细胞表面糖基的受体；细胞表面糖基的改变（膜上的糖脂、糖蛋白改变）影响细胞间的粘着及信息传递。最近发现细胞膜上也存在内源性凝集素，它们都具有对糖基的特异性反应，并有其特定的生物学功能。DNA 结合蛋白是一些可以结合 DNA 某一特定部位的蛋白。它们不仅可以作为基因的活化蛋白或阻遏蛋白调节 DNA 的复制、重组和转录，还在染色质的解旋、盘绕和折叠过程中起重要作用。细胞骨架参与信息传递可通过不同的调节分子（如各式各样的激酶、磷酸酶、转录因子、信使核糖核酸等）在细胞内的不同定位来实现。例如转录因子（DNA 结合蛋白）等核活性调节因子在细胞质内与细胞骨架分子结合，而不在核内出现。传入信号（第二信使水平）改变骨架蛋白分子结构，就此释放被结合的核因子，而向核内移位。一些蛋白激酶亚基向核内的转移可在一些细胞系中见到，包括 NF-κB，KB Fi，转录因子家族，癌基因 rel 等，均已证实可通过改变其在亚细胞结构上的定位而得以调节。细胞骨架对不同的 mRNA 定位也起关键作用。细胞骨架蛋白参与对基因表达进行调节的信号传递。

　　生长因子具有促进有丝分裂的活性，刺激细胞合成 DNA，是正常细胞增殖所必需的因子。蛋白质磷酸化和脱磷酸化是调节蛋白因子激活和失活的分子机制之一。蛋白激酶（PK），特别是酪氨酸蛋白激酶（TPK），在细胞生长、增殖、分化、转化等过程中起着主要的调节作用，并与肿瘤的发生密切相关。TPK 可能是生长因子受体的基本属性，TPK 激活是生长信号传递的关键步骤。现已发现：EGFR，PDGFR，IGF-IR，INSR IL-2，FGFR，CSF-1R 等生长因子受体及 P60C-src，P98c-fps，P92c-fos，P150c-abl，P90gag-yes，P70gag-fgr，P140gag-fps，P85gag-fes，P120gag-abl，P65gag-ros，P65erb-B 等转化蛋白都具 TPK 活性。实验数据提示唯有酪氨酸残基（Tyr）的单线态和三线态电子能激活核苷酸，磷酸化的酪氨酸能发射激发能，传递信息给单核苷酸（DNA、RNA）。因而只有 TPK 才能激活基因表达和细胞增殖。几乎所有的生长因子受体能通过受体自身磷酸化和其他激酶如 PKA，PKC 催化丝/苏（Ser/Thr）氨酸磷酸化，而引起 TPK 活性下降来调节其活性。TPK 不但参与激素和生长因子等胞外信息的传递，还和细胞的增殖及恶变有关；很多癌基因编码 TPK，并使细胞因酪氨酸磷酸化水平升高而发生转化。在细胞中与蛋白激酶是相互拮抗的，二者就像"阴阳"，相互制约、相互协调，共同起重要的调控作用。胞内传递信息的第二信使物质最后也是通过激活不同的蛋白激酶实现对细胞生长、增殖、分化的调控。由于 TPK 能使细胞增殖，故是一种潜在的癌基因；因而使酪氨酸脱磷酸的蛋白磷酸酶（protein-tyrosine phosphatase，PTPase）可能起抗癌基因的作用。PTPase 是一个多基因家族，主要位于人的 20 号染色体上。到目前为止已发现、分离纯化的 PTPase 达 10 余种其中至少 7 种为受体样 PTPase。

蛋白激酶是个大家族，迄今已发现上百种蛋白激酶，其大小、亚基结构、激活效应因子、亚细胞域定位等方面各不相同；但都含有一个约 240 aa 的保守的催化核心域；催化核心一级结构的保守性说明蛋白激酶可能享有相似或相近的催化机理，甚至其高级结构也有某些共同的特征。蛋白质磷酸化的位点主要是丝氨酸（90%），其次是苏氨酸（10%），而酪氨酸仅占 0.05%。cAMP 依赖的蛋白激酶（PKA）由两个催化亚基（C）和两个调节亚基（R）组成，无活性受 cAMP 调节，与调节亚基（R）结合成 R cAMP4 并解离出有催化活性的独立的催化亚基，该催化亚基与其他的蛋白激酶催化核心有很高的同源性。已确定其 Lys72，Asp184，Cys199 等残基位于活性中心，且在所有蛋白激酶中这些残基都是高度保守的。钙调蛋白（CaM）是细胞信使 Ca^{2+} 的主要受体，作为一种多功能酶的调节物，CaM 与许多生命现象（包括细胞增殖、分化）有关。

G 蛋白是鸟苷三磷酸结合蛋白的简称，由 α，β 和 γ 三个亚单位组成；β 和 γ 通常紧密结合，各种 G 蛋白质的主要差别在 α 亚单位。其中 α 基因已知有 18 种，β 基因有两种，γ 有 4 种。G 蛋白可分为抑制型（Gi）和激活型（Gs），它们偶联细胞膜受体和信息转换系统（cAMP 系统和磷脂酰肌醇系统）。G 蛋白对第二信使的产生是非常关键的调节部分；G 蛋白不仅影响受体亲和力，并参与腺苷环化酶（CA）和 PIP2 特异磷酸二脂酶偶联，诱导不同的应答反应；同时，G 蛋白本身又可被 PKC 磷酸化，在生长因子引起的酪氨酸蛋白激酶介导的信号传递中，G 蛋白都起着举足轻重的作用。G 蛋白超家族大致包括：1．CA 系统：Gs，Gi，(Gi`，Gi``)；2．PI 系统：Gp，Gr；3．视觉系统 Gt；4．胰岛素系统 G ins；5．细胞分泌系统 Ge；6．离子通道系统 Gk，Go，Gca；7．其他系统：ras 蛋白、管蛋白（tubulin），蛋白合成延长因子（EF-Tu），Ge，Gh 等。小分子量 G 蛋白：Rho 能调节微丝肌动蛋白的聚合或解离，影响细胞形态；SEL4，YPT1 调节蛋白在内质网转运等，且小分子量 G 蛋白多为原癌基因产物，稍改变其结构可形成致癌活性的癌基因产物。

　　DNA 结合蛋白（DNA binding protein，DBP）是可结合在 DNA 的某一特定部位的蛋白。它不仅可以调节 DNA 的复制、重组和转录，还在染色质的解旋、盘绕和折叠过程中起重要作用；是基因的活化蛋白或阻遏蛋白，起核内第三信使的作用，是核内"基因组内受体"（intra-genomic receptor）。生长因子或癌基因产物最后通过不同的途径，激活细胞核内的第三信使，调控基因的表达。与转录调控片段相关的特异蛋白因子往往不是一种，而是一个蛋白因子家族，同族分子的二聚体或多聚体化效应实际上就是机体通过蛋白-蛋白分子间相互作用来调节基因转录的一种表现形式。有证据表明一种转录因子可以在不同类型细胞表现出各种各样的生物效应。自然界通过这种巧妙的机制，使纷繁复杂的基因表达调节控制，趋于最经济，又不失其特异性。

　　"气"——蛋白质，通过受体蛋白系统、细胞骨架蛋白系统、核内 DNA 结合蛋白系统等形式成一个整体性的信息调控和信息传递系统的化学分子网络。

第七节　"神"——转换信息的物质

　　恩格斯指出："地球上几乎没有一种变化发生，而不同时显示出电的现象。""了解了化学作用和电的作用，以及电的作用和化学作用之间的这种紧密联系，就会在这两个研究领域中获得巨大的成功。"

"经穴"的生物电网络系统中生物电的产生，大约源于离子通道的开放，使胞内离子增多，产生电位。信使物质（递质、激素、细胞因子等"经气"即"真气"）通过与受体结合使离子通道的通透性改变，引起生物电（磁）场的改变。电兴奋性细胞通过胞内信使调节离子通道是非常普遍的。除了神经细胞和内分泌细胞，近年来发现免疫细胞离子通道也具可塑性。免疫细胞与神经细胞的离子通道十分相似，其中最引人注目的是通道表达及其功能是可调节的。多数免疫细胞（可能是全部）在其膜上都具有电压依赖性离子通道；尽管如此这类免疫细胞以前一直被认为是"无电兴奋性细胞"。近几年来对这类细胞的离子通道研究发现，其离子通道的多样性令人惊讶，其中K^+通道就有好几种（延迟整流、内向整流、Ca^{2+}激活等）。这表明免疫细胞和神经-肌肉细胞的通道不仅性质相似，而且通道的活化都可受各种内外因素的影响而发生变化。电兴奋性细胞的通道组成和细胞特殊的功能活动直接相联系。如 n 型和 L 型 K^+通道可能与 T 细胞的细胞毒功能（Tc）和抑制功能（Ts）有关；而 n 型 K^+通道则与 T 细胞的辅助活性（Th）有关。目前认为，离子通道蛋白质的结构内部含有一些带电的分子或基团形成该通道的可变闸门；膜二侧电场力的改变可引起蛋白质构形的改变，使构成闸门的带电粒子发生位置改变，决定着离子通道的开放或关闭。如细胞兴奋时 Na^+通道的开放就是由于跨膜静息电位减少到某一临界数值（阈电位）时出现的。通常膜上很窄的通道都是由蛋白质的极性基团在脂与水的界面上形成。这些极性基团必然与水形成氢键，这使这一层水分子处于有序状态，与这一层水分子相邻的水层也是有序的，具有类冰结构。质子在膜电位作用下可顺能量梯度运行，或在蛋白质的特定状态控制下逆能量梯度运行，贮存于质子电化电位。"神"是指通过各种不同的外环境和内环境的刺激，转换成的生物电（通过神经末梢感受器）或神经的生物电脉冲转换成的神经递质、神经肽等化学分子物质，以及生物电变化而产生的感生磁场，从而产生的电磁波等。"神"的物质基础则就是这些信息转换物质，包括化学分子信息物质（第一信使系统：神经肽、氨基酸及其活性代谢产物，如精氨酸代谢产物"ＮＯ"；酪氨酸代谢产物"儿茶酚胺"、"多巴胺"；色氨酸代谢产物"５-羟色胺"等，以及脑内激素、内分泌激素以及免疫激素、细胞因子等调控物质；以及与受体蛋白质系统结合后一起激活的胞内第二信使、第三信使物质等）；除了化学信息物质外，还有转换成的生物电信息物质及电磁场信息物质等。"神"（包括各种感受器及电兴奋性细胞膜及离子通道等）能转换各种物理-化学-生物刺激的信息转换成生物电信息，能把化学分子信息转换成生物电或电磁波；或相反地，把生物电或电磁波信息转换成化学分子信息，并继而引起生物效应。因此"神"转换成的信息就是心理-生理活动的物质基础。故"脑为元神之府"。"电（磁）场"是信息，也是物质。

视、听、嗅、味、旋转加速度、直线加速度、触压、热、冷、痛觉，通常能引起明确的主观感觉。关节位置、肌肉长度、肌肉张力、动脉血压、肺扩张、头脑血温、动脉氧分压、脑脊液 PH、血浆葡萄糖、血浆渗透压等感受器，只是向中枢提供内外环境中某些因素改变的信息，因而引起调节反应，这时主观意识上并不产生特定的感觉。不论是何种感受器，一般都要先在感受末梢或感受细胞上引起一个在性质上类似局部兴奋或终板电位的电变化，称为发生器电位（感受器电位）。它的大小，在一定范围内和刺激的强度成正比，有总和现象。发生器电位可使邻位具有通常特性的膜，产生去极化。而当这种去极化达到该处膜的阈电位数值时，就会在感觉神经上引起一次传向中枢的动作电位。不论来自何种感受器的传入冲动，都是一些在波形上和产生原理上基本一致的动作电位。如由视神经、听神经、或皮肤感觉神经上记录到的动作电位，并无本质上的差异。不同种类感觉的引起，不但决定于刺激的性质和被刺激的感受器，也决定于传入冲动所到达的大脑皮层的终端部位，而不是取决于动作电位本身的某些特性。

味觉的感受器是味蕾，主要分布在舌背部表面和舌缘。根据五行学说，一般认为有酸、甜、苦、咸、辛五味；舌尖对甜敏感，二侧对酸敏感，二侧前部对咸敏感，舌根部对苦敏感。望舌，又称"舌诊"，是中医诊断的重要部分。舌为心之苗，又为脾之外候，并通过经络直接或间接联系于许多脏腑，所以脏腑的病变可通过舌象反映出来。舌尖部属心肺；舌中部属脾胃；舌根部属肾；舌边（二侧）属肝胆。味觉的辨别能力受血液化学成分的影响，也与营养摄取和机体内环境稳定的调节有关系。舌诊观察舌苔和舌质：观察舌质反映脏腑气血的病变，可能与观察微循环有关。药性的酸、苦、甘、辛、咸五种味道主要用味觉器官辨别，并根据临床经验总结归纳出来：酸，有收敛、固涩等作用；苦，有泻火、燥湿、通泄、下降等作用；甘，有滋补、和中、缓急的作用；辛，有发散、行气等作用；咸，有软坚、散结等作用。

听觉的感受器是内耳半规管壶腹部中的毛细胞。随着毛的侧向不同而改变着神经纤维上的放电频率；静止时，毛细胞内外电位差约 80 毫伏，由静毛侧倒向动毛侧时，静息电位去极化，到 60 毫伏左右冲动发放频率增加；相反，外力动毛侧趋向静毛侧时，静息电位超极化（约 120 毫伏），放电频率比静息时还少，使相应神经纤维向中枢发放冲动的频率改变，因而引起特殊的运动感觉和位置感觉，并出现各种机体和内脏机能的反射性改变。

神经的信息由突触传递。通过突触前膜释放某种递质，提高突触后膜对一些小离子（钠离子、钾离子等）的通透性，从而引起去极化。当突触后电位加大到一定程度后，则在轴突的始段出现动作电位。抑制性突触后电位是突触后膜对某些小离子（特别如氯离子）通透性增加所引起的。主要是递质及其受体的不同。一个大脑皮层的神经元约有 30 000 个突触。大脑是高度精确的自动化信息加工系统，它具有自我调控的可塑性和高度应变能力的灵活性。据估计，人脑有万亿个（$10^{10\sim12}$）神经元，神经元及其纤维盘绕镶嵌，形成复杂的三维网络。神经信息传递的生物电本质是电生理学的范畴。艾克尔斯因从乌贼粗大神经纤维发现静息电位和动作电位，以及从突触电位的分析成功地记录到兴奋性突触后电位（EPSP）和抑制性突触后电位（IPSP），获 1963 年诺贝尔奖。突触是神经元间或神经元与感受器、效应器细胞间机能上联系和结构上特化的部位。人脑约有 100 万亿个突触连接。突触学(synaptology)或突触拓扑学（synaptic　topography）是有待开发的"潜科学"。突触可分为节突触、棘突触、冠突触即双插销式、串联式突触、并联式突触、交叉型突触等不同类型。化学突触在神经系的生物电网络中，既是定向开关，又是换能装置——它将神经冲动的电信号暂时转换成化学信号，然后又恢复为电信号。从进化来看，动物越高等，局部回路神经元数量就越多，突触越发达。局部神经元回路这些突触连接，除了传递神经递质、神经肽等化学分子外，还有电传递的性质，可以是串联性突触、交互性突触和混合性突触。

神经元在生物电网络中，在离子电场的影响下，虽然显示出一些比较复杂的性质，但它们的生理活动通常符合"全或无"原理。神经元兴奋的"全或无"性质完全类似于两进位制中决定数字时的单一选择。突触无非是这样一种机构，它决定来自别的一些选定元件输出的特定组合，是否将成为足以使下一个元件产生兴奋的刺激。皮层细胞按电场类型可分为二种：一种是单个树突和轴突，有一个开路电场结构，外部可测到磁场，如锥体细胞；另一种是树突在所有方向上呈放射状分支，有一个闭路电场结构，如星状细胞和菱形细胞，在外部测不到磁场。真实的神经元常是这二种标准结构的混合型。一个神经元树突有一个兴奋性突触输入树突内，电流向较低电阻方向流动，从树突流向胞体，胞外电流则从胞体流向树突。"海马"是深藏在人的大脑半球中的结构，外环境和内环境输入的各种信息，经过大脑其他部位加工整理后，即由穿通纤维送入海马。海马内部的神经元 CA1 和 CA3 都发出纤维，大部分形成海马内部的联系，另一部分离开海马到达丘脑下部，这一束传出纤维称为"穹窿"，它是输出的总线。海马还接受来自"隔神经"的隔海马纤维，与海马的节律活动有关，为海马的时钟输入线。海马内部神经元呈现出十分规则的六角形点阵排列，彼此以丰富的侧支形成复杂的回路网络，这一切都与计算机中的信息存储器相似。海马是联想记忆和条件反射的关键部位。当两种刺激同时输入到海马神经元时，经若干次重复训练后，可改变突触联系强度，使突触后电位增强 150%～300%，这称为长程增强效应（LTP）。神经的生物电网络信息在海马神经元的突触中，通过突触的不同连接强度的分布，对信息进行编码和存储。这像一部神经计算机，它的大量元件通过广泛的突触连接，形成复杂的神经网络。它的运行不需要预定的程序，而是进行并行式的信息处理，自动运行；它的信息存储不是局部地址的，而是呈分布式的存储，即它不仅局限于某一局部地址，而是涉及全部元件，每一个信息都与全元件有关，而每一元件又都与所有信息有关。这和光学的全息照片有些类似，也许全身内脏的穴位全都聚集于耳壳的"耳针"，其原理也在于此。

目前神经网络研究取得了巨大进步，开创了"神经工程学"。早在 1943 年马克柯罗和匹茨就提出了神经元网络模型。1982 年马尔创立了视觉计算理论，现在计算视觉已发展成为计算神经科学，能揭示出把大量神经元组装成高级功能的系统设计原理。1984 年霍普菲尔德提出了理解神经网络集合运算性质的理论框架。网络的动力学特征决定于突触的连接强度和外部输入电流。在这两个参数决定的条件下，如果系统的状态用网络中各神经元的输出值来描述，系统的动态过程就是该点在 N 维空间中的运动，而神经网络的计算结果就是运动达到的稳定值。事实上集合作用、并行加工、分布贮存、层次结构、联想记忆等已被证明是神经系统处理信息的普遍原则。但人脑的高级神经活动还有心理活动、感情、性格等，除了生物电网络外，还有更重要的化学分子网络系统的参与，特别如神经肽、脑内激素、阿片肽等在神经网络中的嵌合和参与。突触前抑制可发生在各类感受器传入冲动之间，也可发生在同类感受器之间，即一个感觉冲动传入中枢后，本身沿特定途径传向高位中枢，同时通过多神经元通路转而对其旁边的传入纤维活动发生突触前抑制（形成轴突-轴突型联系）。从脑干发出的下行纤维，也可对感觉传导束发生突触前抑制，调节感觉的传入活动（树突-树突型抑制）。突触后抑制都是由抑制性中枢神经元活动所引起的，它可分为：传入侧支性抑制和回返性抑制等。脊髓传入的感觉传导第二级神经元，通过脑干网状结构时，发出其侧支，与脑干网状结构神经元发生多突触联系，然后在网状结构内反复换元上行。来自不同部位的感觉刺激传入冲动，都可激活或抑制同一细胞的电活动，说明有聚合性质。上行激动系统主要就是通过丘脑非特异投射系统而发挥作用。下丘脑与边缘前脑及脑干网状结构有紧密的形态和功能的联系，共同调节着内脏的活动。其传出冲动可通过垂体门脉和下丘脑垂体束调节垂体前叶和垂体后叶的活动。它不单是交感和副交感神经的中枢，而且是较高级调节内脏活动的中枢，能把内脏活动和其他生理活动（体温、营养摄取、水平衡、内分泌、情绪反应等）联系起来。这里就像电脑的一个中央处理器，而"海马"则是中央存储器。

生物电的改变，产生电场的变化，就会产生磁场的变化。而电场和磁场的变化就会产生电磁波；因而，人体经络系统的活动必然会产生电磁波，即能发射光量子。现代科学技术对微电子的研究，不仅形成了现代的高科技，如数字电视、集成电路、电脑等，使人们进入了信息化社会；另一方面，在科学技术的理论发展中，量子理论对了解事物的本质已成为必不可少的，如花红叶绿是由于花色素中和叶绿素中易动性 π 电子被可见光激发出红色光和绿色光的结果。电子和质子带有电荷，能产生电场；电子流动能形成电流，而电流引起电场的改变，电场的变化又可引起磁场的变化，从而发射电磁波。所有生物体内的各式各样的反应均与电子的移动密切相关。设想，非局域化的 π 电子能沿着共轭结构的核酸、蛋白质的分子构架的轨道运动，就可能会形成螺旋管形的电流，产生磁场，进一步可能发射电磁波。在这意义上，了解体内反应的电子（量子）机制非常重要。机体内的氢键系列到处被巧妙地利用，例如 DNA 的自身复制、DNA 转录成 mRNA、mRNA 经 tRNA 翻译，生成基因产物——蛋白质。这些均依赖于碱基对间的氢键生成或切断；这里要求的是准确性和不稳定度这二个相互矛盾的功能。对此，碱基对间的氢键，这一形式最适合。给予氢键这种专一性的是孤对电子（lone pair electrons）和质子，上质子转移和电子转移并列构成表达机体功能的基础。因此，经络学的研究，需要现代科学技术的加盟，特别如控制论、信息论、协同论、介观体系、量子理论、相对论等理论，以及其他现代科技实验手段的参与。

第八节　生物电磁辐射——神的特殊转换信息物质

人体的生命活动是以生物电网络的信息交流为基础的，而生物电位在不断地变化。任何电场的改变都会诱导产生感生磁场，而磁场的变化也能产生感生电流；即"电动生磁，磁动生电。"用量子干涉仪、X 线衍射技术拍摄人体体表时，不仅发现头部体表微弱磁场直接与 α 节律波有关，而且发现心磁向量、神经元及感受器磁场的存在，穴位也是磁场的聚焦点。而电场和磁场的变化就会产生电磁波，这就是生物体的电磁辐射。生物的电磁辐射，不仅是能量和信息，也是"神"的一种特殊转换信息物质。对生物组织磁特性的研究发现，除了由电场的改变产生磁场变化外，还发现脑组织中有小磁体。用电镜和化学分析法鉴定其结构和晶型，与以往在细菌和鱼中观察到的磁体极相似。

这样我们把电兴奋性细胞分泌的化学分子，包括神经递质、神经肽、内分泌激素、细胞因子、免疫球蛋白等，及其相应的受体系统，包括G蛋白、离子通道蛋白、第二信使系统酶蛋白等化学分子网络组成了一个完整的对整体的调控网络，称之为"经气系统"。而"经气"蛋白质是由"精"通过基因表达而产生的；并通过"神"的转换信息，而对内外环境的变化作出应答。

经络学中，"精气神学说"是信息物质的整体性研究，是这一重要课题的关键。

第九章　阴阳五行学说是整体性思维的方法学基础

　　由于伏羲氏的'太极图'和《周易》八卦的阴爻（--）、阳爻（—）创造的阴阳学说，教导中国人，要用唯物辩证法和整体观进行思维。给各门科学和各行各业以极大的影响，特别是对中国医药学。中国医药学理论基础的阴阳学说认为，物质世界在阴阳作用下，发生和发展着，相互资生、相互制约，处在不断的运动变化之中。阴阳，是对自然界一切事物和现象对立双方的概括，它既可以代表两个相互对立的事物，也可代表同一事物内部所存在的相互对立的两个方面。世界本身是阴阳对立统一的结果。毛泽东曾说："一点论是从古以来就有的，二点论也是从古以来就有的。这就是形而上学和辩证法。中国古人讲，"一阴一阳之谓道"。不能只有阴没有阳，或者只有阳没有阴，这是古代的二点论。形而上学是一点论。"正确指出了阴阳学说的认识论和方法学是二点论，是辩证法；阴阳学说就是矛盾对立统一规律。任何事物包含"阴"、"阳"二个方面，而"阴"、"阳"在一定条件下又可相互转化。阴阳相互转化的规律包括：量转化为质、质转化为量的质量互变规律；对立双方相互渗透的规律；否定之否定的规律（对立面的二次否定二次转化就表现为一个周期）。辩证法认为，"为了了解单个的现象，我们就必须把它们从普遍的联系中抽出来，孤立地考察它们，而且在这里不断进行更替一个为原因，另一个为结果。"人体内任何一级水平：脏腑、组织、器官、细胞、甚至分子水平，都可认为其结构为"阴"，其功能为"阳"："阴在内，阳之守也；阳在外，阴之使也。"因此单纯寻找"阴"、"阳"物质基础是一点论，是形而上学和机械唯物论。阴阳学说的内容包括：阴阳的对立斗争；阴阳的依存互根；阴阳的消长转化；它们不是孤立的，而是互相联系、互相影响、互为因果的。阴阳学说的核心是矛盾对立统一的辩证法，中医用于阐明人体的组织结构，说明人体的生理功能和病理变化以及疾病的诊断和治疗。《内经》中的素问·四气调神大论就是根据四时中万物生、长、收、藏的规律来指导人们如何去养生、防病的。"医易相通"；"不知易，不足以言太医。""天人一理"； "人以天地之气生，四时之法成。"在《周易》和阴阳五行学说的介入下，中国医药学采用了矛盾对立统一的辩证法思维①。

"辩证法不知道什么是绝对分明的和固定不变的界限，不知道无条件的、普遍有效的"非此即彼！"它使固定的形而上学的差异互相过渡，除了"非此即彼"，又在适当的地方承认"亦此亦彼"，并且使对立互为中介；辩证法是唯一的、最高度地适合于自然观的这一发展阶段的思维方法。"②阴阳，是对自然界一切事物和现象对立双方的概括，它既可以代表两个相互对立的事物，也可代表同一事物内部所存在的相互对立的两个方面。例如，气血学说中"气为阳，血为阴"，代表"气"的蛋白质为"阳"，代表"血"的水系统为"阴"，并指出机体内的蛋白质又全都溶于机体水系统中。而在营卫学说中，"卫气为阳，营气为阴"，即起免疫保卫功能的蛋白质因子（如具细胞免疫功能的淋巴因子和具体液免疫功能的抗体——免疫球蛋白等）为"阳"；起运载、营养等功能的血浆蛋白质为"阴"。而且"阳中有阴"，卫气的细胞因子也具激素样功能；"阴中有阳"，红细胞和血管内皮细胞也具免疫功能。事物总是处于矛盾的对立统一状态，且可相互转化。

"阴阳"代表着事物相互对立又相互联系的两个方面，但不局限于某一特定事物，因此不能用"形而上学"固定不变的观点来确定"阴阳"的物质基础是什么。

---

① 朱大榭. 《中国精典文库》(中国当代医疗专家论著精粹) 大地出版社 2004；北京：679-681.
② 《马克思恩格斯选集》第三卷，535.

现代科学认为，客观普遍的因果联系是复杂多样的，必须要作全面具体的分析。反馈现象的哲学意义就是事物间原因和结果的因果观。在自动控制系统中到处可见到反馈的联系，反馈就是通过事物调节中心输出信息，达到一定效应的"返回传入"，实现事物的自动调控。例如，外源抗原刺激机体后的免疫应答，就是产生抗体；然而这抗体的本身又是蛋白质，是一种新的独特型抗原，产生相应的独特型抗体；而这独特型抗体本身也是蛋白质，会产生相应的抗独特型抗体，这就是 Jerne 的免疫网络学说，它与阴阳学说不谋而合。抗原为"阳"，抗体为"阴"；而抗体作为蛋白质，本身又是抗原（独特型抗原 ID，可产生抗独特型抗体（AB1），而该抗体（AB1）又可作为抗原产生抗体（AB2、AB3、AB4 等）；在此基础上认识到有一类抗独特型抗体（抗 Id 抗体，Ab2）象抗原的表位那样，通过其独特位与 Ab1 的配位结合，实质上能代替抗原诱导特异性应答；为将抗 ID 抗体用于主动免疫提供了新思路。我们可以利用抗肿瘤独特型抗体的高变区模拟肿瘤抗原，诱导机体产生特异的抗癌活性；在为数不多的临床 I 期实验中，抗 ID 诱导的 AB3 反应和 T 细胞增殖反应已得到证实。用抗独特型抗体主动免疫可增强鼻咽癌放疗病人的免疫功能。

阴阳学说认为，一切事物都不能孤立地存在，不能只有阳没有阴，也不能只有阴没有阳，事物本身总是处于矛盾的对立统一状态，且都同周围的事物有普遍联系。癌基因和抗癌基因就是这样的一对阴阳矛盾对立统一体。我们曾指出[①]："抗癌基因可以通过突变而成为致癌基因，相反，原癌基因也可以通过竞争结合而抑制癌变（如 ras 癌基因家族的 Krev-1 基因能抑制其致癌作用）；癌基因和抗癌基因就像阴阳，是矛盾的对立统一。"除了癌基因和抗癌基因这对矛盾外，细胞的增殖和细胞的凋亡也是受基因调控的一对阴阳矛盾；蛋白质被磷酸化激活和蛋白质被脱磷酸化失活等也都是。就是细胞的受体，它与配体结合后进入胞内，通过信息转导使细胞产生一个生物效应，这时为"阳"，表现出功能活动；但这时在膜上的受体物质"阴"因进入胞内

[①] 朱大椆. 《国外医学》遗传学分册 1992，18（5）：252.

而减少了（阴转化为阳）；当信息转导后，受体又被溶酶体释放，实现受体再循环时，则又是阳转化为阴，受体回到了细胞膜表面。基因的双链 DNA（正义及其反义脱氧核苷酸链），正好也是"阴阳"一对矛盾，彼此相生相克。碱基对的互补结合也是"阴阳"，如出一辙。反义 RNA 的发现及生物体内自然存在的反义 RNA 的事实，丰富了人们对核酸的认识：反义本身也有"意义"，"反义"仅相对于靶序列而言。同一基因组 DNA 位点的二条链可分别转录，形成彼此相补的二种 mRNA，它们互为"反义"。这种"阴阳"普遍联系的观点是以承认事物之间确定界限为前提的，否认了事物的界限就不能区别事物。矛盾双方都同对立的一方彼此相互依存、相互斗争、相互转化；这种对立双方相互向自己的对立面转化的贯通性，最深刻地表现了对立双方的内在同一性。如果二条互为"反义"链都有"正义"，则由于其转录的 RNA 与之互补，应称之为"反义链"，因此所有的 RNA 似乎都是反义 RNA；从整个机体而言，也就构成了一种反义 RNA 网络。生物体内存在着许多小分子的基因组反义 RNA，以及与之互补的反反义 RNA 片段，由于机体自身的修饰或其他机理的作用，彼此不发生复性或杂交，这种反义 RNA 网络一方面参与调控特定基因在特定部位、特定时间的启动和关闭，维持机体各种功能活动的相对稳定，另一方面对体内突变核酸和体外入侵核酸，发挥特异性识别和排斥作用。抵抗外源性蛋白质的入侵依赖于免疫系统，而对抗核酸的入侵，则可能某种程度上依赖于反义 RNA 网络，当外来入侵核酸进入机体时，反义 RNA 网络内肯定会有与其互补的反义 RNA 片段，它们发生识别和结合后，可依靠自身作用（如核酶）并调动体内非特异因素将其破坏。与独特型抗体的免疫网络相类似，"反义 RNA 网络"多功能存在的证据有：1. RNA 作为 DNA 复制的抑制因子，RNase H 将杂交的 RNA II 裂解成引物，开始合成 DNA，而另一条 RNA I 恰与 RNA II 互补，可抑制引物形成，终止复制过程。2. RNA 作转录因子，最近发现一种新型的 III 类转录因子 TFIIIR，为 RNA，这为以蛋白质为主要成员的转录因子增添了异质成员。3. 胞外"通讯 RNA"，作为胞外 RNA 酶底物的胞外 RNA，在血管形成及其他生命活动中发挥作用。类固醇作为长距离-长效胞外信使、多肽作为中距离-中效胞外信使、RNA 作为短距离-短效胞外信使，似乎是化学性质和生物学功能的恰当配合。4. 核酶（Ribozyme），基因是间断的，转录形成的 RNA 前体需经剪接加工，核酶这种具有催化活性的 RNA 分子，绝大部分参与 RNA 的加工与成熟。最近报道核酶可以以三核苷酸为引物，催化 RNA 的复制。目前能用人工方法制备核酶。5. 基因剪，能切割其他 RNA 分子的小分子 RNA；基因剪像酶一样，在剪接 mRNA 过程中不消耗，因而一个分子可破坏许多 RNA 分子。6.gRNA 与 RNA 编辑，曾发现一种新的 RNA 加工方式，即在 mRNA 前体上增加某些尿苷酸，称 RNA 编辑；这一事件可构建或去除起始密码子等。机体内存在有许多小分子的反义 RNA，及与之互补的反反义 RNA 片段，形成"反义 RNA 网络"。这个反义 RNA 网络，一方面参与调控特定基因在特定的部位、特定时间的启动和关闭，维持机体各种功能活动的相对稳定；另一方面，对机体内突变核酸和外来入侵核酸，发挥特异性识别和排斥作用。正义链"阳"和反义链"阴"可以相互转化；而反义 RNA、反反义 RNA、反反反义 RNA 等，则体现了事物阴阳无穷的可分性。

第一节 阴阳学说的内容

阴阳学说是辩证法的思维方法。阴阳学说指出了世界上任何事物都一定具有矛盾的对立统一规律。阴阳学说认为，一切事物都不能孤立地存在，都同周围事物有普遍的联系。不能只有阴没有阳，也不能只有阳没有阴，事物本身总是处于矛盾的对立统一状态。阴阳，是对自然界一切事物和现象对立双方的概括，它既可以代表二个相互对立的事物，也可代表同一事物内部所存在的相互对立的两个方面。例如，气血学说中"气为阳，血为阴"，代表"气"的蛋白质为"阳"，代表"血"的水系为"阴"，机体内的蛋白质又全都溶于机体水系中；而在营卫学说中"卫气为阳，营气为阴"；即起免疫保卫功能的蛋白质因子（如具细胞免疫功能的淋巴因子和具体液免疫功能的抗体——免疫球蛋白）为阳，起运载、营养等功能的血浆蛋白质，则为阴。"阴阳"代表着事物相互对立又相互联系的两个方面，但不局限于某一特定事物，因此不能用"形而上学"固定不变的观点来确定"阴阳"的物质基础是什么。一般地说，凡活动的、外在的、上升的、温热的、明亮的、功能的、机能亢进的，都属于阳；沉静的、内在的、下降的、寒冷的、晦暗的、物质的、机能衰退的，都属于阴。事物的阴阳属性并不是绝对的，而是相对的。这种事物相对性，一方面表现为在一定条件下，阴阳可以相互转化；另一方面则体现于事物无穷的可分性。阴阳学说认为物质世界是在阴阳作用下发生和发展着，相互资生、相互制约，处在不断运动变化之中，其内容包括：阴阳的对立斗争；阴阳的依存互根；阴阳的消长转化。阴阳不是孤立的，而是相互联系、相互影响、互为因果的。阴阳在一定的条件下可以相互转化，例如，量转化为质，质转化为量的质量互变规律；对立双方相互渗透的规律；否定之否定的规律（对立面的二次否定、二次转化，就表现为一个周期等）。反馈现象的哲学意义，就是事物间原因和结果的因果观。独特型抗体的存在，是使对外来抗原作用的抗体不致产生过多；如果说外来抗原已被抗体消除，过度的抗体成为独特型抗原、诱导产生抗独特型抗体（AB1），消除过多的抗体。如果说外来抗原或者如肿瘤抗原，抗体不能将其清除，则又可诱导产生抗抗体（AB2），它能像抗原蛋白表位，诱导新的特异免疫应答；使免疫应答的强度恰到好处。这样从阴阳学说的辩证法思维我们得到质量互变规律、否定之否定规律等，从而形成了"整体观"。从抗体和独特型抗原不断转化的因果链中，我们看到了它们在"整体水平"上的作用。阴阳学说的具体内容包括三个方面：

一、阴阳的对立斗争

阴阳学说认为自然界的一切事物都存在相互对立的阴阳二个方面。阴阳两方面的相互对立主要表现于它们之间是相互制约、相互斗争的。任何事物相互对立着的一方面，总是通过斗争对另一方面起着制约的作用。例如，核酸中的碱基有嘌呤碱与嘧啶碱；嘌呤碱通常有腺嘌呤（A）和鸟嘌呤（G）；嘧啶碱通常有胞嘧啶（C）、尿嘧啶（U）和胸腺嘧啶（T）；RNA 链中含有 A、G、C、U 四种碱基；DNA 链中含有 A、G、C、T 四种碱基；A 与 T 通过形成二对氢键配对，形成互补，G 与 C 通过形成三对氢键配对而互补。RNA 中，则是 A 与 U 配对，G 与 C 配对，形成互补。这互补的碱基对就像阴阳对另一面起着制约作用。DNA 分子中的二条链彼此互补，称为互补链。由于互补规律，只要知道一条链上的核苷酸的排列顺序（正义链），就能确定另一条链上的排列顺序（反义链）。RNA 总是以单链形式存在，但单链可以自身回曲形成局部的双链区。有的节段无法配对，可以形成突环。这样局部的双链与突环形成一种发卡样结构，即 RNA 的二级结构。例如，基因的 DNA 序列呈双链，一条是正义链，具有功能为"阳"，另一条是反义链，具有结构属"阴"；其核酸碱基对的互补结合，也好像"阴阳"，相互依存、相互斗争、相互转化。正义链和反义链也一样，"反义"仅相对于靶序列而言。同一基因组 DNA 的二条链，可分别转录，形成彼此互补的二条信使 RNA，它们互为"反义"。如果两条互为"反义链"，都有"正义链"，则由于其转录的 RNA 与之互补，应称之为"反反义链"，因此所有的 RNA 似乎都是"反义 RNA"；从整体而言，也就构成了一种"反义 RNA 网络"：机体内存在有许多小分子的基因反义 RNA，及与之互补的反反义 RNA 片段，形成"反义 RNA 网络"。这个反义 RNA 网络，一方面参与调控特定基因在特定的部位、特定时间的启动和关闭，维持机体各种功能活动的相对稳定；另一方面，对机体内突变核酸和外来入侵核酸，发挥特异性识别和排斥作用。当外来核酸（如病毒）或体内变异核酸进入机体时，体内的反义 RNA 网络内肯定会有与之互补的反义 RNA 片段，使它们发生识别和特异性结合后，可依靠自身作用（如核酶），调动体内非特异性因素将其破坏。

二、阴阳的依存互根

阴和阳两个方面，既是相互对立的，又是相互依存的，任何一方都不能脱离另一方面单独存在。阳依存于阴，阴依存于阳，每一方都以另一方为存在条件。阴阳的这种相互依存关系，称为"互根"。"阴在内，阳之守也；阳在外，阴之使也。"（素问·阴阳应象大论）这里的"阴"代表着物质，"阳"代表着功能，在外的阳是内在物质运动的表现，所以说"阳为阴之使"；在内的阴是产生机能的物质基础，所以说"阳为阴之守"。另外，阴阳在一定条件下的相互转化，也是以它们的相互依存和"互根"的关系为基础的。因为阴阳对立的双方没有相互联系、相互依存的关系，也就不可能各自向着和自己相反的方向转化，向着它的对立方面所处的地位转化。例如，我们所吃的粮食在体内通常以葡萄糖的形式被吸收，葡萄糖在有氧条件下氧化成二氧化碳和水并释放大量的能量（以 ATP 的形式）；即使在缺氧的情况下，机体仍能够从糖酵解途径得到能量。例如在剧烈运动时，心肌对 ATP 的需要量可增加 10 倍，骨骼肌对 ATP 的需要量可增加 100 倍以上，这时糖酵解途径释放的能量对于骨骼肌的收缩就特别重要。这里的物质（葡萄糖等）代表"阴"，而产生的能量（ATP 等）就代表"阳"。通过三羧酸循环"阴阳"彼此依存互根相互转化。三羧酸循环（柠檬酸循环）是三大供能营养素（糖、脂肪、蛋白质）氧化供能的共同途径，三羧酸循环是使乙酰辅酶 A 分子中乙酰基彻底氧化的主要途径。由于乙酰辅酶 A 不仅来自糖，也来自脂肪酸、甘油、和某些氨基酸，所以三羧酸循环是以上各物质在体内氧化的共同途径。在此氧化过程中有能量的释放，其中的一部分用于合成 ATP，以满足体内生理变化的需要。三羧酸循环也是糖、脂肪和氨基酸等物质代谢相互联系、相互转化的枢纽。人体各脏腑的功能活动，如心的跳动、肺的呼吸、胃肠的消化吸收、腺体的分泌、肌肉的收缩、体温的维持等，均需能量（属"阳"）的供应，需要得到一定量的 ATP 供能，这就需要将能源物质（属"阴"）如糖、脂肪、蛋白质等进行分解代谢，使阴转化为阳。生命体需要不断地进行新陈代谢，即它是一个耗散结构，需要不断地从外界获取物质和能量。三羧酸循环是物质（阴）和能量（阳）联系和转换的主要途径。当体内 ATP 增加，胞内 ATP/ADP 之间的比值增加时，可抑制磷酸果糖激酶的活性，这不但减慢了糖酵解的速度，还可通过激活果糖 1，6 二磷酸酶使糖异生（生成脂肪或蛋白质），以保证多余的 ATP 用于合成代谢，使在能量富集时进行储备，这就是"阳转化为阴"。在生理的条件下，异柠檬酸脱氢酶是三羧酸循环的主要关键酶，ADP 和 NAD^+ 是该酶的变构激活剂，ATP 和 NADH 是该酶的变构抑制剂。物质"阴"和能量"阳"彼此依存互根。

三、阴阳的消长转化

阴阳消长，是说相互对立、相互依存的阴阳双方不是处于静止不变的状态，而是处于"阳消阴长"或"阴消阳长"互为消长的运动变化之中。事物的阴阳两个方面发展到一定阶段时，还可以各自向着相反的方向转化，阴可以转化为阳，阳也可以转化为阴。事物的运动变化，如果说"阴阳消长"是一个量变的过程，"阴阳转化"则便是一个质变的过程。"重阴必阳，重阳必阴"、"寒极生热，热极生寒"（《素问·阴阳应象大论》）。例如，我们曾提出[①]，癌基因和抗癌基因就像"阴阳"，是一对矛盾。其基因产物具生理功能：癌基因蛋白促进细胞增殖，为"阳"；抗癌基因蛋白抑制细胞增殖，为"阴"；二者相互制约、相互对立、相互依存、相互消长、相互转化，是辩证的对立统一。抗癌基因 P53 在刚发现时，被认为是致癌基因；其实开始研究发现的 P53 蛋白，是已突变的 P53 蛋白，具致癌作用；后来才发现了野生型的 P53 蛋白，它具有监督 DNA 完整性的抗癌功能，它原来是抗癌基因蛋白。按照辩证唯物主义的观点，阴阳的互相转化是有条件的；从抗癌基因蛋白"阴"转化为癌基因蛋白"阳"，其条件是：基因发生了突变。RAS 是经典的癌基因，可是我们从癌细胞中发现的癌基因 RAS 都是突变型，通常发生于 12、13、61 位点突变。突变 RAS 基因的差异广泛性及其在人类肿瘤中所占的高百分率，推测其对人类基因组具不稳定性效应，因此使其他关键基因发生变化，在肿瘤的晚期阶段可能对转移起直接有关的作用。根据阴阳学说，是否突变的 RAS 与突变的 P53 相同，转化需要条件，只有"突变后"才有致癌活性？因而我们可否设想：从肿瘤细胞逆转为正常细胞的回复突变株中，可能有野生型的 RAS 家族成员，就像野生型的 P53，起抗癌基因的作用？根据阴阳学说的辩证法思路，癌基因和抗癌基因在一定条件 下可以相互转化。最近确实在肿瘤的回复突变株中找到了抗癌基因 Krev-1，该基因编码的 P21 蛋白与 P21RAS 蛋白有很大同源性，为 RAS 基因家族成员。它能抑制活化的 RAS 基因所引起的细胞转化，具细胞增殖的负调节作用。抗癌基因 P53

---

① 朱大栩. 《国外医学》遗传学分册 1992,18（5）：252.

产物能与 P34cdc-2 结合，参与控制有丝分裂和细胞增殖的抑制蛋白；如若 P53 基因突变，突变的 P53 蛋白在代谢上稳定，且能与 HSP-70 结合，从而使核内的 P53 蛋白能转运到胞质中，丧失了与 P34cdc-2 结合，抑制细胞增殖的能力。1983 年在测定 PDGF 的氨基酸顺序时发现，它至少有五条多肽链（Ⅰ、Ⅱ、Ⅲ、Ⅳ、Ⅴ），其中有一段 104 个氨基酸顺序与猿猴肉瘤病毒的转化蛋白 P28 的第 67-171 氨基酸序列相同，这 104 个序列片段对应于Ⅰ、Ⅲ、Ⅳ、Ⅴ，即 PDGF-2。这首次证明了癌基因的表达产物与具有已知生理功能的蛋白质相对应。人们第一次得到证据，说明癌基因通过不适当地生成产物，促进细胞增殖而引起癌变。人 PDGFβ 链的 100 个残基中仅 3 个与 V-sis 不同，因此 C-sis 基因很可能就是 PDGF-β 的细胞基因。

蛋白质磷酸化和脱磷酸化是调节蛋白因子激活和失活的分子机制之一。很多癌基因编码 TPK，使细胞因酪氨酸磷酸化水平升高而发生转化。而抗癌基因编码蛋白磷酸酶（PTPP）使蛋白质去磷酸化，从而使该因子失活。在细胞中，蛋白质磷酸酶与蛋白激酶是相互拮抗的，二者就像"阴阳"相互制约、相互协调，共同起重要的调控作用。胞内传递信息的第二信使物质最后也是通过激活不同的蛋白激酶实现对细胞生长、增殖、分化的调控。P21ras 蛋白本质上是 GTP 结合蛋白，其结构与 cAMP 系统中 Gs 蛋白的 α 亚基相同，是一种 GTP 水解酶，象 Gs 一样可激活环化酶 CA；P21-H-ras 能介导 IP3 生成增加，突变后的 P21ras 可使细胞在不受外界生长因子刺激的条件下增加肌醇磷酸的基础转换，而不是加强受体与酶的偶联，使细胞持续增生。

在 Ras 信号转导系统中，接受其上游生长因子受体（EGFR，PDGFR 等）传递的信号，引起胞内多种变化；其下游信号分子 GAP，NF-1 产物等通过促进其 GTPase 功能下调细胞因子引起的增殖效应。乌苷酸释放蛋白（guanine nuclear acid releasing protein，GNRP）解除 P21ras 与 GDP 的结合，使其具有对外界重新发生反应的能力。Ras 家族有 K-ras，H-ras，N-ras，R-mel，ral 等基因，它们都有相同的内含子和外显子结构，每个基因都编码一个 21KD 的蛋白，P21ras 蛋白以共价键连接于软脂酸，可能就靠它锚着于细胞膜的内侧，并且只有位于膜上才能起作用。P21ras 突变导致细胞永生化

（immortality）、转化（transformation）、锚着（anchorage）及转移（transference）等。突变的 ras 蛋白主要在第 12、59、61 位，影响 GTP 酶激活蛋白（GAP）刺激的 GTPase 活性，使 P21ras 一直处于 GTP 结合状态，不断传导生长信号，造成细胞持续增殖和肿瘤发生。N 端的 12、13、59、61 位点突变都可抑制 GTP 水解活性，该保守域的关键残基如 12 位甘氨酸，59 位丙氨酸和 61 位谷氨酰胺的替换均可使细胞发生转化。H-ras 和 K-ras 分子的 59 位是苏氨酸，具磷酸化受体位点，它能催化自体磷酸化，说明 P21 具自体蛋白激酶活性，它不依赖 ATP 而是从 GTP 上取得磷酸基；而正常人 P21 蛋白 59 位是丙氨酸，故不具自体激酶活性。P21-N 端保守域的点突变使 GTP 水解活力受阻，保持其 P21·GTP 活化，丧失调节功能而致癌。

P53 基因编码一个转录激活蛋白（P53 蛋白），其靶基因负责监管基因的完整性、DNA 损伤的修复和细胞周期的运行。当 P53 基因失活或 P53 蛋白被其他癌基因产物抑制时，突变细胞便得到继续存活的机会并发展成癌细胞。P53 基因包含 11 个外显子和 10 个内含子，均含 5 个高度保守区；Ⅰ(13-19)，Ⅱ（117-142），Ⅲ（171-181），Ⅳ（234-258），Ⅴ（270-286）；人癌细胞中发现 Ⅱ-Ⅴ 结构域是突变的热点。P53 突变是迄今已知与癌症相关的最普遍的变化；P53 突变的结果要么不表达 P53 蛋白，要么出现高表达的突变型蛋白。正常的（野生型）P53 蛋白行使"分子警察"的功能，监测基因组的完整性，如果 DNA 分子受损，P53 分子便积累，关闭 DNA 复制，使其有额外时间修复。如果修复失败，P53 蛋白便通过编程死亡（PCD）诱发细胞凋亡（apoptosis）。P53 可调控基因转录，作为一种 DNA 结合蛋白（DBP）在体外可与 DNA 的特异性及非特异性序列结合，并在与 GAL4 融合时 P53 的 N 端表现出酸性的转录活性区。转录调控是野生型 P53 的基本功能。野生型 P53 与 P53His175 突变型在体外形成异体低聚物，有效抑制野生型 P53 与 DNA 结合的能力。野生型 P53 蛋白失活使基因组稳定性降低，导致恶性克隆的出现。

癌基因在转化作用中呈显性及正效应，故易被证实；抗癌基因（或者说肿瘤抑制基因或隐性癌基因）则呈隐性及阻碍细胞转化的负效应，故难于寻找。以前遗传性状的分离需要耐心通过几代人的家系调查才获结果，现在使用聚合酶链反应（PCR）方法对突变的抗癌基因顺序分析起很大促进作用。由于野生型抗癌基因的正常序列已经清楚，所以就可以根据所要测序片段的位置进行扩增，应用双 DNA 末端终止法进行测序或不对称 PCR 直接测序，就可知道基因确切的突变位点。

阴阳学说不仅可说明癌基因和抗癌基因的对立统一，也为理解机体的正常生理需要与肿瘤细胞的失控性增殖之间的对立统一关系。间充质起源的细胞（成纤维细胞、平滑肌细胞等）产生的肝细胞生长因子（HGF）或离散因子（SF）作为原癌基因蛋白 C-met 受体蛋白的配体，形成 HGF/SF-C-met 内分泌信号传导系统。受体型原癌基因表达的持续增高，可使其配体自动分泌，而受体结构的改变（如点突变），也可使细胞不断接受配体的诱导，甚至在无配体存在时，也能对细胞发挥持续的生长刺激作用。共焦激光扫描显微镜下证实，C-met 蛋白表达位于腺样结构细胞的边缘。促血小板生成素（thrombopietin）是癌基因 C-MPL 受体蛋白的配体，使用重组造血因子受体超家族成员 C-MPL，有效阻断了血小板减少动物血清中所具有的巨核细胞克隆刺激活性，以及促进血小板增加的活性。一些原癌基因具有生理性促细胞增殖的功能，肿瘤则是突变等原因造成失控性增殖；而抗癌基因则具有抑制细胞增殖的功能，若突变或失活则不能抑制增殖而使肿瘤发生。阴阳学说就是依赖组成事物的阴阳间的对立、斗争、依存、互根，而彼此消长、转化的辩证法。

第二节　阴阳学说与反馈联系

阴阳学说认为，世界是物质性的整体，是阴阳对立统一的结果。"阴阳"意思是指矛盾的对立统一、是不断的运动、是动态的平衡。阴阳学说还认为，阴阳二个方面既是相互对立、又是相互依存的；任何一方都不能脱离另一方而单独存在。这种关系称为"阴阳互根"。阴阳在一定条件下的相互转化是以它们相互依存和"互根"的关系为基础的。辩证唯物论认为事物都是辩证的、发展的，并采用了分析与综合统一的方法学；即"一分为二"和"合二为一"。辩证法认为："为了了解单个的现象，我们就必须把它们从普遍的联系中抽出来，孤立地考察它们，而且在这里不断更替的运动就显现出来，一个为原因，另一个为结果。"反馈现象的哲学意义就是事物的原因和结果。客观普遍的因果联系是复杂多样的。在任何调节控制系统中，到处可见到反馈联系。例如酶的生成物是酶的抑制物；激素是内分泌腺的抑制物；蛋白质的变构改变蛋白质的功能等。生命体必需的新陈代谢中，物质属"阴"（糖、脂肪、蛋白质），能源属"阳"（ATP 等）；三羧酸循环是它们联系的主要环节，当体内 ATP 增加，"阴转化为阳"时，（细胞中 ATP 和 AMP 之间的比值增加），可以抑制磷酸果糖激酶的活性，这不但减慢了糖酵解的速度，通过激活果糖 1，6 二磷酸酶还倾向于糖异生，这就保证多余的 ATP 用于合成代谢，以便在能量富集时进行储藏，这就是"阳转化为阴"。相反，当 ATP 减少（ATP/AMP 比值减少）时，可通过酶蛋白的变构效应反馈调节，降低糖异生等合成代谢，并加速糖酵解等分解代谢，以获取 ATP，"阴消阳长"。正常情况下这种"阴阳消长"处于平衡状态中，不会引起代谢产物的不足或过度，也不会使某些原料缺乏或积蓄。它们有高度的自动调控能力，从分子水平看就在于负反馈的调节，即"阴阳互根"。

　　内分泌系统与神经系统一样，有着整合作用，能使机体各部分的活动成为一个协调的整体。正常情况下各种内分泌腺的活动能够保持协调和相对平衡。主要通过下丘脑-垂体-内分泌腺细胞轴来调节各自分泌激素，各自相互促进又相互制约，通过负反馈保持平衡、形成稳态。每种激素不仅本身是调节者，它的产量和有效机能通过负反馈又受到其他因素的改变。一般说来，内分泌器官对刺激的反应是倾向于使机体恢复到原来状态的反应，像它在发生变化以前一样，这变化即为刺激。例如，促甲状腺激素（TSH）似乎管制甲状腺活动的一切主要过程：碘化物的浓缩机制。碘化酪氨酸与碘化甲状腺氨酸的形成以及甲状腺激素的分泌。反过来，甲状腺激素也通过负反馈影响垂体和下丘脑。某些嗜碱性细胞分泌促甲状腺激素，且这种细胞的分泌活动为甲状腺激素所抑制；而缺乏时则加强。甲状腺素这种反馈联系同肾上腺皮质激素或性激素等与垂体分泌的促激素之间的关系完全类似。看来不是甲状腺激素调节下丘脑-垂体系统，而是代谢率的某种作用影响 TSH 产生；情绪激动或寒冷刺激等均可增加甲状腺素的分泌，可能是下丘脑促甲状腺激素释放激素（TRH）起的作用。血浆甲状腺素水平可以调节 TRH 和 TSH 的分泌就是通过负反馈。最初根据激素引起细胞代谢改变的过程，提出激素是第一信使，当它作用于靶细胞时，能激活细胞膜内的腺苷酸环化酶（AC），使 ATP 变为 cAMP，并获得激素相应的信息。根据 cAMP 在胞内含量的高低，可引起细胞内酶系相应的应答反应，出现细胞各种生理功能的变化，因而把 cAMP 看成是第二信使。70 年代，起初只认为 cAMP 是生物调节的中心环节，因此提出所谓调节的单元论分 A、B 二型，A 型指胞内 cAMP 水平升高引起功能兴奋；B 型则相反，胞内 cAMP 浓度升高引起功能抑制。但后来随着 cGMP 的发现，并认识到 cGMP 对细胞功能的调节也同样重要。因而提出二元论假设，并且按照中国医药学理论改称阴阳假设（Ying-Yang hypothesis），强调对生物代谢功能及免疫反应的调节是通过 cAMP 与 cGMP 二元的相互作用和相互制约而实现的。这样胞内信使本身就是阴中有阳，阳中有阴，阴阳之间相互制约又相互转化。在现代分子肿瘤学的研究中发现，cAMP 可引起 cAMP 依赖蛋白激酶的激活，引起其下游的分子事件；激活后引起分化基因的表达，抑制分裂。我们认为不少中草药可能就是通过提高胞内 cAMP 水平而发挥抗肿瘤及诱导分化的作用。测定血浆内 cAMP，cGMP 含量发现，气虚组比阳虚组血浆 cGMP 含量升高，而阴虚组血浆 cAMP、cAMP/cGMP 比值升高；气虚组与健康组相比，其血浆 cAMP、cGMP 含量均出现有意义的下降，但与健康人 cAMP/cGMP 的比值无显著差异性。

阴虚的临床特征为，病程长、病情迁延，其病理变化也广；临床表现多而复杂，多为功能减退或代谢障碍所造成；各组织病菌便以淤血、慢性炎变、坏死、萎缩等组织退行性变和反映功能减退的变化为主。放射免疫法测定表明，仙灵脾、肉苁蓉与附子、肉桂相似（助阳药），能降低 GMP 系统反应性；而生地、龟板与知母（滋阴药）能降低 AMP 反应性；因而认为，它们在细胞对神经-体液刺激剂反应异常时，起到调节作用，这种调节作用还与受体密切相关。

在免疫学中，"抗原"为"阳"；"抗体"为"阴"；抗原与抗体结合成免疫复合物后被机体清除。然而抗体本身是免疫球蛋白（immunoglobulin，Ig）分子，有二重性，一方面它可特异识别并结合外来抗原，另一方面它又具抗原特性，该抗体特有的抗原特异性称为个体基因型或独特型（idiotpye，ID）抗原。它们存在于 VH，VL 及其结合而生成的立体结构上。它可被另一些抗独特型抗体所识别和结合。丹麦科学家乔纳（Jerne）提出的网络学说（network theory）就是以此为基础：针对抗原产生抗体时，对该抗体的独特型抗原在同一机体内产生抗体 AB1；而对 AB1 则又产生抗 AB1 的抗体 AB2；同样，又产生抗 AB2 的抗体 AB3；以此类推。形成抗体的独特型调节网络。在这个循环中，以抗个体基因型的抗体（AB1、AB2、AB3 等）和免疫细胞群的复杂相互作用自行调节抗体产生系统。对抗原的结合是在抗体的可变区，而由抗原-抗体结合引起机体的反应系统的激活，则是基于稳定区，特别是 Fc 的结构，这是抗体共同的功能。通过阴阳的相互制约、相互转化形成反馈联系，正常情况下处于动态平衡中。一旦外来抗原入侵，打破平衡，使相应抗体大量产生，但非无限制产生，而是受抗独特型抗体的制约，从而维持机体的稳定，使抗体的应答在适当的时机结束。抗肿瘤独特型抗体的高变区，具有与肿瘤抗原相似的结构，因而抗独特型抗体可作为瘤苗，模拟肿瘤抗原，触发机体抗瘤的免疫应答。在为数不多的临床 I 期实验中，抗 ID 诱导的 AB3 反应和 T 细胞增殖反应，得到证实。Jerne 假设的抗个体基因型抗体与具有个体基因型的 B 细胞表面特异受体及 T 细胞表面受体（TCR）起反应，影响这些细胞的活性，借以完成生理的免疫反应的调节功能，也已得到证实。由此可见，宇宙间的任何事物都可以概括为"阴"、"阳"两类；而阴阳两类中，又可各分出阴阳两个方面；而阴阳任一方面还可以再分阴阳；这种事物既相互对立、又相互联系现象，在自然界是十分普遍的。故"阴阳者数之可十，推之可百，数之可千，推之可万，万之大不可胜数，然而要一也。"（素问·阴阳离合论）

阴阳学说在分子水平具有反馈联系，上述的网络学说和分子网络现象随处可见。在细胞水平，机体内的细胞通过有丝分裂而增殖，是为"阳"；细胞通过程序化细胞死亡（PCD）或者说"凋亡"，是为"阴"。"阴平阳秘"，从而维持细胞数目生理的平衡。如若一方过强，阴阳偏盛偏亢，则要造成组织的增生或萎缩。其他生理、病理的现象也都是如此。

第三节　五行学说的整体观

五行学说是阴阳学说的发展和补充，相生与相克是阴阳不可分割的两个方面。相生，即相互资生、相互助长；相克，即相互制约、相互克制。而五行学说则进一步提出：任何事物都有"生我"、"我生"两个方面，另一方面又都有"克我"、"我克"一，两方面关系；从而形成了——我、生我、我生、克我、我克这样五个方面，并用我们熟悉的"金、木、水、火、土"的特性，作为代表，这五种元素称谓"五行"。五行学说在方法学上就是，通过相生相克形成"网络系统"，从而实现整体性的调节控制。经络学中的人体经络系统就是包括经穴的生物电网络系统、经气的化学分子网络系、经脉的水网络系统，它们又彼此相互作用，形成一个更大的人体经络系统网络；进行内外环境变化的整体性调控。

"相生"与"相克"是事物不可分割的辩证统一，没有"生"就没有事物的发生和成长，没有"克"就不能维持正常协调关系下的变化和发展。阴阳五行学说的整体性观点认为：自然界一切事物的运动、变化都存在着相互资生、相互制约的关系，而且只有生中有制、制中有生，相反相成，才能运行不息。所谓"造化之机，不可无生，亦不可无制。无生则发育无由，无制则亢而为害"。（类经图翼）五行学说认为，宇宙间的一切事物都是由"木、火、土、金、水"五种元素的运动与变化所构成。"水为阴，火为阳"，就像阴阳是代表，五行也是五种特性与相生相克关系的代表，而决不要把它们理解为专有名词。"木、火、土、金、水"不仅具有相互资生和相互制约的关系，而且是在不断运动与变化之中，故称之为"五行"。五行学说用事物属性的五行归类及"生克乘侮"规律，来说明事物的性质以及各事物间的相互关系。"木生火、火生土、土生金、金生水、水生木"以此孳生，循环无穷；

"木克土、土克水、水克火、火克金、金克木"相互克制，往复无穷。相乘即相克太过，超过正常的制约程度，从而乘虚侵袭，是事物间关系失却了正常协调的一种表现。相侮，是相克的反向即"反克"，恃强凌弱，是事物间相互失却正常协调的另一种表现。"气有余，则制己所胜而侮所不胜；其不及，则己所不胜侮而乘之，已所胜，轻而侮之。"（素问·五运行大论）

任何一件事或物，都有"生我"、"我生"两个方面，不断地滋生形成正反馈，就像级联反应，一级促一级；任一事物又都有"克我"、"我克"两个方面，从而形成负反馈，一级抑一级。五行学说应用于医药学领域，就是以脏腑、经络为客观依据，用自然界一切事物变化的相生、相克和生克乘侮的规律，来分析、研究、归纳、解释人体的生理活动和病理变化，并指导临床的诊断与治疗；用于整体性研究和理解脏腑、经络的功能活动、相互影响及生理病理的变化。该整体性的研究方法是采用"比类取象"，即类比的方法和同构化的方法。例如："木"有生发的特性，自然界中"春季"和"东方"；五化的"生"；五色的"青"；五味的"酸"；五脏的"肝"；情感的"怒"；形体的"筋"；五官的"目"等等都属于"木"。这种用"五行"归纳事物的方法，基本上已不是"木火土金水"的本身，而是按其特点，抽象地概括出不同事物的属性。故五行实际上是一种不同属性的概括。不同的事物和不同的水平代表不同的东西。例如，五行在整体水平代表五脏，即五个系统：脾土（消化系）、肝木（免疫系）、心火（神经-循环系）、肺金（呼吸系）、肾水（生殖排泄系）；在细胞水平，则有细胞核（心火）制造蛋白质、细胞质（脾土）各种酶系进行新陈代谢、溶酶体（肝木）清除异物、线粒体（肺金）进行氧化、细胞膜（肾水）进行物质交流和排泄；在分子水平，则有核酸、蛋白质、脂肪、糖、无机盐；在离子水平则有钾离子、钙离子、氯离子、钠离子、碳酸根离子等等。"木"有衍生："生我"者为"水"；"我生"者为"火"；"克我"者为"金"；"我克"者为"土"，从而组成一个完整的反馈网络，构成人体的整体。用机体的整体性来指导临床的诊断和治疗。例如，"见肝之病，则知肝当传之于脾，故先实其脾气。"（难经·七十七难）

为了探讨西方医学认为彼此无关的脏器：肝（木）与肺（金），天津急救医学研究所进行了实验：在家兔门静脉中注入碳素墨水，5 小时后观察肺脏病变。结果实验组的㈢㈢㈣级病变分别为 4，4，2；而对照组 0，㈢级分别为 9，1；说明肝脏枯否氏细胞（木）被碳素墨水阻断 5 小时后即可出现肺（金）损害，中医"木侮金"有明确的物质基础。并在家兔门静脉及下腔静脉各取血作内毒素测定；此后自门静脉注入碳素墨水，5 小时后再自二静脉抽血，测内毒素。结果，下腔静脉中内毒素变为阳性，而对照组仍为阴性；由于枯否氏细胞被阻断而不能清除肠源性毒素，由此损害肺脏，所以"木侮金"的本质是肠源性内毒素的危害；实验不仅验证了"五行学说"的"木侮金"确有物质基础，更重要的是，"木侮金"在现代急救医学仍有现实意义，现代医学对肝脏和肺损害有直接联系的问题尚未有明确的认识[①]。可以认为，由于感染、创伤、休克等病因所引起的多脏器衰竭中，多数首先出现急性呼吸衰竭，而其成因可能和肝内枯否氏细胞及网状内皮系功能降低或丧失有关。中医应用了生克乘侮的规律制定了培土生金、滋水涵木、扶土抑木、壮水制火等许多具体的治疗方法，临床上取得了效果。

"旧的研究方法和思维方法，黑格尔称之为"形而上学"的方法，主要是把事物当作一成不变的东西去研究，它的残余还牢牢地盘踞在人们的头脑中，这种方法在当时是有重大的历史根据的，必须先研究事物，而后才能研究过程。必须先知道一个事物是什么，而后才能觉察这个事物中所发生的变化。自然科学的情形正是这样。认为事物是既成的东西的旧形而上学，是从那种把非生物和生物当作既成事物来研究的自然科学中产生的。——而当这种研究已经进展到可以向前迈出决定性的一步，即可以过渡到系统地研究这些事物在自然界本身中所发生的变化的时候，在哲学领域内也就响起了旧形而上学的丧钟。"[②]类比的方法可以使人们对其不了解或不能打开看的"黑箱"进行整体性的研究，了解其中各要素间的相互关系和规律。由于阴阳五行学说的辩证法思维和对人体的整体性认识，我们祖先放弃了对单一脏器的结构

---

① 王今达，等. 《中国中西医结合第二届全代会暨学术讨论会论文摘要汇编》1985，北京：217.
② 恩格斯. 《路德维希·费尔巴哈和德国古典哲学的终结》.

和功能的研究，而着重它们间相互作用、相互联系、相互资生、相互制约以及生克乘侮等规律，从而实现了方向向上的整体性研究，摆脱了形而上学的方法论，体现了中国人的聪明才智。这种生克乘侮的规律，不但在系统、脏器间存在，就是在细胞水平和分子水平等各个水平，也是全都存在。例如：在免疫系统除了 T 细胞负责细胞免疫，B 细胞负责体液免疫外，还有巨噬细胞负责提呈抗原；以及吞噬病菌的粒细胞；产生炎性物质和致敏物质的肥大细胞；消除抗原抗体复合物的红细胞免疫等，可分别类比为"火、水、木、土、金"，彼此生克乘侮。在 T 细胞中又可分辅助性 T 细胞（阳）和抑制性T 细胞（阴），分别如水火，彼此相克；此外还有记忆性 T 细胞、细胞毒 T 细胞、自然杀伤细胞等。

同样，辅助性 T 细胞（Th 细胞）又可分为 Th1 细胞和 Th2 细胞，Th1 细胞分泌 IL-2，IFN，LT（TNF-β）等。Th1 细胞产生的干扰素（IFN-γ）是活化巨噬细胞的细胞因子，而活化的巨噬细胞又分泌多种细胞因子，参与另一轮的调节。巨噬细胞分泌的 IL-12 可作用于 T 细胞和 NK 细胞。IL-12 的作用主要在于促进 Th1 细胞的发展。Th2 细胞分泌 IL-4，IL-5，IL-6，IL-1 和 P-600，主要帮助 B 细胞产生抗体。IL-5 促嗜酸白细胞分化、增殖；IL-4，IL-9，IL-10 促肥大细胞增殖，显示出细胞免疫和体液免疫彼此相生相克，有着生克乘侮的规律。IL-4 是由 Th2 细胞产生的具多种生物学活性的细胞因子，在机体免疫应答和造血调控中发挥重大作用。

生物分子需通过与膜上受体结合，才能将信息传递至胞内，从而使细胞产生一个生物应答反应。IL-4 受体的功能是与 IL-4 结合后，增强 PKC 活性外，还能逆转 TPA 引起 B 细胞 PKC 活性降低。PKC 参与了人单核细胞上 IL-4 受体（IL-4R）信号的传导。IL-4R 除了有膜结合型 (MIL-4R)，在膜上表达外，还有可溶性型（SIL-4R），存在于血清、腹水、尿液等体液中。SIL-4R 能与 IL-4 结合，使 IL-4 失活，可用于减轻移植排斥反应。因此不仅细胞因子等生物分子间彼此相生相克，相互影响，而且它们还可通过受体系统、胞内信使系统及蛋白激酶系统（PKA、PKC、TPK 等），通过分子网络，表现出"生克乘侮"规律，最终在整体上出现一个生物应答反应。可溶性受体

（SCK-R）除了与细胞因子（CK）结合外，还可作为细胞因子转运蛋白，将细胞因子运载至机体有关部位，造成局部高浓度区，高效发挥细胞因子的作用。它也是膜受体的正常代谢途径，由 MCK-R 代谢为 SCK-R 后，是活化的细胞恢复正常水平的一种方式。但只有 IL-6 例外，IL-6R 的结构特点是，其可溶性形式仍具完整功能。因 SIL-6R 与 IL-6 结合后仍能与胞上糖蛋白 GP-130 偶联，而介导 IL-6 信号，因此 SIL-6R 不是 IL-6 的拮抗剂，而是增强剂。IL-6 能抑制 P-53 基因的活性；而 P-53 基因产物能诱导细胞凋亡，表现出肿瘤抑制效应。将 P-53 基因导入 P-53 的小鼠白血病细胞株 M-1 后，会促使其进入程序性死亡（PCD），但这种作用可被加入培养剂中的 IL-6 所逆转。IL-6 是一种多效应的细胞因子，参与机体的免疫应答、造血调控、急性相反应等生理病理过程。IL-6 及其受体的平衡失调，均为影响机体的整体性稳定，进而导致免疫、造血、神经-内分泌系统的功能紊乱。各式各样的分子（细胞因子、生长因子、酶蛋白、递质、激素及其受体蛋白等）共同组成一个分子网络，在分子水平，按"生克乘侮"的五行学说的规律，相互制约，维持整体的稳定和平衡。

第四节　五行学说与自动调节控制

牛顿力学的辉煌成就促进了统治着 17 世纪至 19 世纪自然科学思想的机械唯物论世界观的形成。机械唯物论者否认客观世界的偶然性，把偶然性和必然性绝对地对立起来。维纳在《控制论》中指出："即使在引力天文学中也有逐渐衰减的摩擦过程，没有一门科学完全符合于严格的牛顿式样。"自动控制系统（包括动物）的特点在于它能根据周围环境的某些变化来决定和调整自己的运动。显然要建立关于自动控制的理论，不突破牛顿力学的方法，不摆脱机械唯物论的观点是绝对不可能的。维纳将系统的控制机制和现代生物学所发现的生物机体中某些调控机理加以类比，完成了《控制论（关于在动物和机器中控制和通讯的科学）》这部著作。其中所用"类比"的方法，与阴阳五行学说中的类比有异曲同工之妙。

故五行学说也可视为"相似行为理论"，这是一种整体性理论和整体性的思维方法。例如："五行"相当于自然界中的五季：春、夏、长夏、秋、冬；五方：东、南、中、西、北；五气：风、暑、湿、燥、寒；五化：生、长、化、收、藏；五色：青、赤、黄、白、黑；五味：酸、苦、甘、辛、咸等。这种以"五行"归纳事物的方法，基本上已不是"木、火、土、金、水"的本身，而是按其特点，抽象地概括出不同事物的属性。例如，木性的特点是生发、柔和，凡是具有这种特性的便概括称之为"木"。"木"在中国相当于"春天""吹东风"；而对于西欧则相当于"春天""吹西风"，因此西欧的"木"代表"西"；对中国，南方为热，是火，北方为寒，是水；而对于澳大利亚则相反，南方为南极是寒，是水；北方则为赤道，是热，为火。不同的地区，五行代表不同的内容。五行不是固定不变的。对于人体，五行相当于五脏的肝、心、脾、肺、肾；六腑的胆、小肠、大肠、膀胱；五官的目、舌、口、鼻、耳；形体的筋、脉、肉、皮毛、骨；情志的：怒、喜、思、悲、恐等。因此医学上所沿用的五行，实际上是五种不同属性的抽象概括。中国医药学应用阴阳五行学说，就是应用辩证法和"协同学"，根据事物属性的五行分类方法和生克乘侮的变化规律，具体地解释人体生理、病理现象，并指导着临床诊断与治疗。

运用类比原理可将人体的内脏分别归属于五行，以五行的特性来说明五脏的生理活动特点。如肝喜条达，有疏泄的功能，而木有生发的特性，故肝属"木"。心阳有温煦的作用，火有阳热的特性，故以心属"火"。脾为生化之源；土有生化万物的特性，故以脾属"土"。肺气主肃降，金有清肃、收敛的特性，故以肺属"金"。肾有主水、藏精的功能；水有润下的特性，故以肾属"水"。通过相生相克的正负反馈原理，可以说明人体脏腑组织之间生理功能的内在联系。如相生的关系有：肾（水）之精以养肝，肝（木）藏血以济心，心（火）之热以温脾，脾（土）化生水谷精微以充肺，肺（金）清肃下行以助肾水，它们彼此相互资生。相克的关系有：肺（金）气清肃下降以抑制肝阳上亢；肝（木）的条达以疏泄脾土的壅郁；脾（土）的运化可以制止肾水的泛滥；肾（水）的滋润可以防止心火的亢烈；心（火）的阳热可以制约肺金的清肃太过；这是五脏相互制约的负反馈关系。在病理情况下，脏腑间相互生克乘侮而互相影响。以肝（木）为例子，如肝病可以传脾，是"木乘土"；脾病也可以影响肝，是"土侮木"。也可以是肝脾同病，相互影响，即木郁土虚或土壅木郁；肝病还可以影响"心"（火），为母病及子；影响"肺"（金），为木侮金；影响肾（水），为子病及母。其他的如火、土、金、水，也都如此。病理上相互影响，这可以从多器官功能衰竭中明辨。它们完全符合于五行学说"反馈"的原理。

阴阳五行学说的内容也包括相互"反馈"的思想："阴阳"相互资生为正反馈，相互制约为负反馈；"五行"的生克乘侮也是"生我"、"我生"的正反馈和"克我"、"我克"的负反馈，共同形成一个相互联系的网络，实现自动调控，以维持整体的稳态和平衡。例如作为非特异性免疫的巨噬细胞，为多功能间质细胞，同所有体细胞一样，能对外来刺激起反应，这种反应是适应性的和选择性的；除了免疫作用外，它还在组织更新、胚胎发育以及组织重建、组织破坏、组织修复、组织新生、转移中起作用。不同组织中的巨噬细胞，如：神经视网膜的色素上皮细胞能选择性消化老化的视干细胞残片、睾丸精细管吞噬精子、对黄体细胞的吞噬、对退化乳腺的吞噬、对老化红细胞的吞噬等、均起着"木"的疏泄功能，是机体整体性功能活动中的重要一环。巨噬细胞来源于骨髓干细胞（单母-前单-单核细胞），进入外周血为单核细胞，再进入组织成为巨噬细胞，包括成为：结缔组织的组织细胞、肝的枯否氏细胞、肺的肺泡细胞、骨的成骨细胞、皮肤的朗罕氏细胞、中枢神经的小胶质细胞、脾及淋巴结的巨噬细胞等。在分子水平，影响巨噬细胞功能活性的微环境是来自巨噬细胞内外的细胞因子，即各种分子；而巨噬细胞本身又产生多种细胞因子（它能分泌100多种活性分子）分泌于所处的微环境中，以对组织细胞施加影响。受巨噬细胞活性分子作用后的细胞，又分泌多种细胞因子，这些细胞因子又通过不同途径作用于骨髓多能干细胞的产生，更新不同的免疫细胞和其他细胞，以形成多细胞因子相互作用的分子网络，彼此生克乘侮，进行自动调控，实现整体性协调。

在传统的生化反应动力学中，常把功能态描述成定态。现已明白，由于生化反应常是非线性的，混沌状态不能分解成有限个周期之和，但它能用决定性的生化动力学方程式来规定，即可以从足够的初始数据唯一地决定它以后的动力学行为，但对初始条件极其敏感。生命体的自组织是亿万年进化过程结果的产物。于现今的科学研究中，从遗传信息开始，无论取什么层次水平，都采用信息论或控制论等系统理论进行探讨，因为除此以外无法解决"什么是生命"这样一个世界性的问题，也不能解释生命现象的内在物质过程。机体中的任一层次、水平的任一基元，都可被看作一个既能接受信息又能发射信息的单元，由此建立了不同形式的同步聚合系统，人们以此近似地解释了机体的组织性。每个细胞都要不断吸取的营养是由脾（土）供给的；每个细胞都要不断进行有氧酵解以获得的能源，是由肺（金）供应的；每个细胞都要不断排除的废物，是由肾（水）排除的；每个细胞都要进行微循环的不断交流，是由心（火）提供的；每个细胞都要的解毒、排异等免疫保卫功能，是由肝（木）执行的；彼此生克乘侮，形成反馈联系，谁也离不开谁，共同维护机体的稳定。在分子水平，例如激素的作用方式通常是调控性质，换言之，激素不产生一个完全新的过程，它必须有正常的组织细胞和酶系统的存在，以产生作用。每种激素（包括内分泌激素和自分泌、旁分泌的免疫激素、神经激素等）不仅本身是调控者，其产量和有效机能通过负反馈，又受到其他因素的改变。垂体促激素的分泌率受其靶器官的分泌物的循环水平的调节（就是负反馈的自动调节），以保持稳态。反馈机制是自动控制系统的核心和灵魂。正如五行学说所指出，"木生火"，"火生土"，而"木克土"，使"我生"：木生火生土，不致太过；通过"木克土"（我克）保持反馈联系。同样，"水生木"，而"木克土"、"土克水"，是通过"我生"又"克我"以取得反馈联系。"金克木"，而"木生火"、"火克金"，这是"我克"又"克我"的反馈。"木克土"、"土生金"、"金克木"。通过"我克"的"土"所生的"金"来"克我"，形成反馈联系。这样共同组成一个完整的网络。例如，"水"，指体液，其调节就是通过反馈：由下丘脑的视上核及脑室旁核分泌的抗利尿激素（ADH）（"心火"，大脑的渴觉调节），通过调节肾脏的水盐代谢（"肾水"，肾脏的排尿机制），维持血浆渗透浓度的相对稳定；同时，ADH 的释放量，又受血浆渗透浓度的反馈调节。当细胞外液渗透浓度高于细胞内液时，刺激 ADH 的分泌；反之，在细胞外液渗透浓度低于细胞内液时，则抑制 ADH 的分泌。而血浆的渗透浓度又与蛋白质浓度（"脾土"，消化吸收的营养物质）相联系，还与植物神经系及免疫系对代谢等调节有关（"肝木"，疏泄、解毒、调节微循环），与细胞内的有氧酵解及三羧酸循环等（"肺金"供氧化及呼吸功能）相关。从而形成一个完整的调节网络，通过反馈相互联系。这就是阴阳五行学说的整体性和辩证法的科学内涵。

物质代谢中绝大部分化学反应在细胞内由酶催化进行，而且有高度的自动控制能力。目前认为，酶的高度严格的特异性及多酶体系的存在，可能是各种不同的代谢（无论是合成或是分解）能同时在一个细胞内有秩序进行的一种解释；可是从分子来看，更直接的调控来自胞内的负反馈机制：机体通过细胞内代谢物浓度的改变来调节某些酶促反应的速度，作为细胞水平的代谢调节。一条代谢途径的产物过剩后，可通过使酶蛋白异构化，进行异构调节，使该产物的前身用于其他代谢途径。例如在有氧条件下，由丙酮酸而来的乙酰辅酶 A 可合成柠檬酸，参与三羧酸循环；但如若柠檬酸过多，则又可抑制磷酸果糖激酶和激活乙酰辅酶 A 羧化酶，这样就可以使丙酮酸倾向于糖异生，使乙酰辅酶 A 用于脂肪酸合成，避免了柠檬酸堆积。柠檬酸（三羧酸）循环使糖、脂肪、蛋白质的代谢，不仅相互资生、相互制约，而且可相互转换、彼此相通、彼此协调。在生物化学中振荡的动力学对生物钟功能、细胞内外信息交流、传递和细胞分化、增殖起着特别重大的作用。为满足活细胞在能量、发育、修复、通信和废物处理等方面的要求，代谢活动常被严格调控。其调控方式在分子水平已发现的有：1. 底物和产物抑制；2. 反馈相反作用；3. 变构效应；4. 作用部位、核蛋白和受体等的可逆化学修饰；5. 遗传控制；6. 自催化；7. 吸引子等。代谢活动自动调节控制的基本原理是反馈，这是阴阳五行学说的核心。

第五节　阴阳五行学说的类比原理

反馈现象的哲学意义在于，事物和现象的原因和结果的因果观，也是事物间相互联系、相互制约的普遍形式之一。在无限发展的因果链中，每一种现象的发展过程都是互为因果的，现象的因果联系也经常可互换位置。阴阳五行学说正是反馈原理的总结和运用。反馈就是因果相互作用的辩证法。客观普遍的因果联系的具体表现是复杂多变的：一因多果；一果多因；同果异因；同因异果；多因多果；复合因果等。因果联系必须要作全面具体的分析。因此中医有"异病同治"和"同病异治"。五行学说就是从整体上了解彼此间的反馈联系和相互间的因果联系。肾水之精以养肝木（水生木）；肝木的条达可疏泄脾土的壅郁（木克土）；脾土的运化可以制止肾水的泛滥（土克水）；肝木藏血以济心火（木生火）；心火之热以温脾（火生土）；而肾水的滋润又可防止心火的亢烈（水克火）；脾土化生水谷精微以充肺金（土生金）；肺金的清肃下行以助肾水（金生水）；而心火的阳热可以制约肺金的清肃太过（火克金）；以不断的前因后果的形式，形成不断的反馈联系。这就是五脏相互资生、相互制约的反馈联系。根据协同论即"相似行为理论"及"类比"原理，五行学说可用于：人体与外界环境、四时五气、饮食五味、发病机制、疾病诊治及中药的运用原理等。

例如，中医"阴虚"的临床表现，除见形体消瘦、口燥咽干、眩晕失眠等阴液不足的临床症状外，还常伴见五心烦热、潮红盗汗、舌红绛、脉细数等阴不制阳、虚热内生的资候。"高渗脱水"是细胞内的水向外转移，临床表现为：烦渴、高热、尿少、易激惹、腱反射亢进及细胞脱水（舌红绛）等症状，皮肤弹性及循环改变不大。中医和西医描述的临床症状极其相似。中医的"阳虚症"，除见神疲乏力、少气懒言、蜷卧嗜睡、脉微无力等气虚机能衰减的症候外，常兼见畏寒肢冷、口淡不渴、尿清便溏或尿少肿胀、面白舌淡等"阳不制阴"、水寒内盛的症候。西医的"低渗脱水"，即水向胞内转移，胞外液及血容量均减少、循环不良为突出症状，如四肢厥冷、血压下降、脉细微无力、冷汗、皮肤粘膜苍白、皮肤弹性低下，体温一般不高，也不口渴。可进行类比。而对"水"（胞外液）的调控在整体上有：肾脏（肾水）对尿液的排除，受神经系（心火）的渴觉和下丘脑抗利尿激素以及促甲状腺分泌激素等对代谢的调控；还受肺吸入的氧（肺金）对三羧酸循环的有氧酵解而生成的代谢水的补充；而由消化系（脾土）吸收的营养组成的血浆蛋白，构成的渗透压与胞内渗透压之间的差，又反馈调节 ADH 的分泌；正常人的血容量和钠钾平衡又不断受到肾素-血管紧张素-醛固酮系统的反馈调节（肾素作用于基质产生血管紧张素，血管紧张素又反馈抑制肾素的分泌；血管紧张素（肝木）调节醛固酮的分泌，醛固酮又受钾的反馈调节：钾过多时分泌增加，缺钾时分泌受抑等）。此外，还有植物神经及微循环和免疫功能等的影响，形成一个神经-内分泌-免疫系及循环系-泌尿系-消化吸收系-呼吸系等组成的完整网络，通过反馈，相互联系。

一般来说，阳即是火（代表能量），阴即是水（代表物质）。水又是由阳离子（H^+）和阴离子（OH^-）组成。在肿瘤的电化学疗法治疗中：正电极释放质子（H^+），使 PH 值下降到 1，蛋白质在酸性环境下凝聚沉淀；而阴离子（OH^-）由正极移向负极，（OH^-）的集中使组织碱化，PH 值上升到 12～14；Na^+、K^+移向负极，并带走大量水，使负极处发生水肿，而正极处脱水，肿瘤组织干缩、变性、坏死。电极处产生的 O_2、Cl_2、H_2 等气体使肿瘤区产生气肿、空穴，并从绝缘套管逸出气泡和组织液。根据五行学说，除了阴阳离子（H^+、OH^-）外，还有"生我"、"我生"、"克我"、"我克"的其他离子；如通过钠（钾）泵（H^+-Na^+-ATPase）等离子通道进行离子交换；交换钾离子（K^+）的是快通道，交换钙离子（Ca^{2+}）的是慢通道；而胞内的钙离子浓度 又是细胞增殖、分化等的重要第二信使物质；通过与钙调蛋白（CaM）的结合，激活蛋白激酶 A（PKA）引起细胞的生物效应。而阴离子（Cl^-、HCO_3^- 等）则又可与 OH-竞争结合阳离子；Cl$^-$通道作为抑制性递质，在神经的信息通道中起重要的反馈抑制作用；而 HCO_3^- 在传递代谢产物 CO_2 中亦起重大作用。这样，H^+、K^+（Na^+）、Ca^{2+}、OH^-、Cl$^-$、（HCO_3^-）等，也彼此有相互资生、相互制约、彼此生克乘侮起反馈作用，使生中有制、制中有生、相反相成。

类比原理在数学上就是分形(Fractal)理论。分形定义为其组成部分和整体以某种方式相似的形；这里的某种方式为自相似或自仿射①。遗传物质 DNA 的复制过程常形成一个分形。奇怪吸引子的分形维数常在 2 和 3 之间。分形理论是非线性科学一个活跃的数学分支，它在传统的几何学基础上更加准确地描述自然界千姿百态的构型与现象。其定义为：其组成部分和整体以某种方式相似的形叫分形。构成自相似分形的方式较多，如不断分支和连续内插。遗传物质（DNA）一分为二的复制过程，以及树枝的生长过程，常形成一个分形。自相似的思想可从周易的"无极而太极，太极生两仪，两仪生四象，四象变八卦"；"仰则观象于天，俯则观法于地，观鸟兽之文与地之宜，近取诸身，远取诸物，始作八卦，以通神明之德，以类万物之情"，以及《内经》中"耳者，宗脉之所聚之"（耳针的穴位在耳壳上正像一个胎儿；正好表达了分形的思想）。自相似集是沿各个方向的伸缩比都相同。若各个方向的伸缩比不全相同，则得自仿射集。具有自仿射集的体系也是"分形"。在研究机体复杂的形态及生命过程复杂变化的规律方面，分形理论显示出强大的生命力，成为人们研究的有力工具②。

在自然界，可以证明，尽管系统的组成部分或其基元各不相同，但在某种限定条件下，在外观上不同的系统之间，存在着深刻的类似。可以找到"自组织"过程的一般原理：给系统输入能量或物质，使系统变为开放系统，这时系统会呈现出新的性质，转变为时空上或功能上有序的状态。这种显示宏观有序的类似，可视为"相似行为"，这也是"协同论"的主要观点。生物中表现出各种优胜结构和各种高度协调的过程，生命系统中有许多振荡反应，生物化学中的振荡动力学在生物钟功能、细胞内外信息传递和细胞的分化、增殖中，起着特别重要的作用。值得指出，在非均匀的非线性生化系统中，会存在极为丰富多彩的时空行为。周期反应是形成生物钟的基础，还有一些具有生理意义的周期变化，如细胞周期、脑电波、心律、月经周期等生物节律也与内外环境的周期性变化有关，即"天人合一"。

① 朱大栖.《朱大栖获奖论文选编》科学技术文献出版社，2002，北京：168.
② 朱大栖.《朱大栖获奖论文选编》科学技术文献出版社，2002，北京：168.

第十章 营卫气血学说——机体水网络系统的整体性认识

　　阴阳五行学说认为，阴阳的物质基础就是气血："气"为"阳"，"血"为"阴"。"气血"有"阴阳相随、互为依存"的关系。"气血学说"的实质就是，机体的蛋白质全都处于"水居"状态。无论细胞内外，有活性的蛋白质分子（"气"）通常形成亲水性胶体颗粒；这种颗粒具有两个稳定因素，即颗粒表面的水化层和表面电荷。不同蛋白质各有特殊的结构和负载电荷，并随着不同的内环境而改变其大小、电荷和结构，甚至在内部电场中复合蛋白质可被解离成不同的碎片，并以不同的速度在该电场中泳动，这是大家都熟悉的"蛋白质电泳"现象。在人体内部，蛋白质电泳有极其重要的功能，就是"经气"（蛋白质）在"经穴"（电场）的作用下，沿"经脉"（淋巴管道）电泳，从而形成"气血运行"，这是经络学的新的淋巴液（胞外液）微循环理论。

　　"气血学说"中的"血"就是指血液和体液的微循环，包括毛细血管、胞外液及淋巴液循环，最后全都并入血液循环的体液（水）系统。脏腑学说则认为：人体气、血津液在生理上既是脏腑功能活动的物质基础，又是脏腑功能活动的产物。故"血气不和，百病乃变化而生。"经络学说（《素问·调经论》）则认为："经络是气血运行的通道"；人体经络系统是沟通表里上下、联络脏腑组织、运行全身气血以调节体内各部分的通道，故不可不通。"经脉者，所以决死生，处百病，调虚实，不可不通。"（《灵枢·经脉篇》）所以，气血学说不仅是阴阳学说的物质基础，也是脏腑-经络学说的物质基础。

　　气血学说的实质，是唯物论，也是阴阳学说的物质基础："气属阳，血属阴；气为血帅，血为气母。"生命活动的物质基础是处于"水居"状态的蛋白质。"气"指各种各样存在于体液中的蛋白质，"血"则指机体的体液系统（包括胞外液、淋巴液和血液系统）。恩格斯指出："生命是蛋白体的存在方式"。生命最主要和最本质的运动形式就是蛋白质反应，例如：酶蛋白催化各式各样的代谢；受体蛋白和配基结合介导各种信息并进行调控；抗体结合外来抗原以及细胞因子介导细胞免疫应答，核内 DNA 结合蛋白调节基因表达等等。几乎所有的生命活动中都有一系列蛋白质在起催化或调节作用。这些蛋白质都是由基因所编码，所以同一逻辑也可应用于各种生命活动的剖析中，包括细胞分裂、形态造成甚至行为等。毫无疑问，生命现象仅发生于"细胞"的系统内，对生命和疾病的研究重点应移到细胞水平上来，这是毫不奇怪的。然而生命物质和功能的特点之一就是在简单的分子一级结构内，要记录下以后各级极为复杂的结构和功能。"气"——蛋白质，"血"——体液系统，构成了人体生命活动的基础。

　　细胞与周围环境不断进行物质、能量、信息的交流主要通过胞外液及其它体液微循环。血液微循环受神经、体液，特别是受局部体液的反馈调节，而且还有特殊调节被动调节、和自我调节等形式。不同脏器的微血管所以呈现出不同的调节形式，其原因可能与神经、受体、微血管内皮细胞调节等有关。血液微循环一般说来由小动脉、中间小动脉、毛细血管前括约肌、真毛细血管、直通毛细血管、动静脉吻合支和小静脉，这七部分组成。它通过控制组织的血流量，进而影响全身组织细胞的血供；决定血液与细胞间的物质交流；影响血管内外的液体分布。水和非蛋白质物质以渗透扩散方式通过毛细血管壁，而蛋白质和其他大分子颗粒物质则以囊泡吞饮方式通过毛细血管内皮细胞；毛细血管壁的外层还有肥大细胞和一些游走细胞等。细胞的周围环境与微循环相关。

第一节　"气"学理论

中国医药学的理论基础是唯物论，其物质基础就是气学理论。气学理论认为："人以天地之气生"；"天地合气，命之曰人。"（《素问·宝命全形论》）"气和而生，津液相成，神乃自生。"（《素问·六节脏象论》）意思是，人是物质的，靠天地之气而生养；人的生命活动也是以"气"为物质基础来进行的。精气神学说、气血学说、营卫学说等都是"气"学理论的组成部分之一。

由于人体中的"气"有不同的来源和功能特点，因而就有不同的名称。

1. 元气，又名真气，"真气者，所受于天，与谷气并而充身者也。"（灵枢·刺节真邪篇）就是说，真气是机体正常的蛋白质，要由先天之精——染色体上的基因，经转录、翻译、合成蛋白质；这就是"精能生气"。禀生之后又要水谷精微的滋养、补充。这意味着，在生成基因产物时需要从食物中不断获取氨基酸等原料。人体各脏腑组织要得到元气的激发，才能各自发挥其不同的功能。各脏腑、组织、细胞通过产生各式各样的"真气"，维持机体的各种正常功能活动。"经气"是经络之气，也就是指"元气"或"真气"，它运行于经络之中，而经络是全身气血运行的通道。

2. 宗气，"宗气积于胸中，出于喉咙，以贯心肺，而行呼吸也。"（灵枢·邪客篇）这是指出宗气是由肺吸入天地之清气（O^2）与脾胃运化而来的水谷之气（血红蛋白）结合而成（氧合血红蛋白），推动心血的运行（给组织细胞供氧、供血）。组织细胞获取氧后，通过有氧酵解，产生 ATP，供给组织细胞以能量。"脏腑之气"就是指五脏六腑的组织细胞所分泌的蛋白质，例如，肠胃道分泌的胃肠激素、心脏分泌的心房肽、心钠素等。

3. 营气，"营者，水谷之精气也，和调于五脏，洒陈于六腑，乃能入于脉也，故循脉上下，贯五脏，络六腑也。"（《素问·痹论》）营气主要由脾胃中的水谷精微所化生，分布于血脉之中，成为血液的组成部分，而营运全身。我们认为，营气主要是指血浆蛋白质，包括各组织细胞分泌到血液中的各种蛋白质（如酶蛋白、神经肽、各类生长因子、各细胞因子、各抑制因子等），即血浆蛋白。其代表有：血清白蛋白，它是由一条 580 个氨基酸组成的单链，有 17 个二硫键，形成 18 个环，二二成双，成 3 个小双环（S）和 6 个大双环（L），而且大（L）小（S）双环有规律地排列成：NH2-LSL-LSL-LSL-COOH。它的前二个区域（NH2-LSL-LSL）的功能是结合芳香族分子（如芳香族氨基酸、药物、胆红素等）；后一个区域（LSL-COOH）是结合与前者大不相同的脂肪族分子（如脂肪酸）；然后在血液中运输这些营养分子给组织细胞。就这样，一个蛋白质分子执行二方面的功能（运载芳香族和脂肪族分子）。有趣的是在用胃蛋白酶或胰蛋白酶轻微水解这个蛋白质分子后，尽管它被裂解成较小的片段，但它们之中的每一个还是能够具有各自的功能，即被分开的片段仍可以和芳香族或脂肪族的分子结合，运行于血中，给组织细胞供应营养。血液中还有各式各样的酶系，彼此相互影响、相互制约，如血凝系、纤溶系、补体系、激肽系等等。血液中的各种水解酶几乎都是以酶原（zymogen）的形式存在。机体由于受伤或发生抗原-抗体反应时，均可使这些酶原活化。例如凝血系由XII因子(Hageman 因子)从未活化向活化型转换时，各凝血因子相继活化，生成纤维蛋白完成凝血。纤溶系，在纤溶酶原被活化为纤溶酶后，纤维蛋白发生溶解。激肽系，由 Hageman 因子活化或激肽释放酶作用于激肽原，释放激肽。补体系当抗原-抗体复合物与补体 1（C1）结合而活化，引起一系列补体反应，发生溶血或溶菌。它们在血液中密切联系而活化导致各种酶反应，完成止血、纤维溶解、调节血压、防御感染等各种生理功能。

4. 卫气，"卫者，水谷之悍气也。"（《素问·痹论》）"卫气者，所以温分肉，充皮肤，肥腠理，司开合者也。"（《灵枢·本藏篇》）这指出了卫气具防御外邪入侵、护卫肌表的功能；其性质滑疾强悍，即活动能力强且行动迅速；卫气不受脉管的约束，运行于血脉之外，外而皮肤肌肉，内而胸腹脏腑，遍及全身。我们认为，"卫"是保卫的意思，是指机体的免疫防御功能，卫气是运行于血脉之外的淋巴系统：T 淋巴细胞负责机体的细胞免疫；B 淋巴细胞负责体液免疫。淋巴细胞分泌的各种淋巴因子、免疫球蛋白（抗体）是卫气的主要成分。例如免疫球蛋白（Ig）：它有两条链，一条是轻链（L），一条是重链（H），末端为轻链与重链的与抗原结合的可变区（V 区），接着是重链的恒定区（CH）与可变区结合区（CH1），中间是可活动的枢纽区，然后是补体结合区（CH2），最后是和细胞膜相作用区（CH3），这 4 个功能区在一条多肽链上，相互配合，为执行共同的免疫功能而各自起着一定的作用。各种淋巴因子如白介素（IL）介导细胞间的相互作用；干扰素（IFN）具抗病毒、抗肿瘤等功能；趋化因子吸引白细胞等。

5. 气学理论中各式各样"气"的含义还有上千种，《内经》的灵枢 76 篇经文中，有 1063 个"气"的概念。但其实际上"气"主要是指各种蛋白质及其功能活动。例如，"脏腑之气"就是各脏腑生成的功能性蛋白质因子，而"邪气"可以认为是指病毒、细菌等微生物的异性蛋白等，侵入人体引起疾病的病因。

第二节　"水居"的蛋白质

"气"的物质基础是蛋白质。蛋白质分子由氨基酸加其他成分组成。氨基酸间的肽链顺序（一级结构），决定了其后二级、三级、四级结构的空间立体构型。立体构型的总趋向是使这种分子外形的自由能的总量，在该条件下保持在最小程度。一切大分子都有改变形态使其内部构件调换位置的能力，即改变构象的"变构效应"。在蛋白质分子中这种改变构象的效应被定向用于完成一定的功能。这种变构效应也是一种反馈调节。例如，当底物被酶催化时，酶的活性原子团就移动位置，生成的产物就成为酶的抑制剂。蛋白质是最有效的分子机器，如酶就要比非蛋白质催化剂所催化的反应快数十亿倍，而受体蛋白系统则是机体调节控制系统的核心成分等。

机体的蛋白质全都处于"水居"状态，无论细胞内外，有活性的蛋白质分子通常形成亲水性胶体颗粒，这种颗粒具有两个稳定因素，即颗粒表面的水化层和表面电荷。不同蛋白质各有特殊的结构和负载电荷，并随着不同的内环境而改变其大小、电荷和结构，甚至在内部电场中复合蛋白质可被解离成不同的碎片，并以不同的速度在该电场中泳动，这是大家都熟悉的"蛋白质电泳"现象。在人体内部，蛋白质电泳有着极其重要的功能，这就是"经气"（蛋白质）在"经穴"（电场）的作用下，沿"经脉"（淋巴管道）电泳，从而形成"气血运行"；这是中西医结合学的新的淋巴液（胞外液）微循环理论，它填补了世界医学中体液(胞外液)循环机制的空白。

生物反应的最大特点之一是蛋白质分子具有高度的相互识别能力，它所以有这种能力在于蛋白质分子与生物分子间相互作用有高度的专一性。例如，酶与底物作用的专一性使胞内代谢有序地进行，对于识别异己的加以排除的免疫现象是基于抗原-抗体反应的专一性等。规定蛋白质分子作用专一性的是其特定部位的立体条件和电子性质。受体蛋白质具有识别和结合"配体"的功能，并传递由此产生的信息，激活胞内信使系统，引起细胞产生生物效应。受体蛋白识别和结合配体后引起蛋白质的变构效应，变构后激活腺苷环化酶使 ATP 生成第二信使 cAMP，引起细胞应答；或激活 G 蛋白引起后继反应；或激活磷脂酶，水解磷脂酰肌醇，生成第二信使（DG，IP3）引起细胞应答等。电子结构论认为蛋白质最活性的位置是反应的活性部位，酶的作用在于通过底物和它之间的电子移动，导向对称性有利的方向。W-H（Woodward-Hoffman）法则："考虑反应前后，如果保持了轨道的对称性，对称性容许则进行反应，对称性禁止则不起反应。"这说明，分子所具有的电子轨道对称性对规定化学反应的专一性极为重要。所以，关于反应发生的专一性不少是由立体条件和电子条件决定的。分子之间通过相互的电子能级识别可能反应的对象。在溶液中分子之间不形成电荷转移络合物，而以弱偶合状态发生电子移动。按此理论电子转移有方向性，并已得到实验证实。关于此电子转移方向性的存在，在有序的机体内可能起重要作用。

蛋白质分子是一种在结构上和功能上都十分敏感的物质，它可因环境细微的变化而改变自己的构型，进而改变自己的功能特性。蛋白质分子处于"水居"状态，由于水的介电系数为 81，在水中电荷相互作用力要减少约 80 倍，这与处于"陆居"的机器大不相同。蛋白链以一定的方式卷曲，只有在卷曲的状态下，蛋白质分子才能完成各种功能。任何分子结构中，原子总是趋向于紧密相连的。在蛋白质分子卷曲成球形的内侧，通常是由疏水氨基酸残基所组成的，而外侧常由亲水的氨基酸残基所组成，只是在个别的节段上可以见到呈螺旋形。因而蛋白质分子通常在外侧带有"水鞘"。这样的水分子构成了容易形成氢键的配位形式，在生物体内氢键系到处被巧妙地利用是由于它具准确度和不稳定度。

随着人类基因谱全部搞清，基因编码的全部蛋白质的氨基酸结构也即将公布。蛋白质通常有四级结构：氨基酸以共同的肽链连接成线性，称一级结构（primary structure），即组成肽链的氨基酸顺序；在二维空间中形成 螺旋状、β 片状或松状的肽链称二级结构（secondary structure），包括各种形式肽链间的相互作用；到了三维空间，肽链盘绕成一个球状、杆状或线圈状的整体，是为三级结构（tertiary structure），有时由双硫链联结；四级结构（quaternary structure）则是指二个或多个三级结构的亚单位（subunit）在整个蛋白分子中的聚合状况（如 Hb 由 4 个契合）。蛋白质主要组分是没有支链的多肽链。肽链是由许多 L-α-氨基酸经酰胺键（amid bond）连在一起构成的。链的开始是氨基端（N-terminal），终止是羧基端（C-terminal）。蛋白质的结构不是固定不变的，而是处于不地运动。蛋白质在溶液中的结构常保持一种动态。经荧光猝灭（Fluorescence queneling）、氢氘交换（hydrogen- deuterium exchange）及核磁共振（Nuclear magnetic resonance）等方法测定蛋白溶液中确有几个构象同时存在。蛋白质除有一般结构的特点外，活性蛋白为适应环境的需要，构象会随时调整，这称为"变构效应"。在失去这种变构的能力时，蛋白也就失去了活性。蛋白质分子结构富于弹性（既有刚性又有柔性）能适应环境，使构象发生种种变化，其原因在于：1. 蛋白质分子通常包裹紧密，表面上有坑穴，平常填满水分子；2. 酰胺键、α-螺旋、β 折叠片等结构要素，在各蛋白质分子中几何构型通常一致，多数也能有偏差；3. 象 Leu，Val，Phe 一类非极性侧链通常深埋于分子内部，远离水溶剂，而 Lys，Asp 一类离子性侧链，多呈现于分子表面，易和溶剂（水）接触。例外时，必有其特别的作用：如离子性氨基酸天冬氨酸等深埋于内部则可能参与活性中心作用；非极性的侧链如暴露于分子表面，常会用来捕捉非极性底物或用以和细胞膜结合；4. 分子内部的极性基团通常都经由氢键配成对，变成非极性，有助于蛋白质分子的特殊构象；5. 大分子通常包括几个功能不同的结合部位，其拓扑型在各亚基间略有不同，不同亚基发挥各自不同的作用，如调节亚基、催化亚基、受体部位影响 G 蛋白不同亚基。在蛋白质的二级结构中 α 螺旋（α -Helix）形式是最重要的一种。α 螺旋是右手螺旋亦即从 N-端到 C 端扭转的方向是类似右手型的螺旋。在 n 与 n+1 氨基酸之间的酰胺键和 n+3 与 n +4 氨基酸之间的酰胺键有氢链维系着。脯氨酸只用于螺旋结构休止处。α 螺旋每转一圈约含 3.6 个氨基酸残基，由氢键联成。β 折叠片（β -sheet）一类呈平行方向，另一类呈反平行方向。β 转角（β -turn ）包含 4 个氨基酸，能使多肽链折回 180 度，如此逐使蛋白分子由线形变成球形。β 转角已知有 11 种不同形式。因此蛋白质分子就像是一架复杂的纳米级的分子机器，α 螺旋似电感器，β 折叠片似电容器，还有一些电阻器和天线（糖基链）等装置，构成了接受和发射电磁波的信息机器。

第三节　机体水系统——"血、津、液"

中医认为，"血"是脉管中的红色液体；"津"、"液"是体内各种正常水液的总称。血津液组成了人体的水液系统。"气血学说"中的"血"实际上是指机体水系统。

"血"、"津"、"液"等水系统中的主要成分是"水"。水由氢和氧组成（H_2O），但严格地说，氢有 H^1、H^2、H^3，氧有 O^{16}、O^{17}、O^{18}；这些氢和氧可组成 18 种不同的"水"，以不同的比例存在于"水"这种混合物中。水通常会自发地离解为阴离子 OH^- 和阳离子 H_3O^+，所以水是电导体。另外，水分子总是力图相互连接，结果每个水分子就同周围 4 个水分子连结起来，形成一个具有无数空格的巨大"聚合物"；有时这些格子发生部分变化，产生类冰结构的链状、环状或螺旋状。在水分子中，阳电中心和阴电中心都十分有力地"拉开"着，在水中任何两个相反的电荷之间的相互吸引将比在空气中约弱 80 倍，所以"水"是溶解力最强的物质之一。同时，水中的溶质成分又能显著影响水的结构，相互作用使进入水中的离子周围立即形成水化膜，水的偶极子在这层膜中以一定顺序排列。蛋白质分子溶于水后，形成亲水性胶体颗粒，它具有两个稳定因素，即颗粒表面的水化层和电荷。蛋白质作为带电颗粒，它要在电场的作用下移动，这就是大家熟悉的"电泳现象"。我们认为，这种"电泳"在有生物电的机体内，是使机体体液系统发生循环运行的机理之一。蛋白质颗粒（经气）在神经末梢电场（经穴）的作用下，由胞外液进入毛细淋巴管并沿带电场的淋巴管道（经脉）泳动，胞外液的减少从而带动真毛细血管的被动开放，这就是"气血运行"的实质。

机体的体液系统是一个匀化系统、交流系统、交换系统和内稳定系统。早在一百多年以前，法国生理学家伯纳德就断言，机体体液是保持机体稳定的条件。他还提出了三种体液成分：血液、淋巴液和胞外液依序相续的推测。这与我国的"气血学说"不谋而合。胞外液具有类似于古代海水中的离子成分。这部分体液构成围绕细胞的内环境，并且是细胞与外界环境进行物质、信息、能量、交换的介质，是维持内环境稳定的物质基础之一。而血液则是最重要的胞外液，血液微循环则是机体水系统循环的核心。

新生儿的体液约占体重的 80%左右，成人约占 60%，人体内的"水"占很大比重。水系统内的水，除一小部分以自由状态存在外，大部分则与体内的蛋白质、蛋白聚糖等相结合而存在，这使人的皮肤及组织、器官具有完好的形态且富于弹性。"水"是构成血、津、液的主要成分。血中之"水"，与组织液（津液）中之"水"不断进行着交流，保持动态平衡。这种动态平衡的维持，依赖于毛细血管血压、毛细淋巴管的回流、血浆及组织液中蛋白质的胶性渗透压及蛋白质的泳动等各种因素的相互制约和对立统一。水在组织液中潴留过多，称为"水肿"；而在机体的水分排泄过多或摄入不足时，则可造成"脱水"。

体内能量的产生通过对营养物质（葡萄糖、脂肪酸、氨基酸等）的酶解（有氧酵解），生成"水"和 ATP 供能，而这些酶蛋白（"气"）的催化作用，必须在"水"溶液中才能进行。而酵解供能又可获得"代谢水"，每天约有 300 毫升左右的代谢水，这也是机体获"水"的来源之一。蛋白质分子（"气"）是一种在结构和功能上都十分敏感的物质，它是极为有效的分子机器，但它必须存在于"水"（体液）中才有活性。它可因内外环境的细微变化而改变自己的构型，进而改变自己的功能和特性。蛋白质分子链通常卷曲成一种非常奇特的形状，其内部通常是由疏水氨基酸所组成，外侧则由亲水氨基酸所组成，只是在个别的节段上可见有呈螺旋形的结构，因而蛋白质分子外面通常带有"水鞘"。这样的水分子就构成了容易形成氢键的配位形式。在生成了的氢键系统中，从右侧加入质子，会从左侧游离出质子，水又回到原来的状态。电子转移的方向正好相反。这样，通过中间的水鞘能容易地发生电子转移。机体内的氢键系统到处都被巧妙地利用，这是由于它既具准确度又具不稳定性。

带有电荷的蛋白质颗粒（"气"）在电（磁）场中必然发生泳动，这将带动一些"水"一起流动；而"水"的流动，又必然导致组织液-淋巴液的流动，改变毛细血管内外的压力，使真毛细血管开放、血液流动。这就是"气行则血行"、"气滞则血瘀"的"气血运行"的实质。

"血主濡之"（《难经》）。血起营养和滋润的作用。"肝受血而能视，足受血而能步，掌受血而能握，指受血而能摄。"（《素问·五脏生成论》）"血和则——筋骨劲强，关节清利矣。"（《灵枢·本脏篇》）血液流布全身，运行不息，以供给机体各个脏腑组织的需要。"腠理发泄，汗出溱溱，是为津。谷入气满，淖泽注于骨，骨属屈伸，泄泽，补益润泽，是谓液。"（《灵枢·决气篇》）"津"存在于气血之中，以利于气血的流行通利；"液"不与气同行，只藏于骨节筋膜、颅腔之间，以滑利关节、滋养及髓。因"津、液"同源于水谷所化生，通常合称"津液"，津液主要有滋润、濡养的作用。"营气者，泌其津液，注之于脉，化以为血。"（《灵枢·邪客篇》）说明营气是血液的主要组成部分，对于血液的生成具有重要作用。"气"、"血"、"津液"三者在功能活动方面既相互促进，又相互制约。三者的组成，虽各有特点，但也有许多相互关联之处。它们之间既密切又复杂的关系，经常反映在生理、病理、辨证论治等方面。血和津液是机体的体液系统，都以营养、滋润为主要功能；生理上津液是血液的重要组成部分，"中焦出气如露，上注溪谷而渗孙脉，津液和调，变化而赤为血。"（《灵枢·痈疽篇》）；相反，如血中的一部分渗出脉外，也就成为津液。"血"和"津液"都属于"阴"，而"气"则属于"阳"。

因此气血学说实际上是包含了"气"、"血"、"津液"三者相互关系的内容；即蛋白质分子及其所在的水系统；这是生命活动的物质基础。疾病是"血气不和，百病乃变化而生。"（《素问·调经论》）而治疗则为："疏其血气，令其条达，而致和平。"（《素问·至真要大论》）

第四节   微循环

微循环（microcirculation），包括血液微循环（microhemocirculation）和淋巴微循环（lyphatic microcirculation）。各种脏腑、组织、器官，有各自不同的微循环单位（microcirculatory unit），它是组成脏腑组织的最小功能-形态联系单位。微循环主要由各种大小不一的微血管及流动在其中的血流所组成。这是一个匀化系统（homogenized system），也是一个交换系统（exchange system）。它保证对组织细胞的血液供应，保证对各脏腑组织的灌流（perfusion），这是脏腑、细胞能执行正常功能的必要前提。如果微循环不能保证血供，则微循环作为原发部位（primary site）或"原始应答器官（primary response "organ"），可参与很多病理过程。"血气不和，百病乃变化而生。"

微循环中的微血管受神经、体液调节，特别是局部体液的反馈性调节及特殊的调节，包括自我调节和被动调节等。不同脏腑的微血管（主要是微动脉）所以呈现出不同的调节形式，其原因可能与神经分布、受体的不同及微环境因素等有关。动-静脉短路开放是微血管对灌流量调节的一种方式。某些特殊情况下，微循环中的微动脉可以不经真毛细血管而直接与微静脉形成短路，一般它在β受体受刺激，或微动脉与短路交界处跨壁压力增高时开放。在应激状态或某些病理状态（如休克）时可发生，其目的是使血液迅速通过组织，以保证足够的回心血量；但动-静脉短路是非营养通道，在某些病理情况（如休克）下它持续大量开放，使氧和营养物质的运送严重受障，可对机体组织、细胞造成严重损害。

真毛细血管是微循环的"营养通路"，是微循环的核心，其血液灌流带给各组织细胞"氧"和其他营养物质，同时带走"CO_2"和代谢产物。真毛细血管壁仅由一层内皮细胞组成，没有平滑肌，因而通常认为毛细血管是被动舒缩的，它发生在毛细血管前括约肌主动收缩之后，并紧接着产生毛细血管内压降低，此种被动的管腔萎陷可导致毛细血管的完全关闭，此时扁平的内皮细胞变成球形。可以观察到微血管存在有节律性舒缩，称为微血管运动现象（vasomotion）。毛细血管的这种节律性开放和关闭的现象每分钟约发生0～12次（此被称为血管运动计数，VMC），同时伴有节律性血流加快或减慢，以及周围性的压力波动。对此机理，西方医学还是个谜，至今尚无满意的解答。归因于真毛细血管的动-静脉二端间的压力差，是根本推动不了比血液多2～3倍的胞外液和淋巴液的运动。中西医结合学的"气血学说"和"经络学说"能完满地给予答复。我们曾经提出：荷电的蛋白质颗粒（气）带着其"水鞘"在电场的作用下沿毛细淋巴管运行，使胞外液被动排空，从而使真毛细血管开放，而其开放节律大约与生物电（磁）场的节律（如 α 波）近似。这就是气血学说的"气行血行"的实质。而经络学说的实质是："经气"（蛋白质）在"经穴"（电场）的作用下，沿"经脉"（淋巴管）泳动，它把"神经系-内分泌系-免疫系-淋巴系-血液循环系"全都联系成一个统一的整体。气血学说和经络学说科学机理的阐明，揭开了微循环及胞外液循环这个谜，为世界医学的微循环研究填补了空白[①]。

　　微循环要维持正常的血流灌注，必须具备正常的流态（flow condition/flow status）。影响流态的因素以微血管功能、微血管管壁、血浆各种蛋白成分以及血液中各种细胞（红细胞、白细胞、血小板等）的功能、形态最密切。这种研究血液粘滞性、流动性、聚集性、凝固性的科学称为"血液流变学"（rheology）。血管内皮细胞膜上有 α_2 巨球蛋白（α_2M），这是一种广谱的蛋白酶抑制剂，与 α_2M 结合的蛋白酶虽丧失了对大分子底物（如蛋白质）的活性，而仍保留其对小肽、合成底物的活性，这种活性又能使其他的小分子抑制剂再抑制。这有利于抑制血小板的粘聚。内皮细胞能主动摄取和分解使血小板聚集的物质，如多种前列腺素（PGF_1 等）、5HT、缓激肽、血管

---

① 朱大树. 《世界传统医药研究》香港新闻出版社，香港医药出版社，1999，香港：1.

紧张素 II 等。内皮细胞含有酶，可使花生四烯酸合成前列腺素 PGI_2，而 PGI_2 又可使血小板腺苷酸环化酶活化，使 cAMP 升高，抑制聚集，高浓度抑制粘附。

用氧扩散系数测试装置和组织氧电极观察"益氧活血药"对氧分子在血浆及组织中传输的影响，发现丹参成分和藏红花酸及其衍生物在体外孵育、静脉注射和口服均可加快氧在血浆中的扩散速度。静脉或腹腔注射可改善向肌肉和肿瘤组织氧传输，提高组织氧张力，首次证实了某些"益氧活血药"可以直接加速氧分子的扩散过程，从而改善组织的氧供。监测氧运输功能可间接判断微循环灌流量。

微循环是人体血液循环的重要组成部分，是血液循环系统最基本的结构和功能单位之一。在微循环的各项观察指标中，血流速度是主要的指标之一。各微血管中的血流速度很不一致，甲皱微循环被看作是窥视人体血液循环的窗口。通过一组正常人的观察，认为正常甲皱微循环的血流速度呈周期性波动，其频率约为每分钟 6～10 次。血小板虽然本身没有细胞核，但它也是一种细胞，且具有一般细胞所没有的特殊功能：凝血功能和运输功能。血液中有些物质，如纤维蛋白原、组胺等可吸附在血小板上，并由血小板把它们运送到全身。此外，在血小板内还贮存了肾上腺素、ATP、磷脂等具有很大生理活性的物质，释放出来可发挥很大作用。血小板外裹的粘多糖为血小板发生粘着和聚集的主要部位及物质基础。溶胶-凝胶区的微细丝和微小管具有维持血小板正常形态和使凝块退缩的功能，而储藏颗粒所释放的一些化学物质（5-HT、ADP、ATP 等）则参与止血和凝血过程。在血栓早期不发生溶解是由于血小板第 6 因子（PF6）（一种抗纤溶酶的活性物质），后期随着 5-HT 等胺类物质释放增加，刺激血管壁释放纤溶酶激活物，引起纤维蛋白溶解。这样，出血早期血小板使出血停止，止血后，血小板又防止血栓继续增长和防止堵塞循环血流。正常微循环中，血小板不能在微血管壁上发生粘聚（adhesion and aggregation），因血小板表面含有一种糖托素（glycocalicin），它使血小板表面带负电。正常微血管内皮细胞表面也含有糖托素，产生负电，同性相斥，使血小板与血小板、血小板与内皮细胞之间相互排斥，不能靠近，维持正常血流。

第五节　凝血与纤溶

"气"之于"血"有推动、温煦、防御、固摄等作用。血液凝固过程是一系列酶催化的连锁反应，这一反应的最终结果是使溶胶状态的纤维蛋白原转变成凝胶状态的纤维蛋白。当血管受损，血液流出血脉之外时，血液便发生凝固。这是人体生理止血的一个重要环节。在正常的循环血液中，虽然没有血凝块生成，但是血液凝固的过程还是在不断进行着。常有少量的纤维蛋白覆盖在毛细血管内皮细胞的表面，这些纤维蛋白成为维持正常血管通透性的一个重要因素。在正常血循环中，纤维蛋白不断地生成，同时又不断被溶解。这是因为正常情况下血凝系和纤溶系是对立统一，相辅相成的，这使血液得以正常运行。如果一旦发生严重病变而导致不断凝血，不断形成纤维蛋白，则在临床就见到弥漫性血管内凝血（DIC），反造成全身广泛性出血。正常机体中血凝过程仅发生于受损的局部。血凝之所以不能无限制地扩展是由于机体中有一些限制血凝扩展的条件：血液的流通将活化了的凝血因子稀释并带走，使已生成的纤维蛋白不易附着在血管壁上，并冲碎已形成的纤维蛋白凝块。此外，巨噬细胞、白细胞等均具有吞噬纤维蛋白和其他一些凝血因子颗粒的机能，而且肝脏还有选择性清除血液中凝血酶原的活化因子（X 因子）的作用。血液中还存在有一系列的抗凝物质，如存在于 α 球蛋白范围内的抗凝血物质具有对抗凝血酶的作用；凝血生成的纤维蛋白具吸附凝血酶作用，使循环血液中凝血酶减少，影响其活性；在纤溶酶的作用下纤维蛋白被分解，成为分解产物（FDP），这些 FDP 也具有抑制凝血酶的作用；肝素是由肥大细胞和嗜碱性细胞产生的一种高分子酸性粘多糖，能抑制血凝，而肥大细胞是沿毛细血管壁分布，所以肝素几乎存在于所有的组织器官中。

纤维蛋白原在转变成纤维蛋白单体的过程中，由于释放出两对酸性多肽，负电荷降低，使纤维蛋白单体易于聚合，成为多聚体。这种通过氢键相互聚合形成的多聚体并不牢固，在一定的条件下还可解聚而溶解，故称为"可溶性纤维蛋白多聚体"。在凝血酶（XIIIa）与 Ca^{2+} 作用下，纤维蛋白单体使之相互反应形成共价键，成为不溶性纤维蛋白多聚体。当血管损伤，暴露出的胶原纤维与血浆接触，或抽出的血液与玻璃等带负电的物体接触时，血液中存在的血凝因子XII立即被激活，而转变成活化因子XII（XIIa）。实验证明，如果用正离子封闭胶原的负电荷部位，或将胶原的羧基酯化，则此接触活化作用几乎完全丧失。封闭胶原的氨基（正电荷部位）并不影响血凝因子XII的活化，可见胶原分子中的负电荷是因子XII活化所必需的。接触激活后，一旦形成少量的活化因子XII，便可催化血浆中存在的前激肽释放酶转变成激肽释放酶，后者反过来可催化血凝因子XII的激活，大大加快血凝因子XIIa 的生成速度。当血凝因子XII（Hageman 因子）从未活化向活化型转换时，各凝血因子相继激活，结果生成纤维蛋白。纤维蛋白溶酶激活物是一类蛋白质水解酶。当血管内皮细胞表面粘附有纤维蛋白凝块时，或受到各种刺激（情绪紧张、休克、创伤等）时，及血小板释放 5-HT 的影响下，均使血液中激活物增加。组织激活物在组织受损时释放。胆汁、唾液、乳汁、脑脊液等这些激活物能防止纤维蛋白栓塞，保持管腔通畅。纤溶酶抑制物也存在于血浆和组织中。血浆抗纤溶酶存在于α球蛋白范围内，是血浆纤溶酶浓度的 20～30 倍。

血液中纤维蛋白原含量最多，分子量 340KD。它由三种不同的多肽链（α，β，γ）组成，每一种又各有两条，分别以二硫键连接。被凝血酶活化的第VIII因子是转谷氨酸酶，在纤维蛋白分子间形成交联（γ谷氨酰-ε赖氨酰结合）。血液与玻璃等阴电物质接触后能释放激肽，已知道这是通过XII因子活化而引起的。XII因子活化转化为活化型的丝氨酸蛋白酶，即XIIa，主要由血浆激肽释放酶所引起。活化的XIIa 因子不只限于使凝血系统起反应，也能作用于纤溶系统，产生纤溶酶。纤溶酶生成后，可进而通过 C1 或 C3 激活补体经典途径或替代途径，活化补体系统。激肽系统微量具有使血压下降、平滑肌收缩、毛细血管通透性增强等生理活性作用。缓激肽或微血管增渗素等激肽，在血浆中以前体即激肽原的形式存在，以激肽释放酶的作用而释放。血液内还有各种纤溶酶抑制物。此外，已了解到与血小板作用有关的补体系与凝血系有联系。在人的血小板和补体的关系中，凝血酶起着重要作用，即确认 C3 和 C5 能特异地粘附于凝血酶处理的血小板上。纤溶酶可裂解纤维蛋白或纤维蛋白原，成为可溶性的纤维蛋白降解产物（FDP）。纤溶酶还能活化补体 C1，进而使整个补体系统活化。纤溶酶还可分解活化Ⅻ因子，使之成为断片，该断片可激活血管舒缓素系统，使血管舒缓素原生成血管舒缓素，后者又使激肽原生成激肽。补体系激活后具活性因子：中和病毒（C_1，C_{4b}，C_{1423}）溶解细胞（C_{1-9}），免疫粘着促进吞噬（C_{3b}，C_{5b}），白细胞趋化（C_{3a}，C_{5a}，C_{567-}），加速血凝（C_6），过敏毒素（C_{3a}，C_{5a}），激酶作用（C_{4a}，C_{142}）等。

在正常的血液循环中，血小板不粘着于和它碰撞的任何细胞（红细胞、白细胞、血管内皮细胞），亦不会自动凝聚成团。但当血管受伤，血小板被凝血酶激活时，它就正确地粘在受伤出血管壁的内皮细胞，并与另一个血小板相互粘着，血小板内的储存物质 α 颗粒释放到细胞膜表面，血小板的相互粘着逐渐形成止血栓。血小板这一专一性粘着的奥秘何在？分析被凝血酶激活前、后的膜表面糖蛋白发现，激活的血小板膜表面增加了两种蛋白：肌动蛋白和糖蛋白 GP-G(或称为 thrombospondin)。由于被凝血酶激活引起的分泌，使膜表面变化，可能是最终形成血栓的重要因素。从人血小板纯化的 thrombospondin 能凝集经胰蛋白酶处理、甲醛固定的红细胞，其凝集活性被氨基糖，但不被 N-乙酰氨基糖抑制。血液中的其他蛋白，如血清白蛋白、纤粘蛋白、血凝因子Ⅷ、血纤维蛋白原、血纤溶酶原以及血小板的其他颗粒蛋白均没有凝集活力。由此证明，Thrombospondin 是血小板膜上的内源性凝集素（lectin）。血纤维蛋白原是存在于血小板膜表面的凝集素受体。上皮细胞亦能合成 thrombospondin，并在某些情况下可在局部的微环境中释放它。血小板与上皮细胞和血小板间的粘着是通过血小板凝集素 thrombospondin 固定于结合在血小板膜表面的血纤维蛋白原，使细胞之间形成桥梁而实现的。这在肿瘤细胞转移中也是很重要的[①]。

---

① 朱大栩，马更生. 第五届全国生物膜讨论会《论文摘要集》1993，海口市：132.

第六节　营卫学说与免疫应答

营卫学说是气血学说的深入和补充，将"气"分为运行于血脉中的"营气"和运行于血脉外的"卫气"。中医的气血学说认为，"气"为阳，"血"为阴；而营卫学说则进一步把"气"分为"卫气"和"营气"；卫气为阳，营气为阴。"营"与"卫"二者相互制约、相互依存、相互转化。早在二千多年前我国在《内经》中已有血液循环的记载："心主血脉"，"血液在脉管内"，"流行不止，环周不休"，并认为还有"营气"循环和"卫气"循环这2个不同的循环体系，认为"其浮气之不循经为卫气，其精气行于经者为营血。"（《灵枢·邪气脏腑病形篇》）"卫气者，出其悍气之剽疾，而先行于四末，分肉皮肤之间，而不休者也。"（《灵枢·邪客篇》）。

我们认为，营卫学说中的"卫气"及其循环，实际上是指机体的免疫系统、免疫活性细胞及其分泌的免疫活性因子（包括作为抗体的免疫球蛋白、淋巴因子、单核因子及其他细胞因子等"卫气"）和卫气所在的淋巴液循环。"营血"则为血液微循环。营卫气血学说的实质，是指细胞的微环境，即微循环和免疫。"卫为阳，营为阴"，根据阴阳学说，卫阳与营阴间存在相互制约、相互依存、相互转化的关系。事实上，"营血"与"卫气"二者关系密切：卫气的运行，淋巴液（卫）通过全身各淋巴组织后，最后经胸导管和右淋巴导管进入锁骨下静脉，合并于血液循环（营血）；而营气的运行，微循环通过真毛细血管后，携带的营养及蛋白质供给组织细胞，这些蛋白质经胞外液进入毛细淋巴管，又成为淋巴液（卫气）的成分之一。淋巴细胞起源于各级淋巴组织（脾、全身淋巴结及消化道内的淋巴样组织等），但最后它们都进入血液循环。血液中的全部淋巴细胞大都由淋巴管道送来，结扎胸导管及右淋巴导管后，血液中淋巴细胞数目实际上减少到零。已经证明，淋巴细胞甚至在它们离开其起源的器官后，仍能进行有丝分裂。机体的特异性免疫功能主要由淋巴细胞担任：负责细胞免疫的是 T 淋巴细胞；负责体液免疫的是 B 淋巴细胞。T 细胞在胸腺内发育成熟，通过分泌细胞因子介导细胞免疫反应；B 细胞在肠系膜淋巴结内发育成熟，通过分泌抗体（免疫球蛋白）介导体液免疫。它们都在淋巴组织内发育成熟后，进入淋巴液系统；最后通过胸导管或右淋巴导管，经锁骨下静脉进入血液循环。可以认为卫气的循环就是淋巴液循环。胞外液进入毛细淋巴管后，经各淋巴组织和管道，最后经胸导管和右淋巴导管进入血循环。每天进入血液的淋巴约 2 种 4 升，大致相当于血浆量。每天大约有 75～200 克的蛋白质（卫气）由淋巴输送入血液。这淋巴循环，可以认为就是"卫气""环周不休"的运行。"卫气"的主要成分是：由 T 淋巴细胞分泌的调节细胞免疫的细胞因子网络，和由 B 淋巴细胞分泌的调节体液免疫的免疫球蛋白（抗体分子）网络。"营血"中"营气"是指血浆蛋白质，营血是指血液微循环。本节主要介绍"卫气"的物质基础及其引进的机体免疫应答。

免疫学的发展具有时代特色，即高速度、高水平、高技术、多边缘、多交叉。免疫学的理论与技术已深入到医药学的各个领域，二者水乳交融、相互渗透。经典免疫学的重点是以蛋白质抗原为靶标的。实际上，机体除了对异体蛋白的免疫应答外，还有对异体核酸（病毒、肿瘤等）以及环境化合物等具有免疫学意义的防御应答反应。

机体水平、组织器官水平、细胞水平、分子水平的免疫概念，是客观存在的不同层次。机体除了对抗原产生免疫应答外，对异体核酸也具免疫反应性。限制性内切酶使异体核酸或自体突变后的 DNA 片段被酶切分解，是免疫的新概念。1974 年 Arber 首次报道了大肠杆菌的内切酶有切割入侵 DNA 使之不能繁殖的作用。现已分离纯化的内切酶有 500 余种，分别切割不同的特异核苷酸序列，都有使外来 DNA 失去复制和转录的功能。胞内的内切酶、外切酶、修饰酶等联合一起发挥破坏外来核酸和修复自身突变 DNA 的作用。事实上，在微观世界一种 DNA 入侵另一机体的现象是经常发生的普遍现象：精子-卵子结合是生物繁衍后代的生理现象；病毒的入侵就是分子寄生事件，并与细胞恶性转化相关；而病毒间的干扰现象（interference）则是细胞内产生了非抗体的免疫物质——干扰素。限制性内切酶破坏病毒基因组，或产生干扰素抑制病毒增殖复制，是在基因水平的免疫防御应答。淋巴细胞经辐射或化学剂引起 DNA 损伤时，P53 蛋白大量增加，当"自己"的 DNA 突变为"异己"的 DNA 时，这个 P53 转录激活蛋白激活负责监视基因组完整性的 P16、P21 靶基因，并激活 DNA 修复酶系基因转录，失败时诱发"凋亡"，产生大量内切酶切割 DNA。DNA 修复首先需要细胞周期停滞，避免损伤的 DNA 进入子代细胞，其次参与 DNA 转录的某些基因产物参与 DNA 损伤的识别，有利于转录的优先修复，最后 DNA 修复系统（NER，MMR）参与损伤修复。P21 具抑制 CDK 活性，受 P53 调控，发挥监视基因组宗教性。机体对异质性生物或微生物所产生的物质——抗原的入侵，具备有高度特异性同自身成分区别开并加以排除的独特机制，即免疫应答。免疫应答可分两个时期：首先由于抗原刺激，使淋巴细胞（T、B 细胞）出现增生、分化，这是免疫系统的动员期；第二时相为已增生的 T、B 淋巴细胞群对抗原发生作用，这是免疫应答的效应期（攻击期）。淋巴细胞活化的生物意义在于淋巴细胞表面识别抗原后发生分裂，分化成为有各种重要免疫功能的细胞（T 细胞介导细胞免疫，B 细胞介导体液免疫）。

第七节　免疫器官与细胞因子

皮肤是一个最大的免疫器官。表皮常住的细胞至少分两类：角朊细胞（keratinocytes）和树突状细胞（dentritic cells），二者均具免疫功能。角朊细胞的组织与胸腺 Hassell's 相似，培养的上清液发现有胸腺素相似物：胸腺九肽因子（thymulin）；表面胸腺活化因子（ETAF），其功能与 IL-2 相似，能级活 T 细胞并使其增殖；还有一组能诱导淋巴细胞分化的因子。树突状细胞中的郎罕氏（Langerhans）细胞在抗原入侵后，能吞噬抗原，本身被激活，分泌白介素-1（IL-1），同时将抗原入侵信息传给角朊细胞，使角朊细胞也分泌 IL-1。IL-1 有趋化作用，可诱导 T 细胞进入表皮。T 细胞进入表皮后，可释放 IFN-γ 和 IL-2。IL-2 也可使记忆 T 细胞（Tm）激活。IL-2 能使 T 细胞增殖、分化、分泌多种淋巴因子，并能活化 NK 细胞，使 NK 增殖分化，还能对靶细胞产生细胞毒效应。

当有微生物感染、炎症、损伤或肿瘤等发生时，机体产生免疫应答反应，以清除有害作用。开始是急性期反应，其最主要和最基本的现象是产生 IL-1。这是直接或间接引起急性期反应的多肽物质。IL-1 的产生细胞，主要为：巨噬细胞、表皮角朊细胞、树突状细胞、淋巴细胞、成纤维细胞、脑内星形细胞等多种细胞。IL-1 的靶细胞除 T 淋巴细胞外，还有 NK 细胞、单核-巨噬细胞、B 细胞、破骨细胞、肝细胞、肌细胞、成纤维细胞、中性粒细胞等。IL-1 分泌后，作为旁分泌激素（paracrine）通过进入组织液、淋巴液对免疫活性细胞起调控作用。再进一步，从淋巴液循环进入血液循环后，IL-1 可起内分泌激素样作用。它激发应激反应，使机体处于应激状态：它作用于下丘脑引起全身发热；作用于肝细胞产生急性期蛋白；作用于肌细胞引起蛋白质分解；作用于神经-内分泌系统促进 ACTH 及糖皮质激素的释放等。作为"卫气"成分之一的 IL-1，显示了"其悍气之慓疾"的特点。卫气能卫护皮肤肌表，防御外邪的入侵。"邪之所凑，其气必虚。"（素问评热病论）这里所指的"气"就是卫气。"虚邪入这于身也深，——有所结，气归之，——有所结，深中骨，气因于骨。"（灵枢刺节真邪篇）这里的"气归之""气因于骨"等都是指卫气聚集于邪气入之处。趋化因子招来免疫活性细胞，形成局部灶，发挥免疫应答功能。实验显示，多种细胞因子，如 TNF，IL-1，IL-6，IFN 单独或协同对正常肝脏无损伤作用，但在已有肝损伤的基础上，则可使肝脏病变加重。DGAL、放线菌素 D、丝裂霉素 C，均为 RNA 和蛋白质合成抑制物，与细胞因子合用时，毒性可提高上万倍[①]。

大脑中星形胶质细胞是脑内的免疫器官，能产生高滴度的 IL-1。IL-1 是内源性热原质，可引起发热。静止 IL-1 可增加下丘脑 ACTH 和 β-内啡肽水平，低剂量脑内注射 IL-1 可引起肝合成急性期蛋白、血清中金属离子水平的变化及中性粒细胞增进等。但 IL-1 最重要的活性是激活 T 细胞。1～10 个 IL-1 分子与受体结合，即可激活 T 细胞释放 IL-2，使 T 细胞激活和增殖。IL-1 有

---

① Alcorn JM et al : Hepatology 1992; 15: 122.

α，β两种型式，其一级结构完全不同，但具有相同的生物活性。IL-1-β主要由单核-巨噬细胞分泌，而IL-1β与成纤维细胞生长因子(FGF)有同源性。具有生物活性成熟的IL-1β，17KD是由IL-1前体蛋白(31KD)剪切加工而成的。IL-1前体的特点是：1、IL-1前体分子大小无种属差异，且成熟分子的活性部位均在C-端；2、前体（IL-1α，β）蛋白不具有经典信号肽序列；3、前体蛋白均无明显的疏水区；4、前体蛋白剪切加工均在胞外或胞膜上发生；5、不同生物的同型IL-1α，或β具有高度同源性，而同种生物的不同α和β型的同源性极小。提示（进化过程中保持着α，β二种独立的基因，而它们的蛋白产物却具有相同的生物学作用）。人体中的IL-1主要以β型的形式存在，激活的单核-巨噬细胞中IL-1βmRNA约占polyA+RNA的5%，是IL-1αmRNA的100多倍。然而IL-1α的特异活性较IL-1β高得多。IL-1α为33KD，而IL-1β为17KD，均可促进T细胞免疫应答。IL-1可诱导血管内皮细胞（EC）表达内皮细胞粘附分子-1（ECAM-1）。这是一个含610个氨基酸的跨膜蛋白，它可促使中性粒细胞、淋巴细胞、嗜酸性和嗜碱性粒细胞以及单核细胞粘附于内皮细胞表面。IL-1还可诱导内皮细胞增强ICAM-1的表达；而ICAM-1又是白细胞粘附分子LFA-1（CD11α/CD18）的天然配体之一。IL-1作用于EC有利于血栓形成，可形成血管内凝血（DIC），并可引起EC形态和胞内细胞骨架蛋白结构的改变，使ES易受损伤。IL-1还可诱导内皮细胞分泌多种细胞因子，包括IL-1，IL-6，IL-8，GM-CSF及前列腺素等。

淋巴是真正的免疫器官。可以认为，"卫气"的循环就是淋巴液循环。胞外液进入毛细淋巴管后，经各淋巴组织和管道，最后经胸导管和右淋巴导管进入血循环。每天进入血液的淋巴约2～4升，大致相当于血浆量。每天大约有75～200克的蛋白质（卫气）由淋巴输送入血液。这淋巴循环，可以认为就是"卫气""环周不休"的"运行"。

近几年来细胞因子与疾病关系的研究，一直是医学研究的热门课题。随着生物技术的发展，已应用许多细胞因子来阐明疾病发生机理及用于疾病的治疗。如急性致炎因子IL-1，IL-8，TNF，TGF和PDGF等，可促使更多的细胞因子、生长因子等释放。培养的肾小球系膜细胞也可分泌多种细胞因子，如 IL-1，IL-6，IL-8，TNF，PDGF，FGF，TGF，IGF-1 等[1]。

第八节 "经气"的整体性免疫调节功能

"经气"包括："营气"、"卫气"等，即神经递质、激素、细胞因子、免疫球蛋白等及其相应的受体蛋白质等活性蛋白质因子。"经气"是营卫气血学说中的主要物质基础，它们能对免疫功能具有重要的调节作用，能通过各网络发挥整体性的调节控制作用。"经气者，真气也。"经络之气也就是"真气"，包括各种活性蛋白质因子。针刺经穴能激活下丘脑的 5-羟色胺能（5-HT）神经元，对免疫具调节作用。体外实验证实，5-HT 能抑制小鼠脾细胞对丝裂原或异体细胞的增殖反应，以及针对 SRBC 空斑形成的细胞反应。向小鼠体内引进一定剂量的 5-HT 可显著地抑制 2，4 二硝基氯苯（DNCB）诱发的超敏感反应，并观察到超敏反应被抑制的脾细胞 PNA+细胞同时增多，可能与 5-HT 能诱导 TS 细胞扩增有关。小鼠淋巴细胞和巨噬细胞均具有 5-HT 受体。5-HT 受体作为神经递质对免疫功能的调变，可通过下丘脑-垂体-肾上腺皮质轴外，还可能通过诱导 TS 细胞扩增的方式，发挥向下的调节作用。实验性损伤下丘脑可使脾和外周血淋巴细胞功能受损。实验证实经人绒毛膜促性腺激素处理过的淋巴细胞，其淋巴细胞转化率既受抑制又可增加。泌乳素（PRL）可加快分泌 IgA 的淋巴母细胞向乳腺组织移行，并可刺激 B 细胞产生抗体。血管紧张素 II 可与巨噬细胞有特异性结合，这些特异性血管紧张素受体在巨噬细胞和 T 细胞间相互作用中起重要作用。

神经系分泌的递质（包括阿片肽等）、内分泌系统所分泌的内分泌激素，都是"营气"的重要组成成分之一。在免疫应答过程中，白细胞分泌的激素样细胞因子，可以认为是重要的"真气"之一，也是"卫气"的物质基础。其中作为白细胞间相互作用的信号，称之为白细胞间介素（interleukin，IL

---

[1] 陈香美. 中华医学杂志，1996，76（6）：403.

简称为白介素）的局部激素，则也是重要的"卫气"成分之一。它们对免疫细胞起调节和效应作用，是白细胞间相互作用的内源性信号，通过正负反馈，调节许多免疫细胞的功能，加速和扩大局部和全身的免疫应答。"经气"（包括营气和卫气）都可以引起机体的免疫应答。

白介素原先是通过其功能而被认识的。原先被认为是许多独立的活性因子，后来经过分子克隆，其 cDNA 经序列分析其氨基酸，发现原来是同一物质。因此目前凡发现新的白介素都需经克隆和序列分析，并报经国际命名委员会通过。例如，白介素-1（IL-1）原先被认为是不同的活性因子，从而命名为不同的独立因子。如：白介素内源性介导因子、内源性致病原因子、B细胞激活因子、淋巴细胞激活因子、软骨折断诱导因子（catabolin）、破骨细胞激活因子、肌蛋白水解因子，实际上都是 IL-1 的各种活性表现形式。IL-1 产生细胞多，效应细胞也多，功能和活性也就广，它似乎是细胞因子网络的中心之一。产生 IL-1 的有单核-巨噬细胞（包括肝枯否氏细胞，腹腔、脾、肺巨噬细胞）、郎罕氏细胞、树突状细胞、角朊细胞、上皮细胞、B淋巴细胞、EBV 转化的 B 淋巴母细胞、大颗粒淋巴细胞、成纤维细胞、星形胶质细胞、内皮细胞、中性白细胞、滑液细胞、黑色素细胞及髓母细胞等，都能产生 IL-1 或 IL-1 样因子，可以说除了红细胞和 T 淋巴细胞外，机体细胞都能产生 IL-1 或 IL-1 样因子。IL-1 可调节体内许多细胞的活性和功能，如：1. 对 T 细胞：能使其活化、粘度改变、稳定，与此同时红细胞结合、趋化性、增加辐射保护等；2. 对 B 细胞：诱导前 B 细胞成熟、分裂、促进克隆增殖等；3. 对粒细胞：刺激代谢活性、诱导游走、刺激颗粒释放等；4. 血管内皮细胞：使释放前列环素（PGI2）提高，诱生细胞间粘附分子、增强前凝血活性因子；5. 对骨细胞：刺激破骨细胞、刺激蛋白多糖降解、抑制新蛋白多糖合成；6. 对成纤维细胞：促进丝裂原活性等；7. 对肿瘤细胞：有不同作用，对某些有促生长作用，而对另一些则抑制其生长并具细胞毒作用等。各种细胞因子（TNF，IFN 等）可诱导产生 IL-1；而被诱导产生的 IL-1 又可对免疫细胞诱导产生细胞因子（如诱生 IFNα，β，γ；TNFα，β；CSF 系；IL 系；及 TGFβ 等），显示 IL-1 很可能是细胞因子网络功能形成的"中心"之一。

IL-1 受体拮抗剂（IL-1ra）是近期新发现的一种细胞因子，能特异地与 IL-1R 结合，而无任何激动剂作用。体外多种细胞，包括单核-巨噬细胞、角质细胞等都可以产生 IL-1ra，它能直接拮抗 IL-1 的多种生物效应。现已从人的单核细胞基因文库中克隆了 IL-1ra cDNA，基因长 1.8Kb，有编码 177aa 的读码框架（ORF），其中有 25aa 的先导序列；与 IL-1β 有 26%～30% 的同源性；与 IL-1α 有 19% 同源，基因结构与 IL-1 相似。单核、巨噬细胞既产生 IL-1α 和 IL-1β，IL-1ra 也是主要产生细胞之一。角质细胞和表皮细胞中还有一种 IL-1ra，除成熟的 152aa 外，在 N 端还多了 7 个氨基酸(aa)，他亦存在于细胞内，这种 IL-1ra 的表达可能是表皮细胞的一种胞内保护机制。IL-1ra 本身影响 CSF，IL-6，IL-8 的产生，而 TGF-β、GM-CSF 等则能调控 IL-1ra 的产生。

神经递质和细胞因子也有激素样作用，通过受体系统，激活胞内信使物质，产生生物效应。IL-1 是由多种细胞产生的，并具有多种重要功能的活性多肽"局部激素"。IL-1α 由 159aa 组成 PI5，IL-1β 由 153aa 组成 PI7，由均位于 2 号染色体各自基因编码，其一切功能都是通过细胞膜上同一类受体起作用。通过对 IL-1R 的 cDNA 序列分析发现，它们是一条编码 576aa 的 ORF，编码 N 端受体胞外域约 319aa，含 3 个 Ig 样结构域，且含丰富的可在 N-位点糖基化的侧链；C 端约 217aa 为细胞内段，主要功能是完成 IL-1 与 IL-1R 结合后的信号转导，中间尚有数十个氨基酸的跨膜段。用 ^{125}I 标记重组 IL-1α 对 IL-1R 的研究发现，正常细胞 IL-1R 极少。常在 10～1000 个结合位点之间，尽管 IL-1α 与 IL-1β 一级结构有差异，但它们都以近乎相同的亲和力与同一类受体结合，并且可以相互竞争和替代。IL-1 与 IL-1R 结合后，首先激活 G 蛋白，然后再活化胞内第二信使系统，提高 cAMP 水平而实现一系列生物作用。但值得注意的是，和配体结合后一般可活化经典 G 蛋白的受体膜上常有 7 个活性结构域，而 IL-1R 却只有 1 个，并且免疫系统其他可激活 G 蛋白的受体，如 IL-2R，GM-CSFR 等也只有 1 个活性结构域。研究发现，IL-1 作用后可使膜浆中 cAMP 升高，抑制 cAMP 系统可使 IL-1 效应减弱。但也有研究发现，IL-1 可使胞中二酯酰甘油（DG）改变；IL-1 效应还可通过改

变 Na^+-K^+ 泵的活性来介导；通过蛋白质磷酸化，在 IL-1 作用后，在纤维母细胞上引起表皮生长因子受体（EGFR）磷酸化；IL-1 主要是使丝氨酸磷酸化，并不抑制 EGFR 的酪氨酸激酶活性，而 PKC 则使苏氨酸磷酸化，且抑制 EGFR 的酪氨酸激酶活性，故推测 IL-1 与其受体结合后的信号转导不是由 PKC 介导的。

第九节　分子网络的整体性调节

脑内神经元已发现有胃肠激素分泌，它们调控着情绪、情感甚至行为等功能；而在肠胃器官中已知有 40 多种胃肠激素，它们除了调节消化器官本身活动外，还具有促激素和促生长等生理功能。一个值得注意的现象是，存在于神经系统的神经肽已在消化道作为胃肠激素出现，而原先认为只存在于消化道的胃肠激素，如胃泌素、胆囊收缩素、生长抑素等也在神经元中发现。内分泌细胞的激素分泌功能要受到内外环境和机体状态的影响和制约，每种激素不仅本身是调节者，它的产量和有效剂量又要因其他因素而改变。如促甲状腺激素（TSH）似乎控制甲状腺活动的一切主要途径：碘化物浓度、碘化酪氨酸与碘化甲状腺氨酸的形成以及甲状腺激素的分泌等。反过来，甲状腺激素也可通过负反馈（短反馈和长反馈）影响垂体和下丘脑。甲状腺素这种反馈关系和肾上腺皮质激素或性激素等内分泌腺完全类似，形成下丘脑-垂体-内分泌腺轴。情绪激动或寒冷刺激时均可增加甲状腺素的分泌，可都是下丘脑起的作用；下丘脑分泌细胞直接受中枢神经系的调节，这就使神经系和内分泌系形成一个整体以调节机体的活动。

神经-内分泌系统与免疫系统之间存在着双向联系，它们通过共同的一套化学分子（递质、激素、细胞因子等）相互调节。激素（胸腺激素、生长激素、下丘脑激素、垂体激素等）对免疫细胞的发育、分化及其功能，有直接作用。下丘脑和垂体激素被认为是应激、精神因素与免疫调节之间的联系环节。科学家们惊奇地发现，白介素（IL）在体内起内分泌激素样作用，这些细胞因子通过与自己受体的相互作用，调控其他白介素或白介素受体基因活化、产物分泌或表达和功能的发挥，参与免疫调控。中枢神经系统内的星形胶质细胞可参与中枢的生电网络活动，它也生成和分泌白介素-1（IL-1）。IL-1有增强慢波睡眠作用，还可增加下丘脑的ACTH和内啡肽水平。IL-1可通过引起糖皮质激素和前列腺素E2（PGE2）的产生而限制免疫反应的强度。凡对各种抗原产生免疫应答时，血液中糖皮质激素水平与免疫应答的强度成反比。原先被误认为独立的许多活性因子如：内源性致热源因子、白细胞内源性介导因子、单核细胞因子、B细胞激活因子、淋巴细胞激活因子、软骨折断诱导因子、破骨细胞激活因子、肌蛋白水解因子等，原来它们实际上都是IL-1各种活性的表现。产生IL-1的细胞广泛，各种细胞因子（IFN、TNF、IL、CSF等）都可诱生IL-1，被诱导产生的IL-1又反过来对细胞诱导产生IFN、TNF、IL、CSF等细胞因子，显示IL-1可能是细胞因子网络功能形成的中心之一。免疫系统产生的白介素、干扰素、前列腺素等化学分子都可做为调节肾上腺皮质激素的介导物，此外，淋巴细胞本身也能在某些情况下合成促肾上腺皮质激素（IrACTH）。资料证明，淋巴细胞在某些刺激下可分泌多种激素。这些现象改变了人们以前传统的对神经系统、内分泌系统、免疫系统彼此割裂的错误认识，证实了"经气"系统作为化学分子网络系统，起整体性调控的功能。

在化学分子网络中，相应的受体蛋白系统发挥着极其重要的作用。细胞膜是联结细胞外信号传递与细胞内生理活动的调节纽带，这一功能主要是由膜上的受体蛋白质系统来完成的的。膜受体大致可分三类：1．激动剂控制的离子通道，受体本身就是离子通道的一部分，并借此将信号传递至胞内。例如，γ-氨基丁酸（GABA）是中枢的主要抑制性递质，与突触后膜的受体复合物结合后，开放氯离子通道，氯离子内流，使膜内电位超极化，而抑制神经元放电，其A型受体与睡眠、焦虑、癫痫等有关。此外，它还直接影响某些激素（如催乳激素等）的释放和多种腺体的分泌。它们直接影响生物电网络系统。2．与G蛋白相偶联的受体。它们多为单链多肽，需要与G蛋白相互作用才能将信号传至胞内。G蛋白是鸟苷三磷酸（GTP）结合蛋白的简称，它与胞内信使系统相关。腺苷环化酶系统包括：胞外表面的受体、胞内表面的腺苷环化酶以及偶联受体与环化酶相互作用的 G 蛋白。激活腺苷环化酶产生第二信使环磷腺苷（cAMP）。磷脂酰肌醇系统包括：细胞表面的受体、磷脂酰肌醇特异磷酸二酯酶（PIP2-PDE）及偶联的 G 蛋白。G 蛋白不仅影响受体亲和力，并参与腺苷环化酶和磷脂酰肌醇特异磷酸二酯酶偶联，诱导不同的应答反应。3. 含酪氨酸激酶活性的受体。配体（如生长因子）与受体结合后激活酪氨酸激酶，使蛋白质酪氨酸磷酸化，从而使信号转导。除了膜受体外，还有膜锚蛋白的受体。例如补体 C3b 受体（CR1），它是通过与糖链共价结合，直接连到糖基磷脂酰肌醇（GPI）上，形成"蛋白-糖-脂肪酸复合物"，这是一种完全新型的蛋白质在膜上的锚着方式。受体蛋白是膜上或细胞中一类特殊的生物活性分子，作为细胞成分之一的受体蛋白并不是静止固定的，而是处于动态平衡之中。一方面通过新陈代谢，不断合成和降解，另一方面受各种信号而受到相应调节。失敏受体敏感性减弱，使细胞免受过量或长期的刺激，受体密度减少或亲和力减弱，又往往与病理状态有关。增敏和失敏相关，也是维持细胞内环境稳定的因素之一。免疫的高度特异性，关键是淋巴细胞膜表面的抗原受体：B 细胞表面的抗原受体是免疫球蛋白，T 细胞表面的抗原受体是 TCR。它们复杂多变。类固醇激素的受体属胞内受体，可移到核内，启动相关基因表达。自然状态下的细胞因子受体（CK-R）主要有膜结合型（MCK-R）和存在于体液的可溶性型（SCK-R）两种形式。多数 SCK-R 与细胞因子（CK）结合后，阻断细胞因子与膜受体结合，从而抑制细胞因子活性与调节功能。

这样我们把电兴奋性细胞分泌的化学分子（包括神经递质、神经肽、内分泌激素、细胞因子、免疫球蛋白等）及其相应的受体系统（包括 G 蛋白、离子通道蛋白、第二信使系统酶蛋白等化学分子网络）组成一个完整的整体性网络，称之为"经气系统"。

第十节　"营血"的免疫应答功能

红细胞是血液的主要成分，是"营血"的血供、氧供的主要物质。其功能是血红蛋白携带氧（O_2），供给组织细胞。红细胞的结构简单，没有细胞核和细胞器，只有细胞膜，因而过去一直认为其功能也很单纯，仅作为输氧的工具。直到半个世纪以前（20世纪50年代），首次发现红细胞具有免疫粘附功能，有促进白细胞吞噬作用；人红细胞能与特异调理过的梅毒螺旋体及肺炎球菌结合，从而推测红细胞膜存在免疫粘附受体，免疫复合物（IC）同该受体结合后，促使被白细胞吞噬，从而成为人体防御功能的一部分。"营阴"也具"卫阳"功能。后来在60年代证实，这种红细胞所具有的粘附功能是通过补体C3受体实现的。70年代从红细胞膜上分离纯化了这I型补体C3受体（Erythrocyte Complemenet Receptor Type I，ECR1）。80年代在总结前人研究成果的基础上，Siegel提出了红细胞免疫系统的新概念。

我国学者郭峰提出了改良的测定红细胞免疫功能的不同方法，并发现了血清中存在红细胞粘附促进因子。现在发现，红细胞膜上存在有许多与免疫有关的物质，如CR1、CR3、LFA-3、DAF、MCP、SOD等[1]；红细胞可以识别、粘附、杀伤抗原，清除免疫复合物，而且参与免疫调节，促进免疫应答。红细胞免疫本身还存在有完整的自我调节系统，是完整的机体免疫系统中的一个子系统。红细胞膜上的CR1，LFA-3，DAF等分子均存在有膜锚结构的膜锚蛋白，其特点是，膜上的脂肪酸通过磷脂酰肌醇-6-位羟基与糖基的还原端形成糖苷键，成糖基磷脂酰肌醇（GPI），膜锚蛋白的羧基与乙醇胺的氨基缩合，而乙醇胺的羟基通过磷酸二酯键与糖原的非还原端相接，从而锚着在膜上。由于这些蛋白质没有跨膜结构域和胞内结构域，从而可以在膜上自由运动，因而它们在膜上的运动性增大，直接影响到这些蛋白质在膜上的成簇性，进而可产生继发的生物效应。例如，每个红细胞膜上含补体C3受体（CR1）约200～1000个，比多形核白细胞（PMN）每个含CR1约2500～6000个要少得多，然而它们结合的循环免疫复合物（CIC）要比PMN多得多。原因何在？采用折痕-标记免疫电镜观察发现，在红细胞膜上的CR1大于3单位成簇的占50%以上，而在PMN中则不到15%，处于非聚集状态，

---

[1] 朱大树. 中国免疫学杂志，1991.7（增刊）：4.

因而尽管 PMN 有较多的 CR1，但彼此分开不能牢固结合 CIC，故在清除 CIC 中的意义并不大。加之红细胞的数量多，CIC 与红细胞相遇的机会比白细胞要高 500～1000 倍，且容易与之粘附，因而担负着清除循环中的免疫复合物（CIC）的任务。红细胞膜上的膜锚蛋白淋巴细胞功能相关抗原-3（LFA-3）能与淋巴细胞膜上的 CD2 分子相互作用，这是使淋巴细胞活化及产生细胞因子的分子基础，并可形成 E-玫瑰花结。红细胞通过 LFA-3/CD2 以及 CR1-CIC/TCR 等分子间的相互作用，对 T 细胞的粘着并提呈抗原，激活 T 细胞，起抗原提呈细胞的作用。此外，红细胞还能直接增强 NK 细胞的抗肿瘤活性。研究发现，带有糖基化磷脂酰肌醇（GPI）的膜锚蛋白有一种特殊的信息传递方式，那就是 GPI 本身可作为信使物质，传递信息。抗原或分裂因子激活 T 细胞后，胰岛素可诱导 GPI 表达增加。进一步分析发现，T 细胞活化蛋白-1（Thy-1）也含有标记的 GPI，证明抗原活化的 T 细胞有 GPI 合成，它不仅参与胰岛素信息传递，而且也是几种 T 细胞生长调控中起主要作用的膜锚蛋白（Thy-1）的锚链[①]。红细胞膜上不仅有胰岛素受体，而且发现还有阿片肽受体等。β 内啡肽对红细胞粘附肿瘤细胞具调节作用。用系统的、综合的观点看待红细胞的免疫调节功能，提出了"红细胞免疫系"的新概念，冲破了传统上划分血细胞功能的界限，更新了人们对红细胞功能的重新认识。

微循环中的血管内皮细胞目前已不再视为被动性血管上的覆盖物，它与免疫细胞（包括红细胞）相互作用，参与内稳态的维持、炎症反应、免疫应答等。由内皮细胞产生的细胞因子，或作用于内皮细胞的细胞因子，介导复杂的双向作用，构成细胞因子网络的一部分。细胞因子（"卫气"为阳）与血管内皮细胞及红细胞（"营血"为阴）二者相互作用、相互影响，通过微循环和免疫应答，形成统一的细胞微环境。

血管内皮细胞具有免疫功能。体外培养的内皮细胞表面存在 ABO 血型抗原、人白细胞抗原（HLA）、特异性抗原、E 抗原、EAG-1 抗原，并能检

[①] 朱大澍. 生物化学与生物理进展 1993，20（1）：15.

测到有 T 细胞分化抗原，说明内皮细胞表面抗原成分的表达与机体免疫应答和免疫调节有密切关系。有关移植物排斥的病理生理机制研究提示，血管内皮细胞在起作用；由于广泛内皮细胞的损伤，引起血管腔狭窄、关闭及血液灌流减少，最终移植物被排斥。内皮细胞分化早期可能以"H"抗原表达为主，而在分化后期，"A"和"B"抗原的表达量增加。所有被测内皮细胞系都存在 HLA-I 类抗原表达，而 HLA-II 类抗原的表达存在部位特异性，且可被诱导表达。应用单抗 Leu 系列证明人内皮细胞与总 T 细胞单抗 Leu-3a（Th）和 Leu-2a（$T_{S/C}$）均呈阳性反应，提示内皮细胞表面存在淋巴细胞相关抗原的表达，但 T 细胞各亚群抗原含量分布不均。这二种表面分子的相互作用对 T 细胞的激活、增殖反应，以及维持整个机体的免疫自稳定，起重要的调控作用。内皮细胞和 T 细胞之间的相互作用受 HLA-DR 分子的限制。被淋巴细胞粘附的血管内皮细胞都是 HLA-DR 抗原阳性，而粘附到内皮细胞的是 Leu-3+的 T 细胞，提示 T4 受体与内皮细胞表面 HLA-DR 特异结合，在该 T 细胞选择性粘附内皮细胞的反应中起调节作用。内皮细胞之间的间隔通常由血液凝聚物及纤维蛋白覆盖，通过毛细血管形成血管通透性，进行血液-组织的体液交流。异物或抗原入侵，立即形成抗原-抗体复合物，激活补体系和激肽系，产生血管通透性因子，同时引起血凝系和纤溶系有关的酶活化而引起反应。人的免疫性血小板减少症可见于特发性紫癜或系统性红斑狼疮，这是由于异常抗体吸附血小板，由此活化补体导致血小板溶解。某些疾病的病变器官的血管内皮细胞表面常有 HLA 抗原的异常表达，尤其多见于自身免疫性疾病。牛皮癣病人受损皮肤的血管内皮细胞有 IgGFc 受体和 HLA-DR 抗原的异常高表达。皮肤进行性系统性硬化症病人皮肤血管内皮细胞 HLA-DR 抗原有丢失现象，同时伴随有激活的 T 淋巴细胞缺乏。实验性自身免疫性肌炎的骨骼肌血管内皮细胞有 MHC-II 类抗原异常表达，并通过 CD4+T 细胞反应产生肌肉的病理损伤。血管内皮细胞能合成和分泌凝血酶敏感蛋白（thrombospondin，TSP）；TSP 能介导细胞与细胞、细胞与胞外基质的相互结合。TSP 能与 CD36 覆盖的细胞结合。除了内皮细胞外，血小板、巨核细胞、纤维母细胞等细胞也能合成和分泌 TSP。TSP 分子中与备解素同源的重复单位在补体 C7，C8α，C8β，C9，N-端有出现，这些成分是组装攻膜复合物的主要成分。恶性疟原虫红内期能合成一种类似的 TSP 蛋白，这是感染红细胞膜上结节中（knobl）的主要成分，故其能被含 TSP 受体（CD36）的血管内皮细胞所扣押，从而使红细胞滞留于脑和骨髓等毛细血管内，造成脑型疟疾和造血障碍，致组织坏死。

近年来发现，正常细胞包括血管内皮细胞，能够分泌白介素-6（IL-6）。细胞因子可作为淋巴细胞与血管内皮细胞间的介质。正常人血清可测出 IL-6 的原因，可能是血管内皮细胞持续分泌 IL-6 所致。机体炎症反应时之所以出现急性期蛋白、高球蛋白血症和自身免疫反应的症状是因为内皮细胞接受 IL-1 刺激后大量释放 IL-6 所致。IL-6 是 B 细胞终末分化因子（BSP2）、CTC 细胞的终末辅助因子（KHP），也是造血前体细胞的集落刺激因子（CSF），以及肝细胞刺激因子（HSP），能引起急性期蛋白，产生急性期反应。IL-6 还可诱导神经细胞分化，有代替神经生长因子的功能。IL-6 与 IL-1、TNF、IL-8 一样，对维持机体的生理平衡，包括免疫反应、炎症反应、急性期反应、神经应激反应、造血反应等，具有十分重要的作用。血管内皮细胞释放趋化因子，吸引和诱导多核白细胞和单核细胞的双向运动，使白细胞聚集于炎症部位。血管内皮细胞已被认为主动参与凝血、炎症和免疫应答的诱发和调节。细胞因子是内皮细胞和免疫活性细胞间共生和双向作用的介质。IL-1 在血栓形成和炎症反应前能激活血管内皮细胞，诱导其产生前列环素（PGI2）。IL-1 增加内皮细胞的乙酰转化酶活性，从而产生血小板激活因子（PAF）。PAF 和白三烯、前列腺素一样，由膜磷脂在磷脂酶 A2 作用下生成，具有广泛的激活炎症细胞的能力，并使平滑肌收缩，诱发多种组织的微血管通透性增加。血管内皮细胞（VCC）与平滑肌细胞、神经细胞不仅构成控制血管张力的三大要素，而且其生理功能异常已成为一些常见病、多发病的病因。血管内皮细胞不仅是血液和血管平滑肌之间的生理屏障，还可通过分泌多种活性物质，如内皮细胞舒张因子、内皮细胞收缩因子、内皮细胞素以及内皮细胞超极化因子等，参与体内心血管、中枢神经和外周神经以及免疫等系统的生理调节功能。目前认为血管内皮细胞的主要功能为：1. 物理屏障，如血脑屏障、血-动脉壁屏障等；2. 代谢屏障，内皮细胞可分泌多种酶，而使一些活性物质活化或失活；3. 调节血管阻力，它既能分泌血管舒张物质如前列腺环素（PGI2）、内皮细胞舒张因子（EDRF）、抗凝血酶Ⅲ等减少血管阻力，又能分泌血管收缩物质如内皮细胞收缩因子（EDCF）、内皮细胞素（ET）等增加血管阻力；4. 抗血栓作用，通过分泌 PGI2、EDRF、硫酸肝素、胞浆纤溶酶激活剂、血栓调节蛋白、抗凝血酶Ⅲ等发挥抗凝作用。目前已知许多对自体有效的信息传递物，包括乙酰胆碱（ACh）、三磷酸腺苷（ATP）、二磷酸腺苷（ADP）、组胺、凝血酶、P 物质、AVP、VIP、促胰酶素、降钙素基因相关肽（CGRP）、缓激肽，以及饱和与不饱和脂肪酸等所致的血管扩张作用均系内皮细胞舒张因子（EDRF）所介导。EDRF 尚有抑制血小板聚集和粘附作用。现已发现 EDRF 实际上就是一氧化氮（NO）。存在精氨酸/NO 系统的细胞除了血管内皮细胞外，还有血管平滑肌细胞、血小板、巨噬细胞、中性粒细胞、肝细胞、小脑及前脑细胞、肾上腺、感觉神经纤维等。内皮细胞素（内皮素，ET）是迄今为止最强的血管收缩物质，有三种异构体 ET1，ET2，ET3，均为 21 肽。内皮素的作用依赖于通过激活 L 型电压控制通道使胞外的 Ca^{2+} 内流所致。血管内皮细胞分泌多种活性物质参与血液循环、凝固、纤溶以及炎症的病理生理过程。

"营血"具有"卫气"的免疫防御功能。"卫气"的细胞因子等也具有激素样功能，激活胞内信使系统，具营养功能。二者就像阴阳，相生相克，依存互根，还可相互转化。阴阳五行学说是辩证法，它的物质基础就是营卫气血学说。营卫气血学说是唯物论。"卫气"的免疫应答功能和"营血"的微循环"血供"功能，在整体上维持生命体耗散结构的"内环境稳定"。

第十一节 经脉系统与机体的水网络

"经脉者，所以行血气，而营阴阳，濡筋骨，利关节者也。"（灵枢·本藏篇）经络是气血的通道。经脉之气（经气）是不同的蛋白质分子微粒，它们通常以负离子的形式存在，各有特殊的结构和负载电荷。但它们将随着环境的改变而变化（变构效应），改变它们的结构、负载的电荷甚至功能和作用。蛋白质分子所形成的亲水性胶体颗粒具有两个稳定因素：表面的水化层和负载的电荷。蛋白微粒作为带电颗粒在电场作用下要发生移动，其移动的方向和大小取决于它所带的净电荷，这就是大家熟悉的"电泳现象"。我们认为，这种电泳现象在体内也起着十分重要的作用，这是"经气"在"经脉"循行的动力学基础，也是"气血运行"的基础理论。"夫此五脏六腑，十二经水者，外有源泉而有所禀，此皆内外相贯，如环无端，人经亦然。"（灵枢经水篇第十二）恰如围绕组织细胞的细胞外液是由真毛细血管网的管壁得到水和溶解物质的供应一样，它们是通过毛细淋巴管网排空的。毛细淋巴管网大约与毛细血管网一样广泛，由一系列封闭的盲管开始，其末端有活瓣，开启后可使蛋白质分子进入，相互汇合成淋巴管丛，最后经胸导管等进入血液循环。细胞外液和淋巴液大约要比血液多 2～3 倍，用毛细血管动-静脉两端的脉压差来推动胞外液及淋巴液的运行是根本不可能的。经络学则能完满地解释：人体内布满"经穴"，其电（磁）场使细胞分泌的蛋白质颗粒泳动，"经气"运行，进入淋巴管丛"经脉"，从而使真毛细血管被动开放，完成"气血运行"的全过程。机体内满布"经穴"及其产生的电（磁）场，带电荷的蛋白质微粒"经气"在这电（磁）场的作用下发生泳动，使离开原来分泌它的细胞，进入胞外液（成为旁分泌）。或者更进一步又从胞外液进入毛细淋巴管，进入淋巴循环，最后经胸导管或右淋巴导管进入锁骨下静脉，汇入血液循环（或从胞外液直接进入血液循环，成为内分泌）。在经络循经路线的客观检测和显示方面的研究也取得了一些进展，目前已证明：针刺时痛反应、肌电、局部血流图和皮温的变化，在一定程度上都有循经的特点。其行程与古典经络循行路线基本一致，结果稳定，可重复。其次是应用各种生物物理学方法直接测定经络循行路线，其中，对皮肤阻抗和同位素的研究较多。此外，有人报道低频声信息的传播和人体体表高发光点的分布也有一定的循经性。总之，应用多种指标进行观察都记录到了一些循经的结果，有的还表现得相当典型[①]。这些都证明了"经脉"（或者说"经络"）这个水网络系统是由"经穴"的生物电磁场、"经气"化学分子网络在其中运行，共同参与的特殊水网络系统。

按照中医理论，疼痛系由经络阻滞、气血不畅造成，所谓："通则不痛，痛则不通，气血壅滞也。"针刺在于激发经气，疏通经络，通调气血，以达镇痛的作用。"欲以微针，通其经脉，调其血气……""通则不痛，气血调和也。"（灵枢）针灸、推拿、气功等治疗则是以"疏其气血，令其条达，而致和平。"就是说通过改善微循环和提高体液免疫和细胞免疫机能，达到治病、强身、延年、保健的目的。

---

① 胡翔龙，中西医结合杂志，1988；8（特Ⅱ集）：24.

第十一章　脏腑学说与整体性的系统理论

　　经络学说是在脏腑学说基础上建立起来，而脏腑学说则是在营卫气血津液学说的唯物论基础上建立起来的整体性认识。

　　脏腑学说与西医的器官、脏器等概念不完全相同。脏与腑是两个不同的概念，"脏"是完成生理功能的子系统："心"完成体液循环、"肺"完成呼吸、"脾"完成消化吸收、"肝"完成免疫排异、"肾"包括"肾阳"的下丘脑-垂体-肾上腺皮质激素轴的内分泌、和"肾阴"的肾小管再吸收葡萄糖、氨基酸、核苷酸、蛋白质等机体必需物质。而"腑"则是"器官"。例如，"脾"与"胃"，前者是包括从唾液腺到胃腺、胰腺、肠腺等整个消化及吸收系统的组织、细胞，而后者则仅指"胃"的器官组织。脏腑学说不仅认为，脏与脏、脏与腑、腑与腑在生理上、病理上有密切联系，而且脏腑与皮、肉、筋、脉、骨以及鼻、口、目、耳、前后阴等机体的各个组织器官也有着不可分割的关系。在细胞和分子水平的微观性认识中，"脏腑之气"主要是指生物活性分子（神经肽、激素、细胞因子、活性蛋白因子等）及其相应受体及细胞组成的网络系统，形成一个整体。这种整体性的认识与系统理论不谋而合。系统理论认为，系统由于其组成要素既相互联系，又相互矛盾，而处于不断变化和发展状态之中，其中一个要素的改变，往往会引起另一种要素甚至整个系统的改变，系统和环境处于相互作用之中。对这种整体性的认识，中国比西方早了二千年。

　　脏腑学说的主要内容包括两个部分：一是各脏腑组织的生理、病理及其相互关系；一是有关精、气、血、津、液的生理、病理及其与脏腑的关系。

脏腑学说又称为"藏象"。藏指藏于内，就是内脏；象是征象或形象，取其脏腑虽存在于机体之内，但其生理、病理方面都有征象表现于外。通过对生理、病理现象的仔细观察，如皮肤受凉而感冒会出现鼻涕、咳嗽等症状，因而认为皮毛和鼻，与"肺"有联系。

解剖学、生理学和医学的研究，都有一个发生学的次序，即它的研究对象大体上有先后之分，并循序渐进。我们先研究的是各脏腑的结构，而后再去研究该各结构的功能，但这种研究方法会不断碰壁，因为机体的任一脏腑的功能都要受到其他脏腑的制约；此外有些器官例如大脑，它们是不能用解剖的方法来进行研究的。因而我们的祖先放弃了对结构的详细研究，采用了行为主义的方法，把结构搁置一旁，着重研究脏腑在整体中的行为和作用。通过五行学说的类比方法和反馈联系，把五脏比作五行，研讨它们之间功能和作用之间的联系，成为脏腑学说的主要内容。

第一节　脏腑学说的实质

脏腑学说的实质是整体观。脏腑学说认为，五脏的生理功能是生化和储藏精、气、血、津、液；六腑的功能是受纳和腐熟水谷、传化和排泄糟粕。"所谓五脏者，藏精气而不泻也，故满而不能实。六腑者，传化物而不藏，故实而不能满。"（《素问·五藏别论》）

对机体的整体性认识，西方一直到 20 世纪 30 年代才开始出现，首先提出了"系统理论"，40 年代有了"控制论"、"信息论"，以后又有了"耗散结构理论"、"协同论"、"突变论"等整体性理论。脏腑-经络学说的整体性观点正巧符合西方现代整体性的生命科学理论。

从分子水平来看，脏腑学说的实质就是人体的细胞和分子组成的网络，彼此有相互依存、相互制约、相互转化的关系。因而在一开始的系统水平和器官水平，我们就要把被解剖学切断的"联系"恢复，用唯物辩证法来取代机械唯物论。机体是一个统一的整体，组成机体各脏腑、组织、器官、细胞之间存在着复杂的相互联系和配合。这只能靠它们之间的某种信息传递、反馈来完成。就细胞而言，能接触的，除了其他细胞，就是胞外液。神经和体液传递着各式各样的信息，使各部分相互协调配合，达到精确而完善的地步。这些传递信息的分子之一，就是"脏腑之气"。人体脏腑的各个细胞，通过基因的转录、翻译，合成基因产物，这些蛋白质及其相应的受体系统，就是"脏腑之气"。各个脏腑各自生产特异的功能性蛋白质，行使各自的功能活动。肠胃道除了是消化道，还是身体内最大的内分泌器官，胃肠激素除调节消化器官本身活动外，还具有促激素和促生长等生理功能。一个值得注意的现象是：存在于中枢神经系中的肽类（神经递质、神经肽）在肠胃道内发现，而原先认为只在肠胃道存在的肽类激素，现在也在中枢神经系统中发现，并因此称为"脑-肠肽"（brain-gut peptides）如胃泌素、胆囊收缩素、P 物质、生长抑素、神经降压素等。"脏腑之气"如胃泌素（gastrin）以胃窦黏膜含量最高，沿十二指肠渐渐降低，而抑胃多肽(gastric inhibitory polypeptide，GIP)、胆囊收缩素(cholecystokinin，CCK)仅存在于十二指肠和小肠。P 物质、血管活性肠肽（vasoactive intestinal poltpeptide，VIP）、生长抑素、肠胰高血糖素等存在于胃体、胃窦、小肠和结肠。近年来发现神经末梢释放的是一类多肽，称为肽能神经（peptidergic nerves），胃泌素、P 物质、血管活性肠肽等都是这类神经的递质。血管活性肠肽（VIP）由 28 个氨基酸组成，可使血管舒张，有降压、增加心输出量、释放胰岛素、抑制胃酸分泌、促进肝糖原分解、刺激胰腺及肠液分泌、增加肠黏膜 AMP 水平、松弛平滑肌等功能。现已证明支配汗腺的交感神经除有乙酰胆碱外，还有 VIP，刺激支配汗腺的交感神经时，一方面释放乙酰胆碱，另一方面释放 VIP。当引起舒血管效应，使局部血流增加。胃肠道存在着许多有生物活性的多肽称为"胃肠道激素"（gastrointestinal hormone，GIH），约 40 多种，1968 年发现产肽类的神经元和产生肽类激素的细胞都能摄取胺的前身，并能使其脱羧基，变为活性胺，并将这类细胞称为 APUD 细胞（amine precurson uptake and decarboxylation cell，APUD Cell）。这类内分泌细胞和神经细胞一样，在胚胎时期均来自神经外胚层细胞，从而构成 APUD 系统。胃肠道激素和多肽就是由 APUD 细胞产生的。

几乎所有的脏腑组织都能分泌激素。从心房组织也已分离到 α，β，γ 三种心房肽；α-人心房肽由 28 个氨基酸组成，它具有强大的利尿、利钠、扩张血管、改善心律及加强心肌营养血流等作用。

中医脏腑学说古人称之"藏象"。"藏"指藏于内，"象"指征象或形象表于外。脏腑是内脏的总称。心、肝、脾、肺、肾合称五脏，五脏的生理功能是生化和储藏精、气、血、津、液、神。因此我们认为五脏实际上是指整个系统（或某些系统）的功能，而不是指单一脏器。而六腑，胆、胃、小肠、大肠、膀胱和三焦，其生理功能是受纳和腐熟水谷，传化和排泄糟粕。说明了脏与腑的根本区别是："脏"是完成特定功能的某些系统，而"腑"则是实质器官。只有理解了"整体性"这一点，通过系统理论，我们才能将中医的"脏腑学说"和西医的"解剖、组织、细胞、分子"的结构和功能的知识相互结合起来。下面我们重点讲一讲"五脏"。

第二节　心

上节讲到"脏"是完成特定功能的某些系统。其中"心"完成体液循环的功能："心主血脉"，"心藏神"。根据这些概念，我们中西医结合学最近的研究成果认为，"心"不仅是指完成循环的功能，还包括心脏泵血功能、还涉及大脑及神经系的电（磁）场使蛋白质泳动，从而推动微循环及胞外液循环，实现"气血运行"的功能。因此"心"包括心血管的循环系统和推动胞外液循环的生物电网络系统的神经系统，特别是包括高级中枢神经系的"大脑"。

"心主血脉"，脉为血之府，是血液运行的通道，心脏有推动血液在脉管内运行的作用，"心藏脉，脉舍神"（灵枢本神篇）。血液是神志活动的主要物质基础，心的气血充盈，则神志清晰，思考敏捷，精力充沛。心主神志，即人的精神、思维活动是大脑的功能活动，属"心"的范畴。"心者……精神所会也。"（《灵枢·邪客篇》）"所以任物者谓之心"（《灵枢·本神篇》）说明接受外来的事物而发生思维活动过程，是由"心"来完成的。心主血脉，给组织细胞以血液供应，血供对神经递质（包括神经肽、神经电位等）的生成、代谢及活力起决定性的作用；充沛的血供是保证中枢神经系统情志活动的主要物质基础。如果心血不足，常可导致心神的病变，而出现失眠、多梦、健忘、神志不宁等症。如果血热扰心，还可见到谵妄、昏迷、不省人事等症状。"心"为"五脏六腑之大主"是与"心主神志"的功能分不开的。失去神经支配的肌肉等，为什么会发生萎缩和溃变？这至今仍然是个谜。萎缩产生于去神经、废用及切除肌腱等。轴突与其细胞的相连，似乎足以防止它所支配的肌纤维等的溃变。我们认为可能存在两个方面的原因：直接的原因，可能神经末梢不断释放一些"因子"（如神经递质、神经生长因子等）使它们保持存活，避免凋亡（PCD）；间接的原因，则可能神经末梢存在的电（磁）场使蛋白质泳动，从而完成胞外液循环，这样可与组织细胞进行物质、信息、能量的交流。神经白细胞素（neuroleukin，NLK）含 558 个氨基酸，基因定位于 19 号染色体长臂。在骨骼肌、脑及骨髓等组织中均可检测到较高的 NLK 活性。神经受损的肌肉组织和丝裂原刺激的 T 细胞均可产生 NLK。当部分神经受损而引起正常神经元轴突末端抽芽（terminal sprouting）现象时，NLK 是必不可少的"因子"。

在完成人体内体液的"循环"过程中，心脏的泵血功能为大家所理解，然而神经系统的电场，驱使带电粒子（如蛋白质分子）泳动，从而导致胞外液的流动，使真毛细血管节律性开放，完成"气血运行"的过程，就不为机械唯物论者所理解了，这是我们中西医结合学对世界医药学发展的贡献。

在心脏发病的过程中，引起的严重异常心律症状，其实不是因为心脏，而是由大脑及其神经系引起的。中医的脏腑学说中的"五脏"不仅包括一个系统甚至可能包括几个系统如"心"包括心血管系统和中枢神经系统；而西医的一个"系统"也可能分属不同的脏腑，如"神经系统"中：中枢（外效应）神经系属"心"；植物（内效应）神经系，特别如交感系，属"肝"；神经-内分泌系属"肾"等。要知道中医是按照功能来区分，而西医是按照结构来分类，中西医结合则要将它们有机结合，实现结构和功能的统一。事实上在分子水平是完全能够而且必需实现结构和功能的统一，脏腑经络学说在分子水平就是配体-受体系统的"分子网络"信息自动调控理论。

"心主血，肺主气"二脏同居上焦，心血和肺气是相互依存的，决定了心与肺在生理病理上的密切关系。若肺气虚弱，宗气不足，则运血无力，循环淤阻，从而出现胸闷、气短、心悸、唇青舌紫等症。反之，若心气不足或心阳不振，血脉运行不畅，也会影响肺的宣降功能，而出现咳嗽、喘息、气促、胸闷等症。还有在外感温热病的发展过程中可以从肺卫阶段（上呼吸道局部免疫应答时期）直入心营，即所谓"逆传心包"，即（菌血症、败血症，病毒血症等）病菌或毒素直接进入血循环的阶段。

心主血，脾生血，脾气足则血有生化之源，而心所主之血自能充盈；血液运行于经脉之中，固赖心气为之推动，然亦必需脾气为之统摄，以维持其正常的运行。如脾气虚弱，运化失职，血的化源不足；或脾不统血而致心血亏耗；或思虑过度，耗伤心血，影响脾的健运，均可形成心悸、失眠、食少、肢倦、面色无华等"心脾二虚"证。

心主血，肝藏血。血脉充盈则心有所主，肝有所藏，以维持它们生理功能。若心血不足，则肝因而血虚；肝血不足，心血也常因之而损；故常心悸、失眠等心血不足症与视物昏花、月经涩少等肝血不足症同时出现。肝主疏泄，心主神志，在精神性因素所致的病变中也常相互影响，心烦失眠与急躁易怒等精神症状常同时并见。

心属阳，属火；肾属阴，属水；心火必需下降于肾，使肾水不寒；肾水也必需上济于心，使心阳不亢；从而"水火既济"，"心肾相交"实现动态平衡。如心阳不振，致水寒不化会见到心悸、心慌、水肿等"水气凌心"的症候；若肾水不足或肾阴不足，使心阳独亢常见到心悸、怔忡、心烦、失眠等心肾不交之症；若阴不制阳心火炎于上，则见口舌生疮、口干少津、五心烦热等"阴虚火旺"的病症。心主血，肾藏精，肾精、心血亏损均可见到失眠、健忘、多梦等神志方面的症状。最近已从心房组织分离到 α，β，γ 三种心房肽。人心房肽 α 由 28 个氨基酸组成，它具有强大的利尿、利钠、扩张血管、降低血压、改善心律及加强心肌营养血流等作用；为"心肾相交"提供了分子水平的物质基础。

第三节　肺

肺主气，司呼吸；主宣发，肃降，通调水道。"天气通于肺。"(《素问·阴阳应象大论》)

肺主呼吸之气，有呼吸功能，是体内气体交换的场所。人体通过肺，吸入自然界的清气(氧)，呼出体内的浊气(二氧化碳)，吐故纳新，使体内外的气体不断得到交换。宗气由水谷之精气和吸入之清气相结合而成(其物质基础就是"氧合血红蛋白")，通过心脉而布散全身。肺呼吸后，红细胞携氧给组织细胞，通过有氧酵解，产生 ATP，给全身组织细胞供能，以温煦四肢百骸和维持它们正常的生理功能活动，故肺起到了主持一身之气的作用。"上焦开发，宣五谷味，熏肤、充身、泽毛，若雾露之溉，是谓气。"(灵枢决气篇)肺主宣发，通过肺的宣发使卫气和津液输布全身，以温润肌腠皮肤的作用。皮毛位于体表，是人体抗御外邪的屏障，它由肺输布的卫气和津液所温养。皮肤的汗孔也有散气以调节呼吸的作用。"皮毛者肺之合也。皮毛先受邪气，邪气以从其合也。"(《素问·咳论》)如外邪侵袭，常由皮毛而犯肺，从而出现恶寒、发热、鼻塞、咳嗽，甚则气喘等肺气不宣的症候。肺气虚弱，引起卫外功能不足而易患感冒。肺卫气虚，肌表不固，则常自汗出；而肺卫闭实，毛窍郁闭，又常见无汗的症状。

用放射性同位素测定，从空气吸入的氧(O_2)完全用于有氧酵解，通过三羧酸循环，与代谢物(糖、脂肪等)中脱出的氢相结合而生成水，称为代谢水。每 100 克脂肪氧化后可生成 107 毫升水，故有"肺主行水"之说。"肺为水之上源，肾为水之脏"，肺与肾通过呼吸与肾的排泄，共同调节水液代谢和酸碱平衡，"肺肾相生，肺肾同根"。急性肾炎通过发汗、宣肺、使水分从上散之，且宣肺解表之方还有清热解毒，消除感染灶和抗过敏等作用，在整体性治疗中有明显疗效。肺肾阴虚，出现颧红、潮热、盗汗、干咳音哑、腰膝酸软等病症。

肺主气，脾为气血生化之源。肺活动所需之津气(结合氧之血红蛋白质等)要靠脾运化水谷精微来供养；另一方面，脾主运化也有赖于肺气宣发和肺主肃降功能的协调。脾气虚损常可导致肺气不足，而见体倦无力、少气懒言等症；脾失健运，水湿不行，聚为痰饮，影响肺气宣降，便可出现喘咳痰多等症。所以有"脾为生气之源，肺为主气之枢"和"脾为生痰之源，肺为贮痰之器"的说法。

第四节　脾

脾有主管消化饮食和运送水谷精微的功能。"脾主运化，升清，统摄血液"。脾主运化是指"脾"具有消化、吸收、运输营养物质的功能。由于饮食水谷，是人出生之后所需营养物质的主要来源，也是生成气、血的主要物质基础；而饮食水谷的运化则由"脾"所主管，故"脾为后天之本"，"脾是气血生化之源"。"脾气健运"，消化、吸收和运输功能才旺盛；若脾不健运，消化、吸收、运输功能失职，由引起腹胀、便溏、食欲不振，倦怠消瘦，以至气血生化不足等病症。"脾乃仓廪之官，主运化水谷之精，以生养肌肉，故合肉；脾开窍于口，故荣在唇。"（《素问·集注》）我们认为，"脾"是整个消化道黏膜的消化吸收功能，还包括唾液腺、肠胃道消化腺、胰腺及肝实质细胞等消化组织细胞，以及运送从小肠黏膜等吸收营养物质的门静脉等，涉及多个器官和系统。

脾主统血。血液运行于经脉之中，不致溢出于经脉之外，全赖于脾的统摄、控制。各种血凝因子需要不断补充，血液中的各种酶系要不断获得平衡，都需要从饮食水谷中不断获取蛋白质、氨基酸及其他营养物质。脾气充盛则能统摄血液，纤维蛋白不断在血管壁沉着又不断地被纤溶酶溶解，使血液循行于经脉之内而不致外溢。极大多数的血凝因子、纤维蛋白原、凝血酶原等都在肝实质细胞（属脾）内合成。（肝动脉及其窦隙的肝枯否氏细胞为巨噬细胞，属"肝"）。

脾与胃都属消化系，脾为脏，胃为腑，因此"脾"与"胃"是两个不同的概念。"脾"是指具有消化、吸收、运输功能的整个消化系，包括消化道黏膜、消化腺（包括胰腺、肝实质细胞、肠胃道腺体等）及运输营养物质的门脉系等等。中医的"脾"脏包括了西医的"胰腺、肝实质细胞、肠胃消化道黏膜的消化腺分泌细胞以及小肠黏膜的吸收系统等"。而中医的"胃"是消化道中单一的一个器官。根据这二者的不同概念，我们就能理解："胃主受纳，脾主运化"，"脾主升清，胃主降浊"，"脾喜燥而恶湿，胃喜润而恶燥"的含义。胃是接受食物（主受纳）的器官，和排出食物残渣的（主降浊）通道。而脾则是指消化道黏膜、腺体的消化吸收（主运化），并从小肠黏膜吸收营养物质后通过门静脉（进入肝实质细胞），再上行进入血液循环（主升清）的过程。消化道腺体每天分泌的消化液约有 8 升，消化液需要不断地分泌和再吸收。"脾喜燥而恶湿"是指消化液要求不断地排除，不能滞留于消化腺内，厌恶被浸湿；而"胃喜润恶燥"是指胃酸需要不断地被唾液、胃液等消化液润湿、稀释，胃部不能经常缺乏消化液，故厌恶干燥。

原发病为非消化道的脾虚型患者，仍有着消化吸收机能的明显紊乱。脾虚动物能量代谢降低，肠胃道敏感性增高，肝脏内核糖核酸及单胺氧化酶的组织化学反应减弱，小肠绒毛变短，绒毛上皮细胞更迭加快等现象。脾虚型子宫功能性出血患者，使用健脾补气方后，不仅出血控制，而且伴有胃纳增加、精神好转、贫血很快恢复等疗效；其机理可能是，调整了紊乱的植物神经、调整了消化吸收功能、改善了营养物质的吸收、活跃了新陈代谢、提高了肝（实质）细胞的功能、促进了血凝物质（纤维蛋白原、凝血酶原、血凝因子等）的合成、改善了毛细血管通透性、刺激了造血机能、协调了内分泌活动等，具整体性效应。

第五节　肝

肝主疏泄，藏血。肝主疏泄，主要是指免疫系统，特别是网状内皮细胞的清除体内异物、抗原抗体复合物、衰老红细胞等功能。中医的"肝"脏是指西医的"肝窦状隙壁的枯杏氏细胞及脾内无数固定或游走的巨噬细胞等"的网状内皮细胞，它们清除肠胃道毒素、分解异物、吞噬衰老细胞等，作为清除体内垃圾的"清道夫"，完成"主疏泄"功能。吞噬衰老红细胞后将血红素分解成胆绿素，转变成间接胆红素，最后在肝内与葡萄糖醛酸结合成直接胆红素，成为胆汁的主要成分之一。西医的脾脏（属"肝"）也是重要的免疫器官，进入人体的异物常先在脾脏被巨噬细胞吞噬处理后，将抗原提呈给 T 淋巴细胞，发动特异性免疫。脾脏可分泌一种 γ 球蛋白入血，称白激肽（leukokinin），而在中性多形核白细胞膜上有白激肽酶可从白激肽上脱下一个 4 肽（苏-赖-脯-精）称为促吞噬素（tuftsin）。它能使中性粒细胞寿命延长、吞噬加快、吞噬速度增加等。肝的疏泄功能不仅可以调畅气机，协调脾胃之气的升降，而且还与胆汁的分泌有关。因此肝之疏泄实为保持脾胃正常消化功能的重要条件。如果肝失疏泄，可影响到脾胃的消化和胆汁的分泌与排泄，从而出现消化功能不良的病变。肝主疏泄，调畅气机，还有通利三焦，疏通水道的作用。若肝失疏泄则气机不畅淤血阻滞，经脉不利以致水液不行，常可引起水肿、腹水等病症。

　　"肝藏血，心行之；人动则血运于诸经，人静则血归于肝脏，肝主血海故也。"（《王冰注释素问》）肝脏（动脉、窦状隙）和脾脏具"血库"作用，激烈运动时可以从肝脾等血库中抽调出足够的血流，实验证实可使循环血量增加 25%～30%。人体内各部分的血液常随着不同的生理情况而改变其血流量。当人在休息和睡眠时，机体的血液需要量就减少，大量的血液则归藏于肝。当劳动或工作时，机体的血液需要量增加，肝脏就排出其贮藏的血液，以供应机体活动的需要。由于肝脏对血液具有调节的作用，所以人体脏腑组织各方面的活动，都与肝脏有密切关系。如果肝脏有病，藏血功能失常，就会影响人体正常活动，同时也容易出现血液方面的病变。肝藏血，主疏泄；血液的运行有赖于肝脏疏泄功能的正常，气机条达流畅，血也随之流通无阻，所以肝的疏泄与藏血功能之间有着密切联系。血的运行，不仅需要心、肺之气的推动和脾气的统摄，而且还需要肝疏泄功能的协助，才能保持气机的调畅，使血行不致瘀滞。若肝的疏泄功能失常，肝郁气滞，气机不畅，则血也随之而瘀，可见胸胁刺痛，经行不畅有血块，甚或经闭、症瘕等症。

　　肝主疏泄的申义还表现于情志，就是说它与内效应神经系相关，植物神经系调控内脏的活动，也调节免疫应答等。肝阳上亢表现为头痛眩晕、面红升火、眼糊目赤、心烦易怒、脉弦数、舌质红等症状，都可认为是交感神经兴奋性亢进。弦脉为肝病的主脉，与高血压及动脉硬化有关。勾屯属平肝潜阳药物，动物实验表明勾屯总碱对交感神经具有阻滞作用，在降压的同时，对肝阳上亢诸症也有较好的疗效。情志活动是神的表现之一，而神是精气的外在表现。人的精神、情志活动除了由心所主外，与肝的关系也很密切。肝疏泄功能正常，气机调畅，人才气血平和，心情舒畅。如果肝失疏泄，气机不调，可引起情志异常：肝气抑郁，则见胸胁胀满、郁闷不乐、多疑善虑，甚者闷闷欲哭；肝气亢奋，则见急躁易怒，失眠多梦，头胀头痛，目眩头晕等。肝失疏泄可引起精神情志异常，相反外界的精神刺激，特别是郁怒，又常可引起肝疏泄功能失常，出现肝气郁结、气机不调等病变。

胆附于肝，经脉相互络属。胆汁来源于肝，是肝之余气，（衰老红细胞经肝枯否氏细胞分解，最后形成胆红素），泄于胆，聚合而成。肝病常能影响及胆，胆病也能影响肝。

肝藏血，脾统血；肝主疏泄，脾主运化为气血生化之源，二者关系密切。脾胃的升降运化有赖于肝气的疏泄。若肝疏泄失职，就会影响脾胃的升降、运化，从而形成"肝胃不和"或"肝脾不和"，临床常见生气以后，胸胁胀满，食欲不振，食后腹胀，嗳气不舒等。反之，如脾气不足消化吸收功能不良，或脾不统血，失血过多，形成肝血不足。可见肝病传脾，脾病及肝，肝与脾在病理上相影响。

第六节　肾

"肾藏精，主水，纳气，""受五脏六腑之精而藏之。"（《素问·上古天真论》）"肾两者，非皆肾也，其左者为肾，右者为命门。"（《难经·三十六难》）"命门为元气之根，为水火之宅，五脏之阴气非此不能滋，五脏之阳气非此不能发。"（《景岳全书》）我们认为，肾有阴阳之分，根据阴阳学说"上为阳，下为阴"。因此我们提出：在肾脏上面的肾上腺（皮质和髓质及其分泌物）乃是肾阳的物质基础，也是"命门"的组织学基础。从临床看，命门火衰的病人其病症与肾阳不足病症多属一致，治疗时补命门火的药物，又多具有补肾阳的作用。因此可以认为命门火就是肾阳，所以称之为"命门"，无非是强调肾中阳气的重要性而已。

肾为水之脏。肾小球滤过膜的外膜具足突，足突上覆盖着一层带负电的唾液酸糖蛋白，形成了滤过的电学屏障，保证了带负电的蛋白质、多核苷酸等不被滤出；即使有些机体必需的物质如氨基酸、葡萄糖等被滤出，也可通过肾小管内皮细胞主动运输而再吸收。我们认为，这些被再吸收的氨基酸、核苷酸、葡萄糖等就是"肾阴"的物质基础。

肾藏精。精是构成人体的基本物质，"夫精者，身之本也"（《素问·金匮真言论篇》）。它有先天和后天之分，前者禀受于父母，后者来源于饮食，由脾胃化生。出生之前，先天之精的存在已为后天之精的摄取准备了物质基础；出生之后，后天之精又不断供养先天之精，使之不断得到补充。肾精化生肾气，由肾阳蒸化肾阴而产生。肾阴肾阳又都以肾所藏的"精"为物质基础，所以肾的精气包含着肾阴肾阳两个方面。肾阴又叫"元阴"、"真阴"，是人体阴液的根本，对各脏腑组织起着濡润、滋养的作用。精属阴，气属阳，所以有时也称肾精为肾阴，肾气为肾阳。肾阴和肾阳在人体内是相互依存、相互制约的，以维持人体的动态平衡（稳态）。我们认为，这些被肾小管再吸收的物质，如氨基酸、核苷酸、葡萄糖、蛋白质、核酸等，就是肾阴，即"肾精"的物质基础。"人始生，先成精"。（《灵枢·经脉篇》）"先天之精"，是由多核苷酸根据遗传密码排列的基因组，基因的表达而生成的基因产物——蛋白质，就是"肾气"，故"精能化气"。

肾阳，是指肾上腺皮质及其激素与"下丘脑-垂体-内分泌腺轴"，以及向肾激素（包括生长激素、肾上腺皮质激素、甲状腺激素等具有向肾作用的激素），这些促肾激素能改变全身细胞的代谢，对人体的出生、生长、发育、衰老等有决定性影响。内分泌腺体的分泌功能显然要受到机体状态（如代谢、营养、应激以及其他激素浓度等）的影响。每种激素不仅本身是调节者，它的产量和有效机能又受到其他因素的调节。内分泌作为一个整体，与神经系、免疫系等彼此协调，通过分子网络，共同调节机体各个组织、细胞的整体性活动。精能化气，肾精所化之气，称为肾气。肾的精气盛衰，关系到生殖和生长发育的能力。男子"八岁，肾气实，发长齿更；二八，肾气盛，天癸至，精气溢泻，——七八，——天癸竭，精少，肾脏衰，形体皆极。八八，则齿发去。"《素问·上古天真论》女子"七岁，肾气盛，齿更发长；二七，而天癸至，任脉通，太冲脉盛，月事以时下，——七七，任脉虚，太冲脉衰少，天癸竭，地道不通，故形坏无子也。"《素问》肾精气不足表现为，某些不孕症、发脱齿松及小儿发育迟缓、筋骨痿软等症。

"久病及肾"是指长期激源的刺激降低非特异性抵抗力，导致下丘脑-垂体-肾上腺皮质轴兴奋性低下，出现肾阳虚症状。慢性支气管炎、肾盂肾炎、尿崩症等只要辨证为肾阳虚者，经检查，尿中的 17-羟皮质类固醇的含量呈低值。肾阴和肾阳的平衡状态若破坏，即形成肾的阴阳失调的病变。若见五心烦热、潮热盗汗，男子遗精，女子梦交等，则为阴虚火旺的见症，是由于肾阴虚少，不足于制阳的缘故。而出现精神疲惫、腰膝酸冷、形寒肢冷、小便不利或小便频数，男子阳痿早泄，女子宫冷不孕等症则是肾阳虚衰，温煦和生化的功能不足所致。由于肾阴虚和肾阳虚的本质都是肾的精气不足，所以肾阴虚和肾阳虚之间有内在联系，在病变过程中常相互影响。

肾主水，主纳气，主骨，生髓。肾主水，主要是指出它在调节体内水液（水、盐及酸碱）平衡方面起极为重要的作用。在常情况上，水液通过胃的受纳、脾的传输、肺的敷布、肾的排泄、维持水液的相对平衡。机体通过"渴觉"以补充体内水液，下丘脑分泌"抗利尿激素"来调节肾脏对水、盐的代谢。脾胃消化吸收营养物质合成蛋白质维持血浆胶性渗透压，心房组织分泌的心房肽（α，β，γ）有强大的利尿、利钠、扩张血管、降低血压等功能，而肾脏分泌的肾素能转化为血管紧张素。肾素的一种蛋白分解酶作用于基质（14 肽）而生成血管紧张素（ⅠⅡ，8 肽），血管紧张素Ⅲ能刺激肾上腺皮质合成和释放醛固酮（7 肽），而醛固酮又受血管紧张素调节，也受 K^+ 的反馈调节。正常人的血压、血容量、钾钠平衡都不断受到肾素-血管紧张素-醛固酮（renin-angiotensin-aldosteron）的调节。水和盐的代谢密切相关，由抗利尿激素（ADH）和醛固酮相互配合调节。激素的作用方式通常是调节性质的，换言之，激素不产生一个全新的过程，它必须有正常的组织和酶系统的存在。机体的代谢或营养状况不仅可影响腺体的机能，并且也影响受激素作用的器官或组织的反应性。内分泌激素不仅本身是调节者，它的产量和有效机能显然受到机体状态的制约，受其他因素而改变，因而认为内分泌激素是一个较大的、具有整合机能的、普遍的应激系统中的一个组成部分。肾的功能活动是以下丘脑-垂体-内分泌腺轴为基础的。

肝藏血，肾藏精。肝血有赖于肾精的滋养，肾精也不断得到肝血所化之精的填空，精与血是相互资生的，所以有"精血同源"，"肝肾同源"之说。"肝"的免疫吞噬功能和"肾"的内分泌调节功能是彼此相通的。内源性吗啡样物质的神经肽可作为神经-内分泌和免疫网络的中介物。甲硫氨酸脑啡肽能增强 IL-12 P35 mRNA 的表达、增加 TNF 的产生和提高 NK 细胞的活性。免疫系统中的淋巴细胞作为"自由泳动的神经细胞"在体内到处巡游，感受体内的病毒、细菌等"异己"识别信号的刺激，引起免疫应答，并通过释放细胞因子将感受的信息传给神经-内分泌系统，产生一系列反应。而神经-内分泌系统则感受物理、化学、情绪等识别信号的刺激，并通过共同的活性因子网络给免疫系统，引起正常或异常的应答。内啡肽可与神经-内分泌系统细胞膜上受体结合，还可与淋巴细胞膜上的受体结合，增强淋巴细胞有丝分裂活性和 NK 活性，以及抑制抗体的产生等。

第七节　脏腑之气

"脏腑之气"是指脏腑组织分泌的蛋白质及其功能活动，是"经气"的一部分。以前认为，激素仅由内分泌腺细胞所分泌，现已发现不仅内分泌细胞、神经细胞、胃肠道细胞、免疫细胞、心血管等细胞，均可分泌内分泌激素；而且发现肺等内脏也能分泌心钠素、阿片 7 肽等激素。肺内不仅有阿片肽等内源性吗啡样物质，还有阿片肽受体，它可以刺激心钠素的释放；而心钠素可增加肺表面活性物质，改善肺呼吸窘迫综合症。1968 年 Pearse 发现，产生肽类的神经元和产生肽类激素的内分泌细胞都能摄取胺的前身，并能使其脱羧基,变为活性胺,并将这类细胞称为 APUD(amine precursor uptake and decarboxylation)细胞。这类内分泌细胞和神经细胞一样,在胚胎时期来自神经外胚层,从而构成 APUD 系统。胃肠道激素就是由 APUD 细胞产生的。肠腔是体内最大的内分泌器官。肠道的内分泌细胞分布很广,通常单个散布于胃肠黏膜表面。胃肠激素已知有 40 多种,除了调节消化器官本身活动外,还具有促激素和促生长等生理功能。一个值得注意的现象是,存在于神经系统的神经肽已在消化道作为胃肠激素出现,而原先认为只存在于消化道的胃肠激素,如胃泌素、胆囊收缩素、生长抑素等也都在神经元中发现。内分泌细胞的激素分泌功能要因内外环境和机体状态的影响和制约,每种激素不仅本身是调节者,它的产量和有效剂量又要受到其他因素而改变。如促甲状腺激素(TSH)似乎控制甲状腺活动的一切主要途径:碘化物浓度、碘化酪氨酸与碘化甲状腺氨酸的形成以及甲状腺激素的分泌等。反过来,甲状腺激素也可通过负反馈(短反馈和长反馈)影响垂体和下丘脑。甲状腺素这种反馈关系和肾上腺皮质激素或性激素等内分泌腺完全类似,形成下丘脑-垂体-内分泌腺轴。情绪激动或寒冷刺激时均可增加甲状腺素的分泌,这都是下丘脑起的作用;下丘脑分泌细胞直接受中枢神经系的调节,这就使神经系和内分泌系形成一个整体以调节机体的活动。

　　神经-内分泌系统与免疫系统之间存在着双向联系,它们通过共同的一套化学分子(递质、激素、细胞因子等)相互调节。激素(胸腺激素、生长激素、下丘脑激素、垂体激素等)对免疫细胞的发育、分化、及其功能,有直接作用。下丘脑和垂体激素被认为是应激、精神因素与免疫调节之间的联系环节。科学家们惊奇地发现,白介素(IL)在体内起内分泌激素样作用,这些细胞因子通过与自己受体的相互作用,调控其他白介素或白介素受体基因活化、产物分泌或表达和功能的发挥,参与免疫调控。中枢神经系统内的星形胶质细胞可参与中枢的生电网络活动,它也生成和分泌白介素-1(IL-1)。IL-1 有增强慢波睡眠作用,IL-1 还可增加下丘脑的 ACTH 和内啡肽水平。IL-1 可通过引起糖皮质激素和前列腺素 E2(PG E2)的产生而限制免疫反应的强度;凡对各种抗原产生免疫应答时,血液中糖皮质激素水平与免疫应答的强度成反比。原先被误认为独立的许多活性因子如：内源性致热源因子、白细胞内源性介导因子、单核细胞因子、B 细胞激活因子、淋巴细胞激活因子、软骨折断诱导因子、破骨细胞激活因子、肌蛋白水解因子等，它们实际上都是 IL-1 各种活性的表现。产生 IL-1 的细胞广泛，各种细胞因子（IFN、TNF、IL、CSF 等）都可诱生 IL-1。被诱导产生的 IL-1 又反过来对细胞诱导产生 IFN、TNF、IL、CSF 等细胞因子，显示 IL-1 可能是细胞因子网络功能形成的中心之一。免疫系统产生的白介素、干扰素、前列腺素等化学分子都可作调节肾上腺皮质激素的介导物，此外，淋巴细胞本身也能在某些情况下合成促肾上腺皮质激素（IrACTH）。资料证明，淋巴细胞在某些刺激下可分泌多种激素。这些现象改变了人们以前传统的对神经系统、内分泌系统、免疫系统彼此割裂的错误认识，证实了"脏腑之气"为化学分子网络系统之一，并起整体性调控的作用。

第八节　电兴奋性细胞及其分泌的"脏腑之气"

早已实验证实，各种神经元、感受器、心血管、消化道、肌肉等组织细胞在各种刺激下，能产生电兴奋。这种兴奋是膜上离子通道发生变化的结果。过去认为只有经典递质参与突触间信号传递，近年来发现，一些多肽与经典递质共存于共一神经元中，如交感神经节前纤维，生长抑素（SOM）与去甲肾上腺素（NE）共存于同一囊泡内；胆碱能神经纤维中，乙酰胆碱与活性肠肽（VIP）共存；多巴胺神经元中多巴胺与胆囊收缩素（CCK）共存。神经肽 Y（NPY）与儿茶酚胺类递质分布上共存，功能上相互调节，二者之间有着双向调节作用，这些都与调节受体密切相关，提供了肽类递质与经典递质间相互作用的典型例子。肽能神经是个新概念，其末梢释放的是肽类物质，现发现肽能神经几乎包括整个神经系统，不仅外周神经、植物神经，甚至中枢神经系也存在大量的肽能神经。到 1986 年中枢神经系中已发现 100 多种神经肽。电兴奋性细胞的离子通道组成和细胞活动是直接相联系的，电兴奋性细胞通过胞内信使系统调节离子通道是非常普遍的。最近利用斑片电压钳位技术（patch-clamp recording technique）研究发现，免疫细胞离子通道具有可塑性，揭示了免疫细胞与神经细胞具有类似的离子通道，其中引人注目的是，这些离子通道的表达和功能是可调节的。免疫细胞膜上都具有电压依赖性离子通道。对这类离子通道的进一步研究发现，其通道的多样性令人惊讶。其中 K^+ 通道有延迟整流、内向整流、钙离子激活等好几种功能分类，表明免疫细胞与神经细胞不仅性质相似，而且通道的活动都可受各种内外环境因素的影响而发生变化。在电兴奋性细胞中通道的可变性被认为是细胞适应特殊功能的重要机制，因此免疫细胞的离子通道的调节可能也是为适应服务的。针刺某些经穴可引起脑和脊髓神经细胞释放阿片肽。这内源性吗啡样物质在中枢神经系中作用复杂，与某些精神性疾病有关，与高级神经活动也有一定关系。淋巴细胞膜上存在阿片肽受体，这是阿片肽行使免疫调节的结构依据。但体内不同的淋巴细胞承担不同的免疫功能，不同的淋巴细胞上存在的阿片受体类型和数量也可能不同。对来自不同个体的淋巴细胞，对脑啡肽也有不同的作用，说明淋巴细胞膜上的阿片受体有明显的个体差异。电兴奋性细胞均能分泌活性化学分子与相应受体组成化学分子网络系统，即经气系统，以调节机体整体性活动。例如，针刺穴位通过生物电系统刺激下丘脑室旁核末梢，释放精氨酸加压素（AVP），作用于中脑中央灰质（PAG）的 AVP 受体，一方面调节钙离子通道，促进钙离子内流，激活腺苷环化酶，生成第二信使环磷腺苷，使膜蛋白磷酸化，内源性阿片肽释放增多；另一方面，抑制钠-钾泵活性，增强阿片肽受体亲和力，共同参与针刺镇痛过程。神经对所支配的细胞能发挥两方面的作用：一方面借助生物电的兴奋冲动，细胞激活，并发挥功能；另一方面，通过末梢释放的神经调质、神经肽等物质，持续地调整被支配细胞的内在代谢活动，影响其持久性的结构、生化和生理变化，称营养性作用。"经气"不仅有调节免疫的"卫气"功能，还有提供营养的"营气"功能。如果将支配慢肌（红肌）和支配快肌（白肌）的神经分别切断，然后将支配快肌的神经的中枢端与支配慢肌的外周端缝合，待神经再生后，慢肌就可变为快肌。可见神经末梢的营养性作用不仅调控着支配细胞的内在代谢活动，而且还决定其生理特性。

第十二章　分子网络系统的整体性

"真气者，经气也。"(《素问·离合真邪论》)"经气"就是经络之气，指的是"真气"(或者说是"元气")，它包括了卫气、营气、宗气、脏腑之气等。我们曾提出：凡是细胞所分泌的各种蛋白质因子(基因产物)就是"气"，包括各式各样的酶蛋白系、各种受体蛋白系、各类生物活性因子(神经递质、内分泌激素、细胞因子、生长因子等)网络甚至调节基因活动的 DNA 结合蛋白、调节蛋白和转录因子蛋白等。"经气"系统是一个配体-受体系统的化学分子网络。"经气"系统包括神经递质、内分泌激素、细胞因子、抗体免疫球蛋白及其受体系统等所组成的网络系统，是一个完整的分子网络系统。所谓系统，就是泛指由一定数量的、相互联系的因素所组成的稳定的、统一的整体。如同联系是客观的、普遍的一样，系统也是客观的、普遍的、无所不在的。系统的存在是一种普遍的现象。正如世界的物质是多样的，事物之间和现象的联系，也是极其复杂多样的。要了解某一事物就必须对它的内部诸要素以及同其他事物之间的各种不同的联系，分别具体地加以研究，另一方面，分析和研究事物各种不同的联系时，不能离开它们同整体的联系，要坚持整体性原则——经络学研究的首要原则。

第一节　神经-内分泌-免疫网络分子系统的整体性

"经气"中的免疫活性细胞分泌的蛋白质因子，是机体的免疫系统上一个复杂的网络系统；任何单一的细胞因子在机体中的作用，都呈网络现象，都会受到这个网络中的其他细胞因子的影响。我们认为，这种网络现象就是整体性理论的根据，它们无处不在。细胞因子之间是相互促进又相互制约的。这些免疫细胞的细胞因子、内分泌激素和神经递质、神经肽等，就是阴阳五行学说的物质基础之一，它们相互间构成分子网络系统，通过反馈，进行自动调控。

第二节　脏腑之气的整体性

在"脏腑之气"（"经气"系统之一）的化学分子网络中，相应的受体蛋白系统发挥着极其重要的作用。细胞膜是联结细胞外信号传递与细胞内生理活动调节的纽带，这一功能主是由膜上的受体蛋白质系统来完成。在"脏腑之气"中，除了各种脏腑组织细胞分泌的递质、激素、细胞因子，及其相应受体系统外，各脏腑组织细胞中的各种调节蛋白，蛋白质与细胞相互作用的相关蛋白，如各种生长因子（正调控或负调控）及其受体、胞外基质与细胞粘附分子及细胞骨架蛋白、各种蛋白激酶与蛋白质磷酸酶及核内的 DNA 结合蛋白、各式各样的转录调节蛋白等调控蛋白和其他的相关蛋白质，都是"脏腑之气"的重要组成部分。下面我们详细讨论除递质、激素、细胞因子及其相应受体系统以外的，另一类"经气"物质——"脏腑之气"（蛋白质）的分子结构与功能。

一、生长因子类（蛋白质）及其受体系统

1. 表皮生长因子（EGF）

表皮生长因子（EGF）由 53 个氨基酸组成，在唾液中大量存在，因此猫、狗舔过的伤口很快会愈合。人 EGF 与小鼠 EGF 有同样的生物活性和相同的抗原性。令人惊奇的是人的 EGF 和人的尿抑胃激素（urogastrone）有十分相似的结构和功能，各有 53 个氨基酸（aa），其中 37aa 完全相同，而且 3 个二硫键的位置也相同，并有几乎相同的生物效应。EGF 在颌下腺有较多贮存，同时也可在体液中，如尿液、乳汁和血液中发现。当 EGF 与细胞表面的 EGF

受体(EGFR)结合后，细胞表面起趋，结合后的复合物被内吞，促使膜蛋白磷酸化，氨基酸转运增加，这是瞬时效应；随后是长时效应：细胞开始合成新的 RNA，并开始合成 DNA，最后导致细胞分裂。EGF 等生长因子能刺激 C-fos 基因表达，推测在致癌过程中有一条依赖生长因子的促有分裂途径，该途径涉及多个癌基因激活。EGF 与靶细胞受体结合后内吞，受体数量减少，一段时间内靶细胞对 EGF 的结合力下降，称下调（down regulation）。过一段时间，相当一部分受体又可再回到膜上，而被多次利用，称为"受体的再循环"。多数受体蛋白的激酶活性通过与特异调节因子（胞外信号分子）相互作用来控制。EGF 是多肽能刺激各种细胞的生长。EGF 在细胞分裂和分化过程中起重要作用，促进 DNA，RNA 和蛋白质等生物大分子的合成，促进细胞增殖，与肿瘤的发生与发展亦密切相关。

近年来研究发现，EGF 对纯化的 RNA 和蛋白质的跨膜运输有直接促进作用，细胞核内也可能存在 EGF 受体，生长因子可能有固醇类激素样的核内作用机制。生长因子经质膜、胞浆、核膜、进入细胞核与染色质结合的全过程尚不清楚，但已了解生长因子质膜受体在其中起重要作用，因为生长因子核转移和染色质结合的活性与质膜受体表达强度呈正相关，且在实验体系中加过量非标记生长因子可抑制标记生长因子的核转移。生长因子与染色质的结合活性是生长因子的非降解性紧密地与染色质结合，并因而赋予染色质对 DNaseⅡ的耐受性。限制性内切酶 EcoRⅠ酶切分析表明，生长因子是与染色质 DNA 的活性转录区结合，认为染色质生长因子特异结合位点——受体，可能是一种具有基因表达调节作用的非组蛋白质。DNase 对染色质识别部位大多是转录活性区，而生长因子（EGF、PDGF、FGF 等）核受体也存在于转录活性区，生长因子的结合使染色质 DNA 对 DNaseⅡ的耐受性增加，提示生长因子与核受体的结合直接参与基因调控过程，调节基因 sk 增强子区或促进子区的活性。EGF 能增强拓扑异构酶活性，拓扑异构酶的酪氨酸磷酸化后，通过磷酸化的酪氨酸残基与缺口的 DNA 5 端相结合，核受体有可能通过这一途径改变 DNA 空间结构，调节基因表达[1]。生长因子和癌基因产物在调节基因表达过程具有相似的机理。研究发现，EGF 经受体介导进入正常的 NC3H10 和肿瘤 TC3H10 细胞后，向核转移并在核内积聚。EGF 作用 10～12 小时最明显，此时正处于 S 期，表明 EGF 向核内转移与细胞周期密切相关[2]。

表皮生长因子受体（GGFR）为 170KD 膜糖蛋白，由 1186 个氨基酸（aa）组成：胞外的 EGF 结合区由 621 个 aa 组成，23 个疏水 aa 固定于膜上，胞质部分含 542aa，其中约 300aa 与 src 癌基因蛋白的酪氨酸激酶催化部分显示高度同源。催化活性使胞内某些蛋白及受体本身磷酸化。EGFR 和 V-erb-B 转化蛋白在氨基酸序列上的同源性，从结构上说明了二者的内在联系。用抗 EGFR 单抗检测非小细胞肺癌发现癌组织比正常组织明显增深，鳞癌较深，III 期癌较 I，II 期深，说明 EGFR 在某些肿瘤的起始和促进阶段中起作用。几乎所有生长因子受体能通过受体本身磷酸化和其他激酶如 PKA，PKC 催化 Ser/Thr 磷酸化而引起受体激酶活性下降来调节受体的 TPK 活性。RGFR 在 Tyr 1068，1148，1173 位发生自身磷酸化而激活；EGFR 受 PKC 催化 654 位 Thr 磷酸化导致 EGFR 对 EGF 亲和力下降，激酶活性降低和 EGFR 内部化。EGFR 能催化 MAP 激酶活化，MAP 又催化 S6 激酶，S6 激酶通过催化 S6 磷酸化调节核糖体蛋白质合成。人 EGFR 的 551-1154 aa 中 90% 以上与鸡的的 V-erb B 产物相同，因此 erb-B 显然是 EGFR 的截短形式，设有胞外大部分的 EGF 结合域，丧失了调节其活性的功能。酪氨酸蛋白激酶催化的磷酸化为促有丝分裂信号。C-erb B 位于 17q21，与 EGFR 具同源性。EGFR 与雌激素受体间呈显著负相关。

2. 血小板衍生生长因子（PDGF）

1983 年在测定 PDGF 的氨基酸顺序时发现，它至少有五条多肽链（I、II、III、IV、V），其中一段中的 104 个氨基酸顺序与猿猴肉瘤病毒的转化蛋白 P28（C-sis）的第 67-171 氨基酸序列相同，这 104 个序列片段对应于 I、

---

[1] Basu M et al : Nature　1985；316：640
[2] 彭勇，童坦君. 实验生物学报，1993，26（3）：179.

III、IV、V，即 PDGF-2。这首次证明了癌基因的表达产物与具有已知生理功能的蛋白质相对应。人们第一次得到证据，说明癌基因通过不适当地生成产物，促进细胞增殖而引起癌变。核苷酸序列分析表明，C-sis 与 V-sis 对应的顺序分布于 C-sis 的 5 个外显子中，其中编码 PDGF-2 的片段在外显子 3，4，5，共编码 104 个氨基酸，说明 C-sis 是编码 PDGF-2 的结构基因。P28（C-sis）与 PDGF 在免疫学上和生物活性上有很大的相似性，用抗 PDGF 抗体能抑制猿猴肉瘤病毒对成纤维细胞的转化作用。编码 sis 的细胞通过自分泌（autocrine）刺激所有间充质起源的细胞生长，当 PDGF 与受体（PDGFR）结合后，激活的 PDGFR 与其底物复合物直接结合，这些底物复合物称为信息传递粒子（signal translater particle），内含磷脂酶 C（PLC-γ）、磷脂酰肌醇-3 激酶（PI-3K）、ras 蛋白活化蛋白（GAP）、raf-1 蛋白等。磷脂酶 C 等的激活将 PIP2 分解为第二信使 DG，IP3，它们将信号传至核内，导致核内癌基因 C-fos，C-myc 表达而刺激细胞增殖。PDGF 是一种二硫键交联的二聚体，人 PDGF 有两条不同而相关的链（α，β）组成。被猿猴肉瘤病毒 SSV 截获的细胞顺序在基因组 3 端附近，位于该病毒的壳蛋白基因（env）中。由于 env 基因与 V-sis 基因的密码阅读相同，故 V-sis 初级翻译产物将含有壳蛋白的信号顺序，没有明显的膜固定顺序，形成二聚体，进入细胞分泌途径。并与 PDGFR 作用，以自分泌方式失控生长。人 PDGFβ链的 100 个残基中仅 3 个与 V-sis 不同，因此 C-sis 基因很可能就是 PDGF-β 的细胞基因。公认的β链 N 端顺序紧接在 V-sis 蛋白中一个 Lys-Arg 二肽后，其 Lys-Arg 起着加工修饰部位的作用。

3. 转化生长因子（TGF）

转化生长因子（TGF）最初是指小鼠肉瘤病毒转化 3T3 细胞系所产生的肉瘤生长因子，它可与正常表皮因子（EGF）受体起作用，并使正常细胞发生短暂变化，这表明生长因子在癌基因与肿瘤之间起媒介作用。最近研究发现转化生长因子也在人的正常细胞中表达分泌：转化生长因子还有 TGFα，TGFβ之分，TGFβ虽存在于正常细胞和肿瘤细胞的分泌物中，但它不能与

EGFR 结合，却能增加 TGFα 的生物活性，属另一类独立的生长因子家族。

TGFα 由 50aa 组成，与 EGF 有 40% 同源性。人 TGFα 以 160aa 的前体蛋白（pro-TGFα）通过酶解，从前体蛋白的胞外结构域释放出成熟的小分子 TGFα。Pro-TGFα 也显示有生物活性，跨膜分子能诱导指示细胞上 EGFR 的酪氨酸自身磷酸化。有生物活性的 Pro-TGFα 能提供一种局部和持续的自分泌生长信号，但其体内作用不清。近年已证明正常成体细胞及胚胎细胞也表达和分泌 TGFα。EGF/EGFR 能明显增高角质细胞（keratinocyte）TGFα mRNA 的表达水平。这说明正常细胞也存在自分泌方式的生长调节机制，事实上 PDGF，IGF，和 IL-2 也是许多正常细胞自泌刺激生长的例证。

用化学方法人工合成 TGFα 7 肽(NH2-V-V-S-N-F-N-D-COOH）与 BSA（pepsin）化学偶联后免疫家兔得到的抗血清具抑制 BT325 细胞生长的作用，其作用效率呈剂量依赖性。同位素掺入结果表明，抗体在阻止 TGFα 与 EGFR 结合后细胞内 DNA 合成代谢降低，TGFα 抗体具有抗肿瘤效应。TGFα 与 β 半乳糖苷酶的融合基因在昆虫秋粘虫（S.facogiperda）的细胞内获高表达。对重组 TGFα（rTGFα）活性研究表明，其抗原部位在 C 环，且能同 EGFR 结合而起作用，进而可作 rTGFα 的拮抗剂。rTGFα 的 C 端有两段基因链其运动自由度较大，特别是 3 位 Gly 至 6 位 Gly 间的片段在 C 环上，因此 C 环可能出现微构象变化使它易于和其他分子结合，因而 rTGFα 的活性较强部位在 C 环上；侧链虽亦有随机相对运动，但运动较缓慢。用软琼脂试验发现，rTGFα 34-43，44-50 均有较强的转化正常细胞的活性，为此合成了修饰过的类 rTGFα C 端的 16 肽，并发现其活性也较强。

TGFβ 是一大类多功能细胞生长、分化的调节蛋白。它几乎存在于所有正常的以及癌变的细胞中。现已证明几乎所有细胞都能合成 TGFβ 家族成员，几乎所有正常细胞膜都有 TGFβ 受体。天然情况下分泌及重组表达出来的 TGFβ 都以无活性的潜活复合物形式存在，使其活化是控制 TGFβ 生物功能的重要方式。前体 TGFβ 由 390aa 组成，无生物活性，经 C 端酶解得到 112aa 单体，N-端的内部有 12 个糖基化位点，单体无活性必需形成二聚体，由 112aa 组成的亚单位通过二硫键相连，形成 25KD 的双聚体分子，表明 TGFβ 合成本身乃是极为复杂的过程。现在 TGFβ1-β5 的 5 个成员的 cDNA 均已克隆在 CHO, COS 细胞中表达成功。人血小板 TGFβ1 与牛骨的 TGFβ2 具类似生物活性，从人、猪、鸡基因库中克隆到的 TGFβ3 基因均与 TGFβ1 高度同源，此外与 TGFβ 分子结构相似的蛋白包括：缪勒氏管抑制物（MIS）、骨形成蛋白（BMP）及 dpp 基因复合体 vg-1，vgr-1 基因等组成了 TGFβ 家族。

　　TGFβ1 分泌前进行的翻译包括：（1）．信号肽酶切除 N-端 29aa 的信号肽；（2）．糖基化，在 Asn82，Asn136，Asn176 上添加唾液酸甘露糖；（3）．磷酸化；在 Asn82，Asn13 的糖链中心甘露糖上合成甘露糖-6-磷酸（Man-6-P）；（4）．用蛋白酶水解 Arg278-Ala279 释放出单体成分（112 个 aa）；（5）．亚基装配，借一对二硫键交联结合成二聚体。各种正常细胞和转化细胞表面都有专一性的亲和力和有所不同的 TGFβ 受体，每个细胞约有 2000～4000 个受体，决定于不同细胞系。低分子量的 I 型受体为接受信号所必需，II 型与III 型受体转导 TGFβ 信号。由于 TGFβ 受体存在于大多数细胞中，通过形成潜活复合物（latent TGFβ）使生理条件下 TGFβ 只能在局部起作用，仅限于分泌源细胞合成部位，一旦离开将迅速被细胞表面结合蛋白或组织液中 α2 巨球蛋白（α$_2$M）所结合而失活；而潜活的 TGFβ1 在很长时间内仍限定在循环系统内不被降解；通过形成 Latent TGFβ 使活性 TGFβ 从自分泌/旁分泌作用方式转变成内分泌样方式。纤溶酶能活化成纤维细胞分泌的潜活 TGFβ，或人血小板来源的 latent TGFβ1，纤溶酶可能是生理条件下各种来源的 L-TGFβ1 强力活化因子[1]。TGFβ 显示多种生物活性：（1）．刺激培养在软琼脂中成纤维细胞的集落性生长，DNA 合成始于 TGFβ 处理后 36 小时，同时引起 C-sis 表达和 PDGF 样物质合成；（2）．对有些细胞显示抑制生长和诱导分化的作用，如诱导支气管上皮细胞终末分化；（3）．调节细胞外基质成分的合成和降解；（4）．抑制多种类型的细胞增殖（包括上皮细胞、内皮细胞、淋巴样细胞和髓性细胞等），对培养人的肝癌细胞系（BEL-7402）和鼻

---

[1] Lyons RM et al: J Cell Biol 1990；110：1361.

咽癌细胞系（CNE-I）的生长也有抑制作用，对增殖的抑制效应是可逆的。

生长迅速的小鼠角质细胞 TGFβ 处理 1 小时后，C-myc 基因的表达明显减少，β 肌动蛋白和 C-fos 基因的表达却不受影响。表明 TGFβ 抑制基因表达具有专一性，它选择性地控制基因表达，可能是其调节细胞生长的一个重要方面，TGFβ1 能以 TGFα 类似方式促进自身 mRNA 的转录；TGF-β 本身结构改变也是其对细胞生长调节的一种方式。

4．神经生长因子（NGF）

神经生长因子（NGF）与其它的肽类生长因子一样，有调节细胞增殖和分化的能力。NGF 在体内多处合成，作用于神经系、免疫系、生殖系等特定的细胞，且不同细胞效应不同。如对 T、B 细胞及肾上腺嗜铬细胞有促增殖作用，但对大鼠嗜铬细胞瘤、人直结肠癌细胞的增殖，则有抑制作用。有人认为，NGF 在细胞分化中起重要作用，对终末分化细胞有促增殖作用，但对不完全分化的细胞则有抑制增殖的作用。

NGF 不仅是一种神经生长因子也是免疫调节因子，且对探讨经络活动的整体性有意义。NGF 受体存在于所有来源于神经嵴的细胞膜上，并在一些非神经细胞（如雪旺氏细胞、淋巴泸泡、树突状细胞、肌上皮细胞、血管外膜基底上皮细胞、人的 T，B 淋巴细胞等）膜上也发现 NGFR 的存在[①]。NGF 与其受体结合可快速暂时诱导 C-fos 基因活化，fos 基因失控可干扰 NGF 的促进分化作用；将 C-fos 基因引入 PC-红细胞，fos 的表达可抑制 NGF 对分化的诱导。cAMP 可能作为 NGF 反应的媒介，蛋白激酶 N（PKN）是 NGF 激活的丝氨酸蛋白激酶；6-巯代乌嘌呤可特异抑制 PKN，也能抑制 NGF 对神经生长的促进作用，但不抑制 NGF 诱导的 C-fos mRNA 的生成。NGF 作用于人黑色素瘤细胞 WM-266-4 和结直肠癌 SW707 细胞系后，NGF 被运送到细节胞核，并与染色体结合，抑制 rRNA 合成而抑制细胞增殖，且 PDGF 激活的 rRNA 合成和 PDGF 促进的两种肿瘤生长均能被 NGF 所抑制。N-myc 表达与 NGFR 表达呈负相关。实验观察到 NGF 对鼠胚成纤维细胞（NC3H10）

---

① Otten WW etal : PNAS 1989 ; 84 : 10059.

及转化细胞（TC3H10）二者的生长均具抑制作用，可能与这些细胞来源于小鼠胚胎的不完全分化细胞有关。NGF 由 α，β，γ 三种亚基组成 α2βγ2 复合物，含 1～2 个锌原子，生理条件下以 7S 复合物形式存在。血浆中形成 NGF-α$_2$M 复合物，可使其免遭蛋白酶的破坏。α 亚基（26KD）可抑制 γ 亚基活性，γ 亚基（由 229aa 组成）是精氨酸特异的酯肽酶（esteropeptidase），β 亚基可完全表现 NGF 的生理效应，其序列与胰岛素样生长因子（IGF）有同源性[①]。NGFR 有两类：Ⅰ型慢速型具高亲和力；Ⅱ型快速型具低亲和力。NGF 与受体结合能将低亲和力转化为高亲和力。在细胞核膜上高亲和力的核膜受体可能是由细胞表面受体转运到核膜而形成的[②]。生长中的神经纤维依赖靶细胞产生的营养因子（如 NGF）存活，它们通过对稀少的营养因子的竞争而自动调节存活神经元的数目。对专一信号依赖的细胞存活有利于器官发育过程的正常进行和器官正常大小的维持。"经穴"的神经系中生物电网络中化学分子网络（如 NGF）的参与，还与器官的发育和正常大小的维持有关。这提示了经络的整体性活动。

5. 成纤维细胞生长因子（FGF）

成纤维细胞生长因子（fibroblast growth factor，FGF）可分为酸性（acidic）aFGF 和碱性（basic）bFGF 两类 FGF 都有 154aa 组成，分子量相同。不同组织中提取的 FGF 常表现为不同的 N-端截断形式，酸性的 PI 为 5-7，碱性的（bFGF）PI>9，二者生物学功能基本相同，结合细胞表面同一受体（FGFR），都具有与肝素结合能力。aFGF 与 bFGF 除了等电点（PI）和氨基酸组成不同外，bFGF 的活性通常要比 aFGF 强 10～100 倍。肝素可增加 FGF 稳定性，但 aFGF 与肝素结合后活性可增强 10～100 倍，而 bFGF 与肝素结合后则活性不变。三维晶体结构测定表明 aFGF 与 bFGF 具有相似的三维结构，这一结构含有 3 组相似的折叠方式，每组又含 4 个反平行的 β 折叠，共 12 个 β 折叠与白介素-1（IL-1α，IL-1β）极为相似。bFGF 分布于多种组织中，作

[①] 王丽辉，童坦君. 生物化学与生物物理进展 1992，19（6）：471.
[②] 王丽辉，童坦君. 生物化学与生物物理进展 1992，19（1）：27.

用广泛，可诱导大多数来自中胚叶和神经外胚叶培养细胞的增长，稳定培养表型的表达，促进毛细血管内表皮细胞的增生、细胞的分化、神经营养作用，促进再生、愈合及血管新生等。

FGF 对成纤维细胞在内的多种细胞具有促进增殖和分化的功能，是强有力的细胞分裂促进因子。FGF 成员参与肿瘤生长过程中的血管形成。以人胚肺二倍体成纤维细胞（2BS 细胞）发现 FGF 可明显诱导 Rb 基因的表达（诱导幅度为 243%），这为了解生长调控机制提供新线索。对成纤维细胞生长因子（FGF）向核内转移或核内定位的前提是，它的多肽链中由主要为碱性氨基酸组成的核定位信号顺序（nuclear locolization signal sequence，NLS）引导蛋白进入细胞核。缺失潜在 NLS 的 bFGF（21—27 肽区）虽能激活受体酪氨酸激酶活性和诱导 C-fos 基因表达，但丧失了诱导靶细胞 DNA 合成和促进细胞分裂增殖的能力。如果把酵母组蛋白 2B 的 NLS 重组到 FGF 氨基端，这种嵌合型 FGF 又恢复了诱导 DNA 合成和促进细胞分裂增殖的能力，表明生长因子或生长因子受体结构中潜在的 NLS 可能是生长因子核内作用所不可缺少。

6. 造血生长因子

造血生长因子包括集落刺激因子（CSF）、红细胞生成素（EPO）、白细胞介素（IL—1，2，3，IL—4，5，6，7，9 等）。集落刺激因子是一类由多种细胞分泌并影响多种细胞的生长、分化及功能的糖蛋白，包括 G—CSF，M—CSF，GM-CSF 和 multi—CSF（IL—3）、EO—CSF（IL—5）。

G—CSF 在许多肿瘤细胞系中组成性表达，在 T 细胞、巨噬细胞、内皮细胞、成纤维细胞中诱导性表达。已知有三个顺式调控元件：1. 位于 TATA 盒上游的 ATTTGCAT 通过与寡聚体转录因子—2（OTF—2）结合发挥转录激活作用；2. CSF 盒，与 NF-κB 转录因子的识别序列十分相近；3. 长约 40bp 的特异启动子元件。人肿瘤细胞株 CHU-2，SK-HEP-1，U-87MG 中 G-CSF 的组成性表达是由于细胞内自身存在作用于 G-CSF 启动子区域的核激活因子。

GM-CSF，除在人单核粒细胞株中组成表达外，在 T 淋巴细胞、成纤维细胞、内皮细胞、巨噬细胞中诱导性表达。它也有 TATA 盒，其上游存在 NF-KB 位点，上游区 d（GT）14 形成左手螺旋可行使增强子功能。M-CSF 典型的 TATA 盒代之以 CATAAA，GC 盒出现两次，另外还有三个典型的增强子序列，-85 至-127 间存在 GT 串列重复序列，它可形成 Z 型结构而行使正、反调控的功能[①]。EPO 正常在肝肾组织中表达；转基因鼠实验表明-400bp 处存在肝组织特异的启动子和增强子，而在-400 至-6000 区存在负调控元件，肾组织特异的调控元件则位于-6000 更上游。

白介素的自分泌（autocrine）和旁分泌（paracrine）作用，是白介素（ILs）功能的重要组成部分，这些因子通过与自己受体的相互作用调控其他白介素或受体基因活化\产物表达和功能发挥。IL-α，β均可诱导血管平滑肌细胞 IL-1 mRNA 的转录及 IL-1 合成和分泌，并呈剂量依赖性。IL-2 是最重要的自分泌因子，在 IL-1 参与下触发 T 细胞合成并分泌 IL-2，表达 IL-2R，刺激细胞增殖。IL-3 是多潜能集落刺激因子（multi-CSF）能促进多种造血细胞的增殖分化，尤其是未分化的骨髓干细胞。IL-4 也是 T 细胞的自分泌因子之一，TH2 分泌 IL-4 辅助 B 细胞增殖。IL-4，IL-5，IL-6 彼此协同，作用于 B 细胞增殖、分化、分泌。

造血生长因子受体家族(hemopoietin receptor family)，这个家族的共同特征是胞外部分有 4 个间隔相应距离的半胱氨酸和靠跨膜部分的特殊序列框架（色-丝-X-色-丝，WSXWS）而且跨膜部分和信号肽也是非常保守的；该家族包括 IL-4R，IL-2R，IL-3-7R，G-CSFR，GM-CSFR，鼠 EPOR，人生长激素受体等[②]。造血生长因子受体超家族基因长度变化较大，主要由于内含子长度不一由于不论是基因产物功能还是基因组成都相似，因此造血生长因子超家族成员极有可能来源于同一祖先基因。造血生长因子基因受体超家族根据膜外配体结合区段保守氨基酸组成，可分为两个亚组：（1）. 膜外 N-端约 60aa

---

① Yanada H et al : Blood 1991；78：1988.

② Fanslow WC et al：J Immunol 1991；147；535.

保守区内含 4 个间隔排列的保守 Cys，一个 Tyr 残基，近膜端约有 40aa 含 WSXWS motif；该组包括 IL-2Rβ，IL-3R，IL-4R，IL-5R，IL-6R，IL-7R，EPOR，G-CSFR，GM-CSFR 的 β 亚单位等。(2). N 端只含一个保守的 Try 和一个保守的 Cys，主要成员有干扰素受体 IFN-αR，IFN-γR，组织因子受体 TFR 等。

现有研究表明，集落刺激因子（CSF）除对正常造血细胞的增殖和分化起重要作用外，对白血病细胞也有着生物学调节作用。粒系 rhG-CSF 单独使用时未见 HL-60 细胞有分化成熟现象，但当 rhG-CSF 和细胞条件培养基（LCM）联合作用时，HL-60 细胞的分化比例却较 LCM 单独作用时显著增高，且分化的细胞主要为粒系细胞，因为 rhG-CSF 有诱导白血病细胞分化的潜力。G-CSF 单独使用仅有微弱诱导分化作用，与 IL-1、TNF 等结合作用后能诱导白血病细胞分化；G-CSF 和维甲酸（RA）能协同诱导早幼粒白血病细胞分化，G-CSF 诱导分化的潜力需依靠其他因子或化学剂介入才能得到充分发挥。

利用 IL-2 能刺激 T 细胞生长，增殖，已用于肿瘤的免疫治疗，通过重组 IL-2 体外扩增（培养生长）LAK 细胞或肿瘤浸润淋巴细胞（TIL）再过继回输给患者，已成为肿瘤治疗新领域[1]。

造血生长因子结构功能相关性的分子机制研究对白血病等肿瘤及造血系疾病的防治提供了新概念、新方法，具有实践意义。重组人粒系集落刺激因子（rhG-CSF）的临床试用表明，对治疗艾滋病（AIDS）、白血病、再生障碍性贫血、急性放射病以及肿瘤放疗、化疗引起的粒细胞减少均见明显疗效。hG-CST 有 174aa，177aa 两种形式，后者在 35-36 位密码子间插入 9 个核苷酸，活性仅为前者的 1/20[2]。GM-CSF 含两对内二硫键，分子中 Glu21，Ile19，Lys26 构成核心结构绊并直接与 GM-CSFR 的 WSXWS 结构绊结合。GM-CSF 表面与受体结合的中心部位为 Arg24，Ala18，Gly75，Pro76，Met79

---

① 朱大栩. 中国免疫学杂志，1989，5（增刊）：97.
② 贺福初，等. 生物化学杂志，1993，9（3）：293.

形成一疏水块，疏水基团提供与受体结合的相互作用强度，亲水基团则提供必需的专一性[①]。存在 5 个结构域 1、4 与 IL-3R 结合。IL-3 的高级结构形成 4 个螺旋: 18-27(A), 56-66(B), 69-81(C), 105-120(D), A-B 绊中 Pro33-Leu34 与 D 绊中 Lys110-Leu111 形成活性中心。9 种造血因子（除 M-CSF, IL-1）均形成 4 束 α 螺旋, N 端 C 端共同形成受体结合部位, 受体结合部与信号转导部位分开。

7. 胰岛素样生长因子（IGF）

胰岛素样生长因子（Insulin Like Growth Factor，IGF）是人体重要的生长因子之一, 因其与胰岛素具有结构同源性, 对人体组织细胞生长发育有广泛调节作用。许多免疫组织也表达 IGF 受体, 自身又分泌 IGF 结合蛋白, 故 IGF 在免疫功能调节中亦起重要作用。

IGF-I 由 70aa 组成, 编码基因位于 12 号染色体长臂, 由于其三端不同外显子转录拼接而形成 IGF-IA 和 IGF-IB 两种 mRNA。IGF-1 主要功能是作为生长激素（GH）。垂体分泌的 GH 作用于肝细胞, 产生分泌 IGF-I, 再作用于靶组织。近年来发现许多细胞能自分泌和旁分泌（IGF-I）, 这对细胞生长的调节可能更重要。IGF-I 能刺激卵泡颗粒细胞的代谢、增生、分化、甾体激素的生成及受体的诱导。卵巢内 IGF-I 通过颗粒细胞膜上自身受体调节其多种功能; IGF-I 对卵巢膜-间质细胞具有旁分泌作用; 这是对传统垂体 FSH, LH, 卵巢性激素调节卵巢分泌功能及卵泡生长发育观念的调整和补充, 并形成 IGF-I 调节系统。各种生长因子对颗粒细胞的 IGF-I 产生也具有调节作用: EGF 是 IGF-1 产生的有效刺激剂; PDGF 本身对 IGF-I 的产生没有刺激作用, 但能增强 EGF 对 IGF-I 的作用; aFGF 和 bFGF 本身没有刺激作用也不能增强 EGF 的作用; TGF α 能增强 IGF-I 的产生, 而 TGF β 本身没有刺激作用但能抑制 EGF 的作用; 总之, 卵泡 IGF-I 产生的调节是复杂的。

IGF-I 受体由 4 个亚基（α2β2）组成, α 位于胞外配体结合部位, β 链为跨膜及细胞内部分, 具酪氨酸激酶（TPK）活性。IGF 结合蛋白有 6 种

---

① Lopez AF et al : EMBO J 1992 ; 11 : 909.

（IGFBP1-6），作为 IGF 的运载和贮存形式，在 IGF 与受体间的相互作用中发挥重要调节功能。对糖尿病大鼠实验观察到 IGF-I 能使其萎缩的胸腺细胞复活。

人 IGF-II 由 67aa 组成，该基因位于 11 号染色体短臂，长 30kb，由 9 个外显子组成，有 4 个启动子转录出不同长度片段的 mRNA。成熟蛋白为单链多肽带有 3 对二硫键。这一生长因子对人及有些哺乳动物正常胚胎细胞的生长发育是必要的。近年来实验结果表明，在某些肿瘤细胞（如肝癌、肾母细胞瘤）中发现有人 IGF-II 过量表达，而且可能涉及一种自分泌机制。IGF-II 受体由一条多肽链构成，胞内很短，可能与 G 蛋白信息传递有关。被 CD3 抗体激活的 T 细胞顺序表达 IGF-IR，IGF-IIR 和胰岛素受体，发现 IGF-IR 在活化的 T 细胞上表达还与 CD4+和 CD8+的分布变化有关。

8. 其他生长因子与细胞因子

肝细胞生长因子（hepatocyte growth factor，HGF）。特异性促肝细胞分裂的因子主要有血源性和肝源性两种。纯化的 HGF 分子量约 75～90KD，由重链（α 链）和轻链（β 链）组成，二者以二硫键结合。用人肝 HGFcDNA 作探针从人白细胞 cDNA 文库中钓出 HGF cDNA。人 HGF cDNA 只含一个开放读框（ORF），编码 728aa，HGF mRNA 翻译成较大前体，切去 N 端 29aa 信号肽，再受蛋白内切酶作用，去除 N 端 25 肽，并在 495 位精氨酸后切断肽链，加工成 55-494aa 组成的 α 链，495-728aa 组成 β 链，并以二硫键相联，形成成熟的 HGF。

HGF 与血纤溶蛋白酶原高度相似：α 链含 4 个 kringle（扣环）结构域其特定部位有 Asn-Tyr-Cys-Arg-Asn-Pro-Asn 特征性序列；β 链属丝氨酸蛋白酶超家族成员，结构相似但无酶活性。HGF 的作用：1. 有丝分裂效应：HGF 促使肝细胞 DNA 合成、蛋白合成和细胞分裂的作用，此外也能使远端肾小管上皮细胞、黑色素细胞、角质细胞、乳腺癌和黑色素瘤细胞等细胞分裂增殖。2. 细胞迁移效应：HGF 不仅能促使培养的肝细胞散开、移动，对其他上皮细胞、内皮细胞也有类似作用，但对成纤维细胞和间质细胞无此作用。

促使肝细胞转移的播散因子（scatter factor，SF）证明与 HGF 为同一物质；3. 高浓度的 HGF 能抑制某些癌和肉瘤细胞株的生长，或有毒性作用，原因未明。研究证明原癌基因 C-met 编码的产物就是 HGF 受体[①]。C-met 蛋白由 α 链和 β 链以二硫键连接而成，属 II 型酪氨酸激酶受体；它可能并非为唯一的 HGF 受体，C-met 分布于肝，皮肤、子宫、脑、肺、肾等组织。HGF 不仅对肝、对其他组织的生长和分化都有重要作用。

甾体激素受体（SR 包括 GR、ER、PR、AR、MR、VPR 等）发现与其他胞内受体有显著同源性，构成一个受体超家族[②]。检索 GR 时意外发现人 GR 与 V-erb-A 产物 P35gag-erb-A 有显著同源性，后又确定人 C-erb-A 产物就是甲状腺激素受体（TRβ1），揭示了 SR，TR 两类细胞内受体结构上的同源关系，提示机体在生长、分化及自稳定（hemeostasis）的调控中存在共同的分子机制。EGFR 为 C-erb-B1（7P11-13）；P185neu 为 C-erb-B2（17q11-22），二者均与 V-erb-B 同源。细胞因子是一组有多种细胞分泌产生的蛋白因子，以非酶样的作用方式调节细胞功能，与神经递质、内分泌激素和自效应物质（autocoids）等共同组成了细胞间的信号分子，其成员有白细胞介素（ILs）、干扰素、集落刺激因子（CSF）、淋巴因子、生长因子（GFs）等"经气"物质，构成化学分子网络系统。

二、DNA 结合蛋白类

DNA 结合蛋白（DNA binding protein，DBP）是可结合在 DNA 的某一特定部位的蛋白。它不仅可以调节 DNA 的复制，重组和转录，还在染色质的解旋、盘绕和折叠过程中起重要作用，是基因的活化蛋白或阻遏蛋白，起核内第三信使的作用，是核内"基因组内受体"（intragenomic receptor）。生长因子或癌基因产物最后通过不同的途径，激活细胞核内的第三信使，调控基因的表达。

---

① Bottaro DP et al : Science 1991 ; 251 : 802.
② Evans RM: Science　1988；240 : 889.

1．DNA 结合蛋白的结构特征（锌蛋白）

蛋白质与核酸的相互作用是基因表达调控研究中的一个热点。近年来由于"锌指结构"（zinc fingers，ZF）的发现，人们对锌蛋白在基因调控中的作用日趋重视。最近又提出了锌蛋白与 DNA 相互作用的两种新模式："锌簇结构"（zinc cluster）和"锌扭结构"（zinc twist）。

锌指结构有两类：一类以 RNA 聚合酶Ⅲ 转录因子 A（TFⅢ A）为代表的 C2H2 结构，即两个相邻的 Cys 和两个相邻的 His 之间间隔 12aa，在 Zn^{2+} 作用下形成指状，伸出蛋白质分子表面，它既能结合 DNA，也能结合 RNA；另一类是 CX 结构，即分子中具有 2 个以上的重复 Cys，借 Zn^{2+} 结合。Zn^{2+} 可广泛与蛋白质中某些氨基酸的电子供体原子（His 咪唑环中具孤对电子的那个氮原子、Cys 巯基中的硫原子等）形成配位键；Zn^{2+} 有较强的吸引电子能力，因而可影响某些键的稳定性。糖皮质激素受体的 DNA 结合区（DBD）大约有 80aa 组成，它们含两组（4 个）半胱氨酸（Cys），每组配有一个四面体形的 Zn^{2+}。核磁共振显示该 DBD 为球形折叠，暴露的 DNA 识别螺旋通过与第二个螺旋相互作用而得到支持；DNA 识别螺旋伸入主沟内，形成对碱基对的 3 点接触，起辨别作用的 3 个氨基酸在 GR 中为甘、丝、缬氨酸（雌激素受体 ER，为丙氨酸）通过 Vander Walls 力与胸腺嘧啶的甲基接触。有人用糖皮质素受体的 ZF 区代替雌激素受体的 ZF 区，便可使这种杂合蛋白获得糖皮质素受体特异的 DNA 结合能力。转录因子"锌簇结构"的特点是：DNA 结合区的氨基酸残基数均为 60aa 左右，其中均含 6 个相间排列并且十分保守的 Cys，其间隔的氨基酸残基长度也都相同—CX2 CX6 CX6 CX2 CX6C—；这 6 个保守的 Cys（C）通过配位键的作用与 2 个 Zn^{2+} 共同形成一个"锌簇"核心，其中 2 个 Cys 兼与 2 个 Zn^{2+} 配位，锌簇结构中 2 个 Zn^{2+} 间距较近约 3.5A。"锌扭结构"，如甾体激素受体蛋白（GR，MR，PR，AR 等），其中与 DNA 相结合区的结构特点为：整个结构域跨幅为 150 左右，其中直接参与同 DNA 结合的为 40aa~60aa；这 40aa~60aa 中包含了 8 个相间的保守 Cys，且与其相邻的氨基酸也具，相当的保守性，通式为 -CLXCX12TCGSCKX13LCAXRNDCX8-NCPXCR-（X 为可变氨基酸）。可见其结构域氨基酸的保守性要比"锌簇结构"强，8 个保守的 Cys 以配位方式与两个 Zn^{2+} 分别形成了两个四面体的配位结构；15 个左右的氨基酸将这两个 Zn^{2+} 隔开，形成了一个扭形（或 α 螺旋形）的 DNA 识别位点。这两个 Zn^{2+} 的间距较大。锌簇和锌扭结构均含两个 Zn^{2+} 结合位点，且二者中 Cys 均是唯一与 Zn^{2+} 相配位的配体，区别在于锌簇中的两个 Zn^{2+} 形成统一协同单位，而锌扭中两个 Zn^{2+} 分别形成两个独立的位点，这可能与它们在基因表达调控中发挥功能的方式不同有关。SDBP(sequence–specific DNA binding proteins)指能识别特定 DNA 顺式作用元件并与之结合从而影响基因转录起动的一类核蛋白因子。许多 RNA 聚合酶 II 介导转录过程中，有关 SDBP 都有这种锌指结构域（ZF motif），Cys2/His2，嵌合一个 Zn^{2+}；例如，能识别富含 GC 顺序的核转录因子 SPI（-C4 CX12 HX3 HX3 H-）；癌基因产物 erb–A（CX2 CX13 CX2C）；修复蛋白聚 ADPR 聚合酶（CX2 CX25，30 HX2 HX2C）等。SDBP 活化区可能与核基质相接触，在这局部区域有转录必需的活化因子存在。同源或异源 SDBP 二聚体的形成大大增加了 SDBP 的多样性，并给转录带来不同的影响，不少 SDBP 以二聚体形式与 DNA 结合而表现出转录调节作用[①]。不同的二聚体对相同的 DNA 有不同的亲和力，同一种 DNA 顺序可与多种不同组合的 SDBP 二聚体发生作用，由此对基因转录的调节产生不同的影响。有证据表明，一种转录因子可以在不同类型细胞表现出多种各异的生物效应。转录活性核蛋白因子 NF- κ B（nuclear factor of kappa B）就是这种多向性调节蛋白因子之一，NF- κ B 中有锌指结构，自由巯基可能参与了"ZF"的构成。NF- κ B 分子 N 端的 300aa 与 C-rel 原癌基因产物有很高的同源性，与 rel 相关蛋白属同一家族的蛋白分子。同族分子的二聚体或多聚化效应实际上就是机体通过蛋白-蛋白相互作用来调节基因转录的一种表现形式。自然界通过这种巧妙机制使纷繁复杂的基因表达控制趋于最经济又不失其特异性。生发中心泸泡树突状细胞（FDC）核内源性 NF- κ B 是一种 P65/P50 异源二聚体形成的核转录因子，可参与多种免疫基因的正调节。P65 和 P50 都

---

① Jones N : Cell 1990 ; 61 : 9.

是 Rel 家族成员，P50 由前体无活性的 P105 加工修饰而成，可与 P65 形成异源二聚体，也可形成同源二聚体。研究表明 FDC 群中 P50 和 P65 表达是完全分离的，因为 P50，P65 及 Rel 蛋白可能发挥不同功能，P50 与 P65 结合时 P50 充当 DNA 结合蛋白功能，而当 P50/P50 同源二聚体时则可发挥调节基因转录活性。

在细胞内的不同定位，能使细胞骨架参与信息的传递。例如核活性的调节因子可在细胞质内与不同的细胞骨架成分联结而不在核内出现，当信号传入，调节微丝系统装配，释放核因子向核内转移，包括 NF-κB，KB-Fi，转录因子家族、rel 基因产物等核因子，均已证实可通过改变其在亚细胞结构上的定位而得以调节[①]。

2. 亮氨酸拉链结构蛋白

亮氨酸拉链结构（Leucine Zipper，LZ）指在氨基酸顺序中每隔 6 个氨基酸出现一个亮氨酸，该区形成一个 α 螺旋结构，亮氨酸位于螺旋一侧，形成一个疏水区；两个相同的或不同的激活蛋白分子单体均可通过亮氨酸拉链形成二聚体；一些带相反电荷的侧链形成盐桥或疏水氨基酸形成疏水键，以稳定 α 结构；例如，Fos 蛋白和 Jun 蛋白通过 LZ 结构形成的异源二聚体（heterodimer）具有更强的 DNA 结合能力。增强子结合蛋白（CCAAT/enhancer binding protein，C/EBP）是 358aa 的转录调控因子，特异结合的片段中有 60aa 序列与 C-myc，C-fos 表达的产物同源，具 LZ 结构；C 端的 30 个 aa 片段中每隔 6 个 aa，周期性出现亮氨酸残基存在于 α 螺旋中，伸出亮氨酸侧链与另一条 L 相互交叉形成二聚体，以反平行方式存在；C/EBP 与 DNA 结合的结构域由两部分组成，基本结构区为 DNA 和蛋白特异结合所必需，而亮氨酸重复区促进这种结合特性。C/EBP 有调节自身基因表达的作用。除了激活基因转录外尚有抑制某些基因转录的作用，此外 C/EBP 还具有促进并维持细胞分化的作用，激活编码维持分化必需蛋白的基因，抑制细胞分裂基因的作用；C/EBP 的表达和核内癌基因（c-myc，c-jun，c-fos）的表达存在相关性，其

---

① Avri Ben-Ze`ev ： Biol　Rev　1991；(5)：207.

（C/EBP）在脂肪母细胞成熟前的表达将导致有丝分裂的直接停止。

3．HTH 与 HLH 结构蛋白

螺旋-转折-螺旋（helix-turn-helix，HTH）结构，如同源异型框（homeo box）编码的同源异型蛋白与其他转录因子相互作用，决定某个基因调节区，与细胞的分化和发育有关，这类蛋白以二聚体形式存在，在 DNA-蛋白质复合物中两个 α 螺旋的氨基酸侧链与 DNA 碱基对发生特异性结合，位于另一 α 螺旋中的氨基酸侧链和 DNA 中磷酸戊糖骨架发生非特异性结合。

螺旋-环区-螺旋（helix-loop-helix，HLH）结构，这是最近发现的一种广泛存在于生物体内的 DBP 结构，在 C-myc 及 C/EBP 中均有发现。已报道的 20 多种 HLH 结构蛋白几乎全与转录的调节和肿瘤的发生有关。HLH 的基本结构约为 60aa，两端是 α 螺旋，中间由一个或几个 β 转角组成的环区，两个 α 螺旋中含有许多高度保守的疏水氨基酸，疏水侧的 Leu 和 Phe 具高度保守性，中间环区一般含多个阻碍 α 螺旋形成的氨基酸，如 myc 蛋白环区为：Pro-Glu-Leu-Glu-Asn-Glu；同族的 HLH 环区大小和组成相同，不同族差异就很大。两个 HLH 蛋白 α 螺旋上的疏水氨基酸残基可相互靠近形成疏水键，从而形成二聚体，只有形成同源或异源二聚体后才能结合 DNA。一般 HLH 结构上游有一个富含（10～20 个）碱基氨基酸区（BR），高度保守，碱性区是 DNA 结合部位。HLH 不仅有 DNA 结合区还有转录激活区，其转录活性取决于 N-端序列，N 末端序列只有与其他部分相连时才有转录激活及转化作用，可见 HLH 蛋白 DNA 结合区和激活活性是密切相关的。HLH 结构蛋白参与多种基因调节，维持正常增殖分化，当 HLH 基因突变、易位、扩增，就可导致肿瘤发生。

2．核内的转录调节蛋白

细胞核内原癌基因编码的核内癌蛋白有：Fos，Jun，Myc，Myb，Ski，Blym 等，它们都有 DNA 结合蛋白的特异结构。生物体内已发现有 60 多种

含 BR，HLH，LZ 结构的蛋白可与 DNA 特异结合，起转录调节作用[①]，即起核内第三信使的作用。

Jun，Fos 含 BR 和 LZ 结构，不含 HLH。Myc 蛋白中的 HLH/LZ 结构，很可能是一种异源多聚化的信号，核内 Jun 基因编码 P39-jun 蛋白，它是转录活化蛋白（Activator Protein AP-1）复合物的成员之一。最近已发现，Fos 与 Jun 均编码 P39 蛋白，都存在一个由 5 个亮氨酸相似排列的顺序（每隔 6 个出现一个亮氨酸），以亮氨酸拉链结构形成复合物。P39-fos 与 P39-jun 在序列上同源，与 AP-1 及 GCNU 蛋白都有转录活化子功能，可调节基因转录。Fos 编码 P55，转译后修饰成 P39，Fos 在静止期基本不表达，而 Jun 家族则有一定程度表达。许多刺激因素如血清因子、PDGF、EGF、FGF 以及 IL-1、TNF 等细胞因子（经气）均可诱导细胞内 Fos 与 Jun 的表达。Fos 蛋白与 Jun 蛋白均有亮氨酸拉链结构，通过亮氨酸 γ 碳原子上伸出的两个甲基，使两个 α 螺旋相互靠近并结合，形成同源（jun-jun）或异源（fos-jun）二聚体。Fos-Jun 异源二聚体的转录激活区具有各种转录激活因子的共同特征。各种转录激活因子虽长度不一，氨基酸组成各异，但都具负电特征和 α 螺旋结构。此亲水 α 螺旋一侧是酸性氨基酸，对侧是疏水氨基酸。激活作用的强弱与负电性相关。激活区的 α 螺旋亦为激活功能所必须；磷酸化可增强转录因子的功能；表明环境因子可通过影响转录因子，从而调节基因表达。

胞外的多种因素可通过这些核内癌基因产物影响基因表达。各种细胞促分裂因子均可诱导正常细胞的 Fos 与 Jun 的表达，促进细胞分裂；Fos 与 jun 基因的激活表达，可促进生长因子相关基因的表达。糖皮质激素受体（GR）与 fos-jun 之间存在着相互作用，影响它们各自同 DNA 结合的能力，从而影响其转录促进活性[②]，阻止多种刺激因子诱导的细胞增殖，同时 GR 的生物活性也受 Fos 蛋白及 Jun 蛋白的抑制作用，亮氨酸拉链结构很可能参与了与 GR 的相互作用。GR 和 AP-1 复合物之间的相互抑制在细胞生长和分化调节

---

① Jones N：Cell 1990 ；61：9.
② Yang-Yen HF：Cell 1990：62：1205.

中可能起重要作用。

第三节 细胞因子网络的整体性

细胞因子是机体的免疫细胞和非免疫细胞所合成和分泌的多肽，是"卫气"，也是"经气"的主要成分之一。它们能调节其他细胞及其产生细胞的生理功能，在免疫应答中起着非常重要的调控作用。细胞因子（cytokine）是一类具有调节细胞增殖、分化等多功能的蛋白质因子，是机体重要的信息传递介质。它主要通过自分泌和旁分泌来发挥作用，偶也可通过内分泌方式经过血液循环传递信息。

细胞因子（CK）包括：白细胞介素 1-15（IL1-15）、干扰素（IFN-α，β，γ）、集落刺激因子（M-CSF、G-CSF、GM-CSF）、肿瘤坏死因子（TNF α，β）、转化生长因子 β（TGFβ1，β6）、抑瘤素、趋化因子、活化因子及抑制因子等 TFF7。它们的产生细胞及其效应细胞与细胞因子各分子间，彼此在诱生、受体调节及生物效应发挥水平上相互作用，构成关系复杂的细胞因子网络（cytokine network）。淋巴细胞分泌的细胞因子称淋巴因子（lymphokine）单核-巨噬细胞分泌的称单核因子（monokine）。表皮细胞能产生调节免疫的细胞因子，成纤维细胞亦能产生生物活性相当强的免疫调节因子。例如，表皮细胞衍生的胸腺细胞激活因子（ETAF）与巨噬细胞衍生的 IL-1 十分相似，表皮细胞衍生的 IL-3 与淋巴细胞产生的 IL-3 也十分相似。目前把这些由免疫效应和相关细胞（如纤维母细胞、角朊细胞、内皮细胞等）产生具有重要生物活性的细胞调节蛋白，统称为细胞因子。许多正常免疫细胞的增殖、分化和功能发挥，与细胞因子的自分泌或旁分泌有关，如抗原诱导 T 细胞自分泌 IL-2，并与膜表面 IL-2 受体结合，从而诱导 T 细胞的增殖和分化，以应答抗原的刺激。而 Mφ 旁分泌 IL-1 和 IL-12 刺激 T 细胞，IL-12、IFN-Y、IL-2 促进 TH1 细胞增殖。Th1 产生的 IFN-Y 是活化巨噬细胞的细胞因子，而活化的巨噬细胞又分泌新的细胞因子，参与另一轮分子循环。

下面我们介绍常见的细胞因子及其受体的结构和功能，作为对"经气"

在分子水平的微观研究其整体性的一部分。

一、白细胞介素

免疫应答过程中，白细胞分泌激素样细胞因子，作为白细胞间相互作用的信号，起调节和效应作用，称之为白细胞间介素（interleukin，IL），又称白介素。它们是白细胞间相互作用的内源性信号，通过正负反馈调节许多免疫细胞的功能、加速和扩大局部和全身的免疫应答。

1. IL-1

产生 IL-1 的有单核细胞、巨噬细胞（包括腹腔、脾、肺巨噬细胞和肝枯否氏细胞等）、郎罕氏细胞、树突状细胞、角朊细胞、角质细胞、上皮细胞、B 淋巴细胞、EBV 转化 B 母细胞、大颗粒淋巴细胞、纤维母细胞、星形胶质细胞、内皮细胞、嗜中性白细胞、滑液细胞、黑色素细胞株及髓母细胞株等，可以说除了红细胞和 T 细胞外都能产生 IL-1 或 IL-1 样因子。

抗原提呈，需要细胞间相互接触和 IL-1 的作用。巨噬细胞提呈抗原并产生 IL-1，IL-1 是内源性热原质，可引起发热。树突状细胞（dendritic cells）的抗原提呈作用明显强于巨噬细胞（MΦ），且某些 MΦ 亚群尚有提呈阴性信号的作用。树突状细胞具刺激静态淋巴细胞的作用，而 MΦ 则刺激活化的淋巴细胞。中枢星形胶质产生高滴度的 IL-1。静注 IL-1 可增加下丘脑 ACTH 和 β-内啡肽水平，低剂量脑内注射 IL-1 可引起肝合成急性期蛋白、血清中金属水平的变化及中性白细胞增加等。但 IL-1 最重要的活性是激活 T 细胞。1～10 个 IL-1 分子与受体结合，即可激活 T 细胞释放 IL-2，使 T 细胞激活和增殖。

IL-1 原先是被认为是许多独立的活性因子：内源性致病原因子、白细胞内源性介导因子、B 细胞激活因子、淋巴细胞激活因子、软骨折断诱导因子（catabolin）、破骨细胞激活因子、肌蛋白水解因子等，实际上都是 IL-1 的各种活性表现。IL-1 产生细胞广、功能多、活性广可能是细胞因子网络的"中心"。IL-1 的诱生剂很多，主要有抗原、毒素、损伤、炎症及其他细胞因子

（TNF、IFN）等。IL-1 有两个亚型：α和β。IL-1 与成纤维细胞生长因子（FGF）有同源性。

IL-1 调节体内多种细胞：（1）．T 细胞，能使其活化、粘度改变，稳定与红细胞结合、趋化性，辐射保护等；（2）．B 细胞，诱导前 B 细胞成熟、增殖，促进克隆增殖；（3）．粒细胞，刺激其代谢活性，诱导游走、刺激颗粒释放；（4）．对内血细胞，使前列环素（PGI2）提高，诱生细胞间粘附分子（ICAM）、增强前凝血活性因子；（5）．骨细胞，刺激破骨细胞、刺激蛋白多糖降解、抑制新蛋白多糖合成；（6）．对成纤维细胞，促丝裂原活性；（7）．肿瘤细胞，对某些肿瘤细胞促进其生长，对某些肿瘤细胞抑制其生长并具细胞毒作用等。各种细胞因子可诱导产生 IL-1，被诱导产生的 IL-1 又可对其他细胞诱导产生细胞因子（如 IFNs、TNFs、CSF 系、IL 系及 TGF 等），显示 IL-1 可能是细胞因子网络功能形成的"中心"。

IL-1 主要由单核-巨噬细胞分泌，有α，β两种形式。其一级结构虽完全不同。但有相同的生物活性。具有生物活性成熟的 IL-1（17KD）是由 IL-1 前体蛋白（31KD）剪切加工而成的。IL-1 前体的特点：（1）．IL-1 前体分子大小无种族差异，且成熟分子的活性部位均在 C-端；（2）．前体（IL-1α，β）蛋白不具有经典信号肽顺序；（3）．前体蛋白均无明显疏水区；（4）．前体蛋白剪切加工均发生在胞外或细胞膜上；（5）．不同生物的同型 IL-1α，或β具有高度同源性（IL-1α为 61%～65%，IL-1β为 68%～74%），而同种生物的α和β型不同型的同源性极小（27%～33%）；提示进化过程中保持着α，β两种独立的基因，而它们的蛋白产物却具有相同的生物功能。人体中的 IL-1 主要以 IL-1β形式存在，激活的单核细胞中 IL-1β mRNA 约占 polyA+RNA 的 5%，是 IL-1α mRNA 的 100 多倍，然而 IL-1α 的特异活性却较 IL-1β高。IL-1β前体无生物活性，蛋白酶剪切位点越靠近成熟 IL-1β N-末端的产物，生物活性越高。IL-1α为 33KD，IL-1β为 17KD，均可促进 T 细胞对抗原的应答。在某些情况下 IL-1 亦可象内分泌激素那样，在血液循环中发挥作用。血管内皮细胞（EC）也可产生 IL-1，且 IL-1 亦对 EC 产生作用：（1）．IL-1 诱导 EC 表达内皮细胞粘附分子（ECAM-1），它是含 610aa 的跨膜蛋白，可促进中性粒细胞、淋巴细胞、嗜酸性粒细胞、嗜碱性粒细胞和单核细胞粘附于 EC 表面；（2）.IL-1 诱导增强 EC 的 LCAM-1 表达。ICAM-1 是白细胞粘附分子 LFA-1(CD11α/CD18)的配体之一；（3）.IL-1 作用于 EC 有利于血栓形成，形成血管内凝血（DIC）；（4）.IL-1 可引起 EC 形态和胞内骨架结构的改变，使 EC 易受损；（5）.IL-1 可诱导 EC 分泌多种细胞因子包括 IL-1、IL-6、IL-8、GM-CSF 及 PGs 等。

IL-1 受体有两种类型：I 型受体，又称 T 细胞受体；II 型受体，由人淋巴母细胞系克隆，可被水解为可溶性 IL-1 结合蛋白，与 IL-1β 有高度亲和力，但不与 IL-1α 结合，因 IL-1α 仅通过细胞-细胞接触发挥作用。

白介素-1 转化酶（interleukin 1β converting enzyme，ICE）是一种蛋白酶，可将无活性的 IL-1β 前体分子切割，使其具有活性。在凋亡发生的细胞内有活性的 IL-1 分子出现。bcl-2 可抑制许多类型细胞发生程序性死亡（PCD），且它可拮抗 ICE 的作用。在细胞毒 T 细胞（CTL）的颗粒中，发现一种 ICE 类似物，称为片段素 Z（fragmentin），或颗粒酶 B（granzyme B）。它在 CTL 引起肿瘤细胞 PCD 过程中，是不可替代的重要成分。

2. IL-2

研究表明，IL-2 在机体的免疫应答中也起着重要的调节中心的作用。IL-1 促进 IL-2 的产生和 IL-2 受体的表达。内源性产生的 IL-2 通过自分泌再作用于自身表达的受体（IL-2R），从而使 T 细胞进入 S 期增殖，并分化为成熟的效应 T 细胞，如杀伤肿瘤的细胞毒 T 细胞。IL-2 还可诱导出"淋巴因子激活的杀伤细胞"（lymphokine activated killer，LAK），以杀伤肿瘤细胞，并可激活"肿瘤浸润淋巴细胞"（TIL）。通过体外培养大量增殖的 LAK 细胞或 TIL 细胞，再与 IL-2 一起，回输至体内，以杀灭肿瘤细胞，治愈肿瘤。近年来发现，IL-2 不仅可以激活 T 细胞，并使之表达 IL-2R 和增殖，而且还同样可以激活单核-巨噬细胞，发挥抗肿瘤和其他生物作用。巨噬细胞上 IL-2R 的表达，不仅直接参与 IL-2 本身对单核-巨噬细胞生物作用的调节，而且这种 IL-2R 的出现也可控制 IL-2 水平的高低，进而也影响到机体其他免疫效应细胞的功能。

在 IL-2/IL-2R 系统中，IL-2R 由三种成分（α、β、γ）组成，只有β
γ 和 α β γ 的组合同 IL-2 分子作用后，才能传导 IL-2 信号。

3. IL-3

IL-3 是 T 细胞分泌的一种重要造血调控因子，也称多向集落刺激因子
（multi-CSF）。它在体外可诱导骨髓中的粒细胞、单核-巨噬细胞、肥大细胞
和巨核细胞等的前体细胞形成细胞集落（CFU-G、E、M、M）。它的主要作
用是促进造血干细胞的定向分化和增殖。

IL-3 受体（IL-3R）由α和β二条链组成。α链具有低亲和力结合配体
的活性，β链可与α链共同构成高亲和力受体。IL-3、IL-5 和 GM-CSF 受体
共用一条β链。

4. IL-4

白介素-4（IL-4）是由辅助性 T 细胞 II 型（Th2）产生的淋巴因子。它
主要的生物作用是：促进 B 细胞生长增殖；诱导静息 B 细胞活化；表达 MHC-II
类分子和 FcR；分泌 IgE 和 IgG1；协同 IL-5 促进 IgM，IgG2，IgG3，IgA 的
分泌；诱导 T，B 前体细胞生长与分化；促进多种造血前体细胞生长；促进
肥大细胞生长；激活巨噬细胞使产生抗肿瘤活性等。

IL-4 受体 IL-4R 与 IL-3R、IL-2Rβ 一样，是属造血因子受体家族。该家
族包括 IL-6R、IL-7R、G-CSFR、GM-CSFR 及红细胞生成素受体(EPOR)等，
它们与具有α螺旋构型（motif）的细胞因子起反应。特点为：（1）. 所有这
些受体均为 II 型膜糖蛋白；（2）. 结构上具有同源性，第一个保守结构为 60
个氨基酸，包括 4 个保守的半胱氨酸，第二个保守结构域接近跨膜区由 30
个氨基酸组成 WSXWS 构型（ws motif）；（3）. 胞浆区没有传递信息的基本
结构（如 PTK），信息传递需第三成分参加。

5. IL-5

白介素-5（IL-5）与 IL-4 一样，也是由 Th2 细胞产生的一种淋巴因子。
它能促进 B 细胞的生长与分化，促进 B 细胞分泌抗体，促进 B、T 细胞表达

功能性 IL-2R，促进 T 细胞分化、诱导 CTL 形成，促进嗜酸性细胞分化增殖。

IL-4，IL-5，IL-6，IL-10 促进 T H2 细胞发展；而 T H2 细胞分泌 IL-4，IL-5，IL-6，IL-10 和 P600。IL-12，IFN，IL-2 促进 T H1 细胞发展，以 IL-12 为主；而 T H1 细胞分泌 IL-2，IFN，LT（TNF-β）。

IL-5R 有 α，β 链，与 IL-3R，GM-CSFR 共用一条 β 链。IL-3，IL-5，GM-CSF 诱导靶细胞后，受体 α 和 β 链胞浆内区域能形成异二聚体，并在信号传递过程中起十分重要的作用。

6. IL-6

IL-6 在机体内的细胞因子网络中起着极为重要的作用。许多细胞可产生 IL-6，同时，IL-6 也能作用于许多不同的靶细胞。能产生 IL-6 的细胞有：T 淋巴细胞（主要为 T H2 细胞）、成纤维细胞、内皮细胞、单核-巨噬细胞、胶原细胞、B 细胞、子宫内膜基质细胞、肝内枯否氏细胞、表皮细胞（以及表皮样癌细胞）、肝细胞（和某些肝癌细胞株）等。IL-6 基因是干扰素可诱导基因（interferon-inducible gene）。IL-6 可由许多细胞产生，并能作用于多种靶细胞，还可与其他细胞因子相互作用，故在免疫分子网络中也起着关键的作用。IL-6 是一种具有广泛生物活性的多功能细胞因子，IL-6 还有典型的干扰素活性。IL-6 作用的多效性和广谱性不仅与其本身结构有关，很大程度上也由其受体（IL-6R）的独特结构和功效所决定。

IL-6R 由 α 链和 β 链所组成。IL-6 的信号传导由多种因子共同参与完成，并与其他细胞因子如白血病抑制因子（LIF）、睫状神经营养因子（CNTF）、抑瘤素 M（OSM）及白介素-11（IL-11）等存在着交叉通路，这是因为它们的受体共用一个信号传递分子：IL-6R 的 β 链，即 gP130 的缘故。Jak-Typ 癌基因家族（Jak1，Jak2，Tyk3）不同程度地与 gP130 存在着直接或间接联系，gP130 聚合后能引起 TPK 激活。可溶性 IL-6 受体（SIL-6R）来源于膜受体（mIL-6R）的脱落，并受 PKC 的调节。SIL-6R 与 IL-6 结合后仍能与胞上的 IL-6R β 链（gP130）偶联，而介导 IL-6 信号，因此 SIL-6R 不是 IL-6 的拮抗剂，而是它的增强剂。

7. IL-7

IL-7 能促进前 B 细胞（Pre-B）和原 B 细胞（Pro-B）生长，但不能促进脾脏、淋巴结中成熟 B 细胞的生长。IL-7 能增加 IL-2R 表达，从而促使 IL-2 的产生和细胞毒 T 细胞（CTL）的诱生。

8. IL-8

IL-8 是一种强烈的中性粒细胞趋化因子和激活因子。趋化因子（chemokine）家族成员基因有明显保守序列，提示它们来自同一祖先基因。它们至少有 19 种，分两个亚族：α 亚族（C-X-C）两个半胱氨酸之间隔一个其他氨基酸；β 亚族（C-C）两个半胱氨酸相邻。IL-8 属 α 亚族（IL-8/NAP-1，NAP-2，ENA-78，GKO 等）均可引起中性粒细胞游走。β 亚族的成员为单核细胞趋化蛋白（MCP-1，2，3，RANTES，MIP-1α，β，I-309 等）诱导单核细胞游走。IL-8 除能引起中性粒细胞具趋化活性外，还能引起其颗粒释放，诱导细胞粘附分子 CD11/CD18 的表达，并增加中性粒细胞对内皮细胞和胞外基质蛋白的粘附。IL-8 对嗜碱性粒细胞、T 细胞、嗜酸性粒细胞也有趋化作用。最近发现 IL-8 也是黑色素细胞的自分泌生长因子，在体外有血管生成作用。IL-8 在抗感染、抗肿瘤及炎症反应中起重要作用，它也可作为佐剂和作为导向药物的向导分子，应用前景广阔。

IL-8 受体是 G 蛋白偶联受体超家族的成员，该家族包括：IL-8RA，IL-8RB，人红细胞趋化因子等。IL-8R 的 N 端与配体特异性结合，第三个跨膜结构域胞浆区末端保守的 DRYLAIVHA 序列是 IL-8R 信号转导的重要结构域。DRY 是与 G 蛋白联结的必需氨基酸，C 端富含丝/苏氨酸，是磷酸化的靶，除结合 IL-8 外，也能结合黑色素瘤生长刺激因子（MGSH）进行信号转导，这些配体均可激活磷脂酶 C（PLC）。

9. IL-9

根据不同的细胞因子优势分泌效应，辅助性 T 细胞可分两个亚群：Th1，分泌 IL-2、IFN、TNF 等；Th2，分泌 IL-4、IL-5、IL-9（P40）。在体内外的实验中发现了 Th1 与 Th2 之间的交互调节效应，提出了细胞因子网络间"相互对话"（crosstalking）的新调节模式。

IL-9 是一种人类白细胞抑制因子或髓细胞生长因子（HIL-DA）。Th 亚群除控制体液免疫和延迟型超敏反应外，通过分泌抑制性细胞因子来相互调节。Th1 分泌的 IFN-抑制 Th2 细胞生长；Th2 细胞分泌的 IL-4，5，6，9，10 及 P600 抑制 Th1 细胞，合成细胞因子。就像阴阳五行学说中的相互制约、相互生克乘侮的作用规律。

10．IL-10

研究发现 Th2 细胞株（D10 G4.1）能产生一种细胞因子合成抑制因子（CSIF），能有效地抑制 Th1 细胞的功能，这就是 IL-10。IL-10 由 Th0、Th2、Mo、Mφ 及 B 细胞在免疫活化状态下产生。IL-10 不仅抑制 Th1 产生细胞因子，还抑制其受抗原刺激后的增殖反应。在开始培养辅助 T 细胞时加入抗 IL-10 抗体，可使具有 Th1 表型的细胞增多，提示 IL-10 在抑制迟发型超敏反应及其他由 Th1 介导的应答中发挥作用。

通过计算机检索，IL-10 与其他细胞因子无明显顺序同源性，但意外发现 IL-10 与 EB 病毒开放读码框区 I 有 70%的同源性。IFN-γ 能抑制 EBV 转化 B 细胞的形成和生长，而 IL-10 又主要抑制 IFN-γ 的形成，故可能 EBV 通过产生 IL-10 类似物，并模拟 IL-10 功能抑制干扰素的产生，以保证 EBV 的生长、繁殖。人 IL-10 与 EBV 中的 BCRF-1 开放读码框架有惊人的同源性，它们不仅能抑制 Th1 细胞，而且还能抑制 NK 细胞，合成细胞因子。因此，从进化的观点来看 EBV 为极为成功的"复制者"。它与人类宿主共存得如此之好，以致这些病毒基因组可在人体细胞内终身持续存在。

IL-10 是巨噬细胞的抑制剂，抑制 Mo-Mφ 多种细胞因子（IL-1α、IL-6、IL-8、GM-CSF、G-CSF、TNFα）的产生。IL-10 又是 B 细胞的免疫刺激剂，对活化的 B 细胞 IL-10 能促进其增殖并分化为抗体产生细胞。

11、IL-11

IL-11 的特点是其氨基酸序列中无半胱氨酸残基，这是它不同于其他细胞因子的特殊点。IL-11 分子量为 23KD，它的生物学功能为刺激多谱系造血细胞的生长和分化，增强 B 细胞对抗原的特异应答，协同 IL-3 促进巨核细胞系定向干细胞 BFU-MK 集落形成，刺激肝细胞分泌急性期蛋白，促进血液系恶性肿瘤细胞的生长等。IL-11 能与 IL-4 和 SF（sted factor）协同促进早期造血祖细胞增殖。IL-11 与 IL-6 和白血病抑制因子（leukemia inhibitory factor，LIF）的作用一样，促进纤维蛋白原、(thiostatin)、α1 抗胰蛋白酶、凝血酶和接合球蛋白（haptoglobin）的合成。IL-11 是联系造血细胞和免疫细胞的网络因子。

12. IL-12

IL-12 是使 NK 活化的 NK 细胞刺激因子（NKSF）与细胞毒淋巴细胞成熟因子（CMLF），二者氨基酸相同，命名为 IL-12。IL-12 是造血干细胞的协同生长因子，分子量 75KD，含 P40 和 P35 二个亚基的二聚体，通过分子内二硫键连接。IL-12 的生物学活性是诱导 T 细胞、NK 细胞产生大量的干扰素，增加 T、NK 细胞的细胞毒作用。IL-12 作用于诱导 CTL 的晚期，而 IL-2 作用于诱导早期；IL-12 与 IL-2 有协同作用，促进 T、NK 细胞增殖。IL-12 可诱导 Th 前体细胞向 Th1 细胞分化，从而启动细胞免疫。此外还发现重组 IL-12 能协同其他造血生长因子（HGF）促进骨髓前体细胞增殖，IL-12 与干细胞因子（SCF）之间有显著的协同效应。IL-12 作为一种免疫佐剂，能增强受接种者对特异性靶抗原的免疫应答水平，对疫苗的研制具重要的指导意义。

IL-12 的两个亚基（P40，P35）分别由两个基因编码。P40cDNA 包含 328 个氨基酸的阅读框架（ORF），其中 1-22 为信号肽，并有裂解位点，表明是分泌蛋白。P35 cDNA 含有 253aa 的开放阅读框架，1-34 序列可能与膜相关蛋白有关，对其与膜的结合至关重要。

IL-12 受体只有一种单一的高亲和力受体，IL-12R 与 IL-12 结合后也有内在化作用，其分子量约 10KD。IL-12 的抗肿瘤机制，主要通过 T 细胞介导抗肿瘤效应，经抗唾液酸抗体 GM 去除 NK 细胞后，IL-12 仍能有效地抑制肿瘤细胞生长。IL-12 能促进 NK 及 T 细胞分泌 TNF 和 IFN。皮下接种肾细胞腺癌周围注射 IL-12，能使肿块完全消失。IL-12 有可能用于人类的肿瘤治疗。

13．IL-13

用差示筛选法发现的 IL-13 克隆和表达已获成功。IL-13 与 Th2 产生的细胞因子 IL-4，IL-10 相似，能抑制激活的单核-巨噬细胞产生细胞因子。IL-13 为一种 B 细胞刺激因子。IL-13 与 IL-4 不同，它不但不降低反而能提高 LAK 活性，所以 IL-13 可能是治疗肿瘤的细胞因子宝库中一个有潜力的新成员。

14．IL-14

人高分子量的 B 细胞生长因子（HMW-BCGF）称为 IL-14。它由正常的 T 细胞、T 细胞肿瘤及 B 细胞肿瘤所分泌的细胞因子，能促进 B 细胞增殖、抑制免疫球蛋白分泌、选择性扩增 B 细胞亚群。另一种是前 B 细胞生长刺激因子（PBSF）编码 89 个氨基酸，具 C-X-C 家族特点。

15．IL-15

1994 年发现一种新的可溶性细胞因子，能支持 IL-2 依赖细胞系 CTLL 增殖，并克隆它的 cDNA，检索发现在 GenBank 或 EMBI 库中蛋白质无类似性，正式命名为 IL-15。人 IL-15 的 cDNA 全长 1202bp 编码 162aa，组成 IL-15 前体，由前体切除 48 个氨基酸后成为成熟的 IL-15。人 IL-15 分子量为 15KD，与 IL-2 序列不同，但空间结构相似，同属 α 螺旋细胞因子家族。人体多种组织细胞（如肝、肾、心、肺、骨骼肌等组织及上皮细胞、内皮细胞、成纤维细胞等细胞）均丰富表达 IL-15 mRNA，但在活化的外周血 T 细胞中没有表达，恰与 IL-2 互补。IL-15 在体外能诱导细胞毒 T 细胞和 LAK 细胞的产生，与 IL-2 具有类似的生物学特性，IL-15 可能通过诱导产生 IL-2 或利用相同的受体而产生作用。IL-2 中和性抗体不能抑制 IL-15 诱导 LAK 细胞的产生，表明 IL-15 并非通过诱导 IL-2 的产生而产生作用。抗 IL-2R α 链单抗并不抑制 IL-15 诱导的 T 细胞增殖，而抗 IL-2R β 链单抗抑制 IL-15 所有活性。实验证明，不仅 IL-2R β 链和 γ 链参与 IL-15 受体的形成，且 γ 链涉及 IL-15 信号的传导。IL-2R γ 链不仅参与 IL-2R 和 IL-15R 功能性复合物形成，而且作为细胞因子受体超家族成员参与 IL-4R、IL-7R、IL-9R 的受体功能性复合物的组成。IL-15 有独特的受体 α 链。IL-2、IL-4、IL-7、IL-9、IL-13、IL-15 的信号传递，共同利用 IL-2R γ 链作受体复合物的一部分。IL-15 是 T 细胞的趋化因子，对 T 细胞有趋化作用，而对其他细胞无类似作用。

二、肿瘤坏死因子

早在数百年前人们已观察到细菌感染后（如丹毒），可引起某些恶性肿瘤（如黑色素瘤）的消退。发生肿瘤自然消退的原因何在？1975 年首先发现了细菌内毒素可诱使机体的血清产生使肿瘤坏死的因子，引起肿瘤坏死，并将血清中的这种因子称为肿瘤坏死因子（tumor necrosis factor，TNF）。1984 年建成人的 TNF cDNA 克隆，并成功地进行了表达。成熟的人 TNF 分子由 157 个氨基酸组成，其中有两个半胱氨酸（C69，C101）组成链内二硫键，分子量约 17KD，其前体分子携带有 76 个氨基酸的信号肽。天然的 TNF 一般以二聚体、三聚体、多聚体的形式存在，单体形式没有活性。TNF 主要由巨噬细胞产生，其他细胞如 T 细胞、NK 细胞、碱性粒细胞、肥大细胞及各种造血系统的转化细胞株，在一定条件下也可产生 TNF。目前人们将巨噬细胞产生的 TNF 称为 TNF α，将淋巴细胞产生的淋巴毒素（lymphotoxin，LT）称为 TNF β。

TNF 的生物学活性主要为：1. 抗肿瘤作用（细胞毒作用/生长抑制作用）；2. 免疫调节作用（激活 T 细胞、诱导产生 IL-1，IL-2，IL-6，IL-8 及 IFN-γ、促进 IL-2R 表达、激活巨噬细胞及中性粒细胞、增强 LAK 活性、促进 MHC-I，II 类分子表达等）；3. 调节机体代谢（诱导合成急性期反应蛋白、介导内毒素休克、抑制脂蛋白酶活性、促血凝、促前列腺素合成、致热原作用、促进胶原酶合成等）。TNF 和 IFN 是由免疫活性细胞合成和分泌的细胞因子，对肿瘤细胞具有细胞毒效应和抑制生长效应，但许多肿瘤细胞则能特异性抑制 TNF α 的产生，限制了它们的抗肿瘤活性。人的 TNF α 基因定位于 6 号染色体，与 HLA 基因群紧密连锁。淋巴毒素是 TNF β，与人的 TNF α 在氨基酸水平有 28% 同源性，在核苷酸水平上有 46% 同源性，它们对多种细胞的生长、分化、功能等，具多重效应，还能以自分泌机制对产生它的淋巴细胞和单核-巨噬细胞进行调节。TNF-β 基因位点紧连于 TNFα 位点的 5 端，TNFβ 的 3 端与 TNFα 转录起始点间仅隔 1Kb。两个基因内均由 4 个外显子和 3 个内含子组成，各自利用不同的启动子，TNFβ 启动子仅在淋巴细胞中有活性，TNFα 启动子则在巨噬细胞和淋巴细胞中均有活性。TNF 生物活性广泛，对多种细胞均有作用。它能提高巨噬细胞和淋巴细胞分泌细胞因子的能力，并提高某些抗原及受体的表达。它能抑制或杀伤某些肿瘤细胞，抑制病毒增殖。它也能介导炎症反应并导致组织损伤等。研究发现，TNFα 的活性与激活单核-巨噬细胞的胞浆膜相关，并证实了膜相关性 TNFα 之存在。膜型 TNF 不同于分泌型 TNF，膜型 TNF 杀伤定位正确，属于机体天然性生物防御；而分泌型 TNF 却能诱导多种副作用，与恶液质状况有关。TNFα 除了旁分泌和内分泌作用外，还有自分泌作用。肿瘤细胞诱生的巨噬细胞-细胞毒因子（cytotoxin factor derived from activated macrophage）许多性质与 TNF 极为相似，可称为 TNF 样因子，它是分子量为 54KD、耐热、含糖基和二硫键的蛋白质分子，是巨噬细胞分泌的一种有效杀瘤介质。实验表明，NK 细胞和细胞毒巨噬细胞（cytotoxic macrophage）均经膜相关 TNF 介导敏感的靶（肿瘤）细胞溶解，但 NK 的相关 TNF 为 17KD，而巨噬细胞的为 26KD 的 TNF。26KD 的膜型 TNF 嵌于膜脂，可能为分泌型 TNF 的前体蛋白，经蛋白酶作用而产生 17KD 之分泌型蛋白；也可能 IFNγ 作为刺激剂仅诱导膜型 TNF 表达，不分泌 TNF，作为一个第二信号如 LPS，可导致 TNF 分泌。也有人认为两种形式的 TNF 可同时存在于细胞膜。TNF 的受体有两种：55KD 和 75KD，对应于膜型。可溶性型 TNF 受体也有 P55 和 P75 两型。目前认为可溶性 sTNFR 是膜表面 TNFR 在蛋白酶的作用下，胞外段裂解脱落而成；55KD 的 TNFR 中，靠近穿膜段的 Asn-172 和 Val-173 是酶作用的裂解位点。

三、克隆刺激因子

克隆刺激因子（colony stimulating factor，CSF）是一类促进造血祖细胞形成粒细胞或巨噬细胞克隆的细胞因子，包括：粒细胞-CSF（granulocyte-CSF，G-CSF）、巨噬细胞-CSF（macrophage-CSF，M-CSF）、粒

-巨噬细胞 CSF(GM-CSF)以及多功能-CSF（multiple-CSF，IL-3）。CSF 能刺激造血细胞增殖，维持造血细胞存活，促进造血细胞定向分化，调节成熟细胞的功能，故 CSF 能应用于临床。成熟的 GM-CSF 由 127 个氨基酸组成，G-CSF 由 174 个氨基酸组成，M-CSF 经糖基化修饰后形成 4～50KD（含 145 个氨基酸）和 70～90KD（含 223 个氨基酸）两种 M-CSF。目前认为多种细胞（如内皮细胞、成纤维细胞、巨噬细胞、淋巴细胞等）均能合成 CSF，另外，大部分组织细胞均含有或能合成 CSF。中药当归多糖就是通过刺激造血组织微环境中的巨噬细胞分泌 CSF、红细胞生成素（EPO）等因子，促进造血功能，成为中药中最重要的补血药[①]。

GM-CSF 受体有 α，β 链，虽然 α，β 链胞浆内没有激酶或其他酶的活性结构，但 α，β 链异源二聚体在胞浆内的相互作用可能产生一些新的酰基结合位点，导致信号蛋白的活化，从而引起信号传递和生物效应的发生。造血细胞因子受体在配体诱导相应受体二条链形成二聚体后，诱导有关的酪氨酸激酶活化。GM-CSFR 与 GM-CSF 结合后，诱导 JAK-2 酪氨酸激酶的活化，然后作用于与受体有关的胞浆内底物，引起信号传导。GM-CSFR 与 IL-3R β、IL-5R β 共用 β 链。该 β 链的胞浆内有两个区域对传递信号起较为重要的作用：1. 位于 Glu517 上游到靠近胞膜约 60 个氨基酸，对诱导 C-myc、Pim-1 表达是必需的；2. 位于 Leu-626 到 Ser-763 间氨基酸序列，对活化 Ras、Raf 等及诱导 c-fos、c-jun 表达是十分重要的。G 蛋白在 GM-CSF 介导活化信号过程中间可能起着十分重要的作用。

四、干扰素

人体的干扰素有三种：干扰素 α（IFN α）由白细胞分泌；IFN β 由纤维母细胞分泌；IFN γ 由免疫活性细胞分泌。干扰素（IFN γ）虽在体外具抑制肿瘤细胞生长的作用，并促进 MHC 抗原表达、诱导其他细胞因子（包括白介素、肿瘤坏死因子、集落刺激因子等）产生、增强免疫活性细胞（包括

---

① 王亚平，祝彼得. 中华医学杂志，1996；76（5）：363.

NK、Mφ、CTL、LAK、TIL 等）对肿瘤的杀伤能力，但临床单独使用时发现其疗效有限，且毒副作用较大。临床常见的副作用有：发热、恶寒、倦怠、头痛、关节痛、肌肉痛、食欲不振、恶心呕吐、体重减轻、心电图异常、中枢神经系症状（意识障碍、嗜睡等）、白细胞减少、血小板减少、蛋白尿、抗体产生等[①]。而联合使用各因子组合的联合治疗能降低各因子所用的剂量和所致的副作用，还能取得各因子单独应用所不具备的良好抗肿瘤效果，例如，低剂量、无副作用的 IL-2 与 IFNγ 单独应用时，均无明显的抗肿瘤转移效果；但当二者合用时，则有显著的抗肿瘤转移效果，并发现二者使用时先后顺序不同，效果有差别，先用 IL-2 后用 IFNγ 抗肿瘤效果强于先用 IFNγ 而后用 IL-2。干扰素能直接增强细胞毒药物的作用。干扰素应答基因的上游顺序具有保守的核心序列 AGTTTCTC/TTCTC，该片段还存在于补体因子 B 和 β2 微球蛋白基因的启动子内，认为与 IFN 对基因的诱导有关。另外，还有一些较短的寡核苷酸，为干扰素刺激应答元件（ISRE），证明有两个共同片段：GGAAA 和 TGAAAC，这两个片段可能共同组成 IFN 诱导蛋白质的识别位点，在启动子控制的基因组中，单拷贝 ISRE 就能介导 IFN 诱导的基因表达，多拷贝 ISRE 的功能更强。IFN 诱导的人 P68 激酶主要通过肽链延长起始因子-2（eIF-2）α 亚基 51 位 Ser 磷酸化，从而抑制细胞生长，表明 IFN 抗增殖作用很大程度上可能由 P68 激酶表达增强所引起。

五、转化生长因子

转化生长因子（transforming growth factor，TGF）最初是从小鼠肉瘤病毒转化 3T3 细胞系所产生的生长因子，它可与正常的细胞因子受体发生作用，使正常细胞的表皮生长因子受体不断被激活而发生转化。转化生长因子有 α，β 两种。TGFα 能竞争结合 EGFR，并相互作用而实现其生物活性。人 TGFα 是 160 个氨基酸的前体蛋白 pro-TGFα 酶解后，从胞外区释出成熟的 TGFα（50aa）。TGFβ 存在于正常细胞，也存在于肿瘤细胞的分泌物中，但

---

① 黄自平，等. 中华内科杂志，1996；35（1）：15.

它不能与 EGFR 结合，却能增加 TGFα 的生物活性。前体 TGFβ 由 390aa 组成，无生物活性，经酶解后得到 112aa 的单体。单体无活性，必须形成二聚体才有活性，表明 TGFβ 合成本身乃是极复杂的过程。人血小板的 TGFβ1 与牛骨的 TGFβ2 具类似的生物活性，从人、猪、鸡基因库中克隆到的 TGFβ3 与 TGFβ1 高度同源。与 TGFβ 结构同源的类似蛋白还有：缪勒氏管抑制物（MIS）、骨形成蛋白（BMP）、dpp 基因复合体 vg1，Vgr-1 等，形成 TGFβ 基因家族。它们与细胞生长、分化、胚胎发育、组织发生等有密切关系。TGFβ 显示多种生物活性：1. 刺激培养在软琼脂中成纤维细胞集落性生长；2. 对有些细胞显示抑制生长和诱导分化的作用；3. 调节胞外基质成分的合成和降解；4. 抑制多种类型的细胞增殖（包括上皮细胞、内皮细胞、淋巴样细胞、髓性细胞等增殖）；5. 对培养的肝癌细胞系（BEL-7402）、鼻咽癌细胞系（CNE-1）的生长也有抑制作用。血小板和大多数细胞分泌的 TGFβ 都是以潜活形式（latent form）出现，它是活性的 TGFβ 与其他调节蛋白结合而成的复合物，使生理条件下的活性 TGFβ 只能在局部起作用。纤溶酶可能是生理条件下各种来源潜活 TGFβ 的强力活化因子。TGFβ 受体 I 型为接受信号所必需，II 型与 III 型转导 TGFβ 信号。TGFβ 是抑癌基因。

六　抑瘤素 M（OSM）

抑瘤素 M 为最近发现的一种生长调节因子，在体外可抑制多种肿瘤细胞及白血病细胞生长的多肽类细胞因子。细胞因子 OSM 与 IL-6、G-CSF 及白血病抑制因子（LIF）结构相似，属同一类细胞因子家族。OSM 可抑制体外培养的造血祖细胞分化，其活性与 LIF 相当。OSM 可抑制多种来源的肿瘤细胞在体外生长及分化，并诱导 c-jun、c-fos、c-myc、EGFR-1 等基因表达明显增加，这可能与 OSM 诱导成纤维细胞增殖，诱导白血病细胞分化等活性相关。

七　白血病抑制因子

白血病抑制因子（LIF）的结构与细胞因子 G-CSF、IL-6、OSM 等分子有类似的氨基酸序列和相似的二级结构。LIF 基因与 OSM 基因一样，都位于 22 号染色体，都由 3 个外显子和 2 个内含子组成，在功能上有较大的一致性。

LIF 的高亲和力受体由 α，β 链组成，α 链为 LIFR，β 链为 gp-130。LIFR 由 1097aa 组成（胞外区 789aa，跨膜区 26aa，胞内区 238aa）；β 链与 IL-6R、OSMR、IL-11R、CNTFR 共用 gp-130 这个信号传递分子，因此相互间存在着交叉通路。LIFR 含两个造血功能区（haemopoietic domain）gp-130 含一个，该区约由 200aa 组成，其典型特征是有 4 个相间排列的半胱氨酸（Cys）和 1 个 Trp-Ser-X-Trp-Ser（WSXWS motif），结构上高度保守，它影响着与 gp-130 的结合能力，而且还影响其传递信号的能力。β 链的 gp-130 结构复杂，全长 896aa，胞内区较长，内含与信号传导有关的特殊序列。胞浆区近膜侧有两个保守的"Box"结构，直接影响到酪氨酸蛋白激酶的活性。其中第一个 BOX 中的两个脯氨酸最敏感。由于脯氨酸大都存在于肽链转角处，并参与肽链的运动，故推测 gp-130 胞内区肽链特定构象影响着与 gp-130 相关联的酪氨酸激酶活性。它的胞外区由 6 个重复串联的纤粘蛋白III型结构所组成，第 2、3 个是构成造血的功能区。由于它是多种细胞因子共用的一个信号传递分子，在传递方式上也都需要 gp-130 的异聚或同聚，聚合后能引起 JAK 通路的活化。

八　趋化因子

趋化因子（chemokines）超家族是诱导活化细胞分泌并使免疫活性细胞趋化的一群小分子多肽。淋巴细胞趋化吸引因子（lymphocytes chemoattractant factor，LCF）是活化淋巴细胞分泌的一种趋化因子，它能诱导 CD4+ T 细胞、巨噬细胞和嗜酸性细胞的定向移动。现已克隆了 LCF DNA，并发现与所有已知的细胞因子无明显同源性。Lymphotactin 是唯一只对淋巴细胞系有趋化作用的趋化因子，定位于 1 号染色体，结构和活性特点表明其属于一个新的趋化因子家族（C-家族）。

　　单核细胞趋化蛋白（MCP-1、MCP-2、MCP-3）可能共同与一个 G 蛋白结合受体发挥作用。它们对单核细胞、嗜酸性、嗜碱性粒细胞、T 细胞有强烈的趋化作用。单核细胞趋化蛋白-3（MCP-3）的基因定位于染色体 17q11.2-12，编码 76aa，其中信号肽 23aa，一级结构与 MCP-1 相似，二者有 71% 的同源性，同属 C-C 家族。

　　IL-15 是 T 细胞趋化因子，对 T 细胞有趋化作用，而对其他细胞无类似作用。IL-15 与 IL-2 序列不同但空间结构相似，同属于 4α 螺旋细胞因子家族。IL-15 借助 IL-2Rβγ 发挥类似 IL-2 的作用。IL-2Rγ 链不但参与高、中亲和力 IL-2R 的形成，而且作为细胞因子受体超家族成员，参与 IL-4、IL-7、IL-9 和 IL-15 受体以及可能的 IL-13 受体的功能性复合物形成。IL-2、IL-4、IL-7、IL-9、IL-15 与其相应的受体结合后，诱导 JAK-1 和 JAK-3 的酪氨酸磷酸化，并使它们活化。活化的 JAK-3 使受体和 STAT 蛋白磷酸化，导致与生长和分化相关的基因转录。此途径为细胞因子受体超家族所有成员所享有的独特信号传导途径。磷酸化的受体，为含有 SH2 结构域的蛋白，SHC 的结合及磷酸化启动了 Ras 途径的信号传导，而最终影响转录。

第四节　受体分子网络的整体性

　　细胞因子通常与细胞因子受体共同组成分子网络，通过受体系统影响胞内信使物质，甚至影响基因表达，进而进行整体性调节。IL-1 受体已发现至少有两种（均已被克隆）：I 型受体，也称 T 细胞受体，分布于 T 细胞、成纤维细胞、结缔组织细胞等细胞的膜表面，是一个 80～90KD 的跨膜蛋白，仅一个跨膜区，胞外具有 Ig 样功能区；II 型受体分子量为 60-65KD，由 B 淋巴母细胞系克隆出来，胞外有 3 个 Ig 样功能区[①]，还有一个 217 个氨基酸的胞内序列，表达于 B 细胞系、骨髓细胞、巨噬细胞、中性粒细胞、胎盘、TH2 细胞等，多数细胞表达两种 IL-1 受体。有人证明，IL-1 的 II 型受体可水解

---

① 朱大栩. 免疫学杂志 1991；7（2）：125.

为可溶性 IL-1 结合蛋白，它与 IL-1β 有高度亲和力，但不与 IL-1α 结合；IL-1β 是一种在溶解状态才起作用的介质，而 IL-1α 是细胞依赖性的，即仅通过细胞-细胞接触过程中行使功能。G 蛋白是 IL-1 与其受体结合后应答的放大系统，IL-1 对 T 细胞作用过程中可能也有 Ca2+ 代谢的变化。IL-1 与 IL-1R 结合可能激活了一系列相关蛋白激酶，发挥单一或重叠的功能，但并非所有的这些功能变化都伴随着特异的基因转录。目前有关作为第三信使的核转录因子提出了 IL-1-cAMP-PKA-NF-kB 作为胞内信息传递的途径。第二信使 cAMP 将信息传至核内 NF-kB，然后启动 DNA 转录，最终合成蛋白，行使生物功能。实际上一种细胞因子可控制若干转录因子。对 IL-1 而言，除对 NF-kB 作用外，其还可诱导 C-jun 和 C-fos 形成 AP-1 因子，进入细胞核，活化启动子促进转录。IL-1 与 TNFα 相似能增加胶原酶基因表达，胶原酶基因的 5`端调控区是 AP-1 的识别位点，因而影响胶原酶基因的表达。NF-kB 是一种对 GTP 敏感的蛋白，可使无活性的 GTP 变构，丧失与其相应 DNA 结合的活性。在各种细胞核中，NF-kB 或其类似物能被胞外刺激物刺激产生；在胞核内不含 NF-kB 因子的细胞中，该蛋白在胞浆中以一种没有 DNA 结合活性的形式存在，其与 IkB 的抑制物分子偶联。IL-1 可在前 B 细胞系 702/3 通过增高 cAMP 水平活化 NF-kB。

　　JAK（Janus Kinase）是不同于受体酪氨酸激酶的另一类酶类。JANUS 是希腊门神，具有方向相反的两张面孔，此类激酶蛋白，C-端的两个催化亚基相似。单链受体家族与配体（如 G-CSF，EPO 等）结合后，被诱导二聚化，增强了 JAK-2 与受体蛋白的亲和力，以及 JAK-2 的进一步聚集，由此导致 JAK-2 自身及相互间的磷酸化。活化的 JAK 再催化底物蛋白将信号传递。IL-1、IL-5、GM-CSF 的受体均由 α 链及相同的 β 链，但 JAK-2 只与 β 链偶联。细胞因子与受体 α 链结合后，α 链与 β 链结合，然后二聚化、多聚化，使胞内近膜部分靠近激活 JAK-2。以 gp-130 为共同信号单位的 IL-6、OSM 及 LIF 等细胞因子的 JAK 激酶模式与此类似。JAK 的直接底物为胞内新发现的一类转录因子，称信号转导子和转录激活子（signal transducer and activator of transcription，STAT）简称 STAT 蛋白。它们可将细胞因子信号从受体直接

传递到核内,从而调节特定基因的表达。这是一种新型的信号传递通路。STAT
蛋白的活化需要磷酸化和二聚化,二聚化后离开受体,穿过核膜,并结合到
特定的 DNA 上,并被磷酸化而活化。JAK 还磷酸化受体,启动其他信号通
路。

　　免疫分子通过共用受体及受体的共同通路,又可形成网络。JAK-STAT
途径最初是在干扰素信号传递研究中发现的。JAK-STAT 途径是不同于受体
酪氨酸激酶的另一条激活酪氨酸激酶的途径,活化的 JAK 激酶催化底物蛋
白,将信号传递。STAT 在受体激活后至基因转录间起连接作用。由于多种
细胞因子并存,而且对细胞的生长、分化的调控作用不尽相同,推测 STAT
家族包括更多成员,实验证实了这一推测。

　　细胞因子受体(CK-R),在自然状态下主要以膜结合型(MCK-R)和存
在于体液的可溶性型(SCK-R)两种形式。细胞因子(CK)的生物活性是通
过与 MCK-R 结合后介导的。SCK-R 在介导和调节 CK 时,与 MCK-R 不同。
人外周血单个核细胞(PBMC)体外经 PHA 刺激后释放大量的 SIL-2R 和
SIL-6R,而 HUT102B2 细胞培育上清中也可检出高水平 SIL-2R 和 SIL-6R。
通过蛋白标记技术对表达的 MIL-6R 与 SIL-6R 进行动态研究证实,SIL-6R
来自 MIL-6R 的脱落,并受 PKC 的调节。多数 SCK-R 与细胞因子结合后阻
断细胞因子与膜受体结合,从而抑制细胞因子的生物学活性和免疫调节功
能。除了与 CK 结合外,SCK-R 的功能还有:1. 作为细胞因子转运蛋白,
将细胞因子运至机体有关部位,造成局部高浓度区,以发挥细胞因子作用;
2. 是膜受体代谢途径,使处于活化的细胞恢复至正常水平的一种方式。TNF
是自身免疫疾病中造成病理损害的主要因素之一,应用 STNF-R 治疗,可抑
制 TNF 生物活性而减轻病理损害。

　　细胞因子(cytokine)是一类具有调节细胞增殖、分化等多种功能的蛋
白质,是机体内重要的信息传递介质。它主要通过自分泌和旁分泌来与受体
结合,发挥作用。根据细胞因子受体的位置,在细胞核上为细胞内自分泌又
叫内在分泌(intracrine),在细胞膜上为细胞外自分泌(external autocrine),
与其他的细胞受体结合,为旁分泌或内分泌。许多正常免疫细胞的增殖、分

化和功能发挥与细胞因子的自分泌有关，如抗原诱导 T 细胞自分泌 IL-2，与膜表面 IL-2 受体结合，从而诱导 T 细胞的增殖和分化，以应答抗原的刺激。淋巴细胞分泌的细胞因子称淋巴因子（lymphokine）、单核-巨噬细胞分泌的细胞因子称单核因子(monokine)等，甚至表皮细胞也能产生免疫调节的细胞因子，例如上皮细胞、纤维母细胞等均能产生生物活性相当强的免疫调节因子，调节不同细胞的活性。如表皮细胞衍生的胸腺细胞激活因子（ETAF），它与巨噬细胞衍生的 IL-1 十分相似；表皮细胞衍生的 IL-3 与淋巴细胞产生的 IL-3，也十分相似。目前将这些由免疫效应细胞和免疫相关细胞（如纤维母细胞、内皮细胞、角朊细胞等）产生具有重要生物学活性的细胞调节蛋白，统称为细胞因子。细胞因子包括：白细胞介素 1-15（IL-1～IL-15）、干扰素（IFNα，IFNβ，IFNγ）、集落刺激因子（GM-CSF，M-CSF，G-CSF）、肿瘤坏死因子（TNFα，TNFβ）、转化生长因子 β（TGFβ1，TGFβ2）等。细胞因子及其相应受体，彼此在相互诱生、受体调节及生物效应发挥上相互作用，构成关系复杂的细胞因子网络（cytokine network）。随着基因工程的迅速发展，大批细胞因子的基因工程产品不断问世。细胞因子的作用具有多相性、网络性、整体性相互作用的特点，它们不但可单独发挥生物活性，且不同细胞因子之间还有相互协作、相互制约、相互诱生及"生克乘侮"等作用，呈现出分子水平的"阴阳五行"辩证关系。

第五节　抗体（免疫球蛋白）的分子网络

机体的特异性免疫功能主要由淋巴细胞担任：负责细胞免疫的是 T 淋巴细胞，负责体液免疫的是 B 淋巴细胞。T 细胞在胸腺内发育成熟，通过分泌细胞因子介导细胞免疫反应；B 细胞在肠系膜淋巴结内发育成熟，通过分泌抗体（免疫球蛋白）介导体液免疫。它们都是在淋巴组织内发育成熟后，进入淋巴液系统，最后通过胸导管或右淋巴导管，经锁骨下静脉进入血液循环。"卫气"除了上述细胞因子网络参与细胞免疫的分子系统外，还有一个部分是免疫球蛋白(Ig 即抗体)及独特型抗体参与体液免疫的分子网络系统。B 细胞上识别抗原的受体，就是抗体（免疫球蛋白）。

人体每天要受到无数不同的抗原挑战，并要对无数不同的抗原加以一一识别，并对某一特异抗原决定簇产生免疫应答。B 淋巴细胞是如何识别这众多的抗原，从而产生针对它们的特异抗体？原因在于 B 细胞表面免疫球蛋白多基因家族编码抗原受体的多样性。在 Ig 多基因家族进化过程中，DNA 重排和体细胞突变是很重要的[①]。

B 细胞上抗原受体的 Ig 基因：轻链（κ链和λ链）的可变（V）区是 V 基因和 J 基因编码，C 区由 C 基因编码，除去 J 和 C 间的内含子称 V-J 重排，转录成 V-J-C mRNA。重链以类似的方式组装和表达，称 V-D-J 重排。 重链 V 基因片段有 80 个，J6 个，D50 个；轻链 V150 个，J50 个等，这些多拷贝的基因片段形成种质多样性。体细胞的突变机制通过 IgV 基因发生突变，产生多样性高亲和力抗体；此外还可以改变抗体的特异性，这样就可产生基因组中原先并不编码的抗体。编码 Ig 重链（H）和轻链（L）的基因族分隔在不同的染色体上：H 在 14 号染色体，L-kappa 在 2 号染色体，L-lamda 在 22 号染色体上，每个基因族又包括多个编码顺序（外显子），在前 B 细胞中多个外显子一起草编码的可变区（V）必须在开始转录前重排。重排的级联放大从重链可变区基因开始。前 B 细胞至成熟 B 细胞为不依赖抗原期，B 细胞至浆细胞为依赖抗原期。虽然出生前，B 细胞就有发育成 IgM、IgA 或 IgG 浆细胞的能力，但 IgM 支配了婴儿期的抗体反应；IgG 的最高水平则通常要到 5～7 岁；IgA 则在青春期前一般达不到成人水平。任何给定克隆的 B 细胞能转换不同类别的 Ig 生产，但仍带有相同的抗原性。由于类别特异性重组因子的参与，使各 CH 基因表达转换有序进行。Ig 的抗原性分为三类：同型、同种异型、个体型（独特型）。个体型的特异性就是指同一个体内不同的抗体形成细胞所产生的 Ig 有各自不同的抗原特异性，称"个体型"（或独特型 Id），而针对个体型的抗体称为抗个体型抗体。当某抗原刺激免疫系统产生抗体（Ab1）后，该抗体分子上的个体型决定簇对机体来说已是一种新抗原，

---

① 朱大栩. 免疫学杂志，1991；7（2）：125.

故能诱导出抗-抗体（Ab2），基于同样原理又能出现第三、第四抗体（Ab3，Ab4）等。抗个体型抗体所识别的决定簇位于抗体分子 Fab 段的可变区，资料表明正是这一抗原结合部的氨基酸链自身，组成了个体型决定簇。个体型的抗原决定簇除分布在抗体分子上外，还同付出现在抗原特异性 Th，Ts 及 B 细胞上，且不受 MHC 约束。个体型（独特型 Id）是 Ig 可变区个体特异性抗原决定簇，该区域氨基酸排列顺序具有高度可变性，针对独特型 Id 的抗体仅与免疫原同源的免疫球蛋白分子起反应。在患慢性 B 细胞性白血病、B 细胞淋巴瘤及多发性骨髓瘤或浆细胞瘤患者所产生的单克隆免疫球蛋白分子，表达着正常细胞所不具有的独特型。它可看成是瘤细胞特异性标记，把它们与正常细胞区分开来，故可用相应的抗独特型抗体对上述肿瘤病人进行分型诊断和监察。针对 B 细胞表面免疫球蛋白（SmIg）的独特型抗体可选择性地与病人细胞 SmIg 起作用，而与正常淋巴细胞 SmIg 不起作用。

　　抗体的分子结构，从宏观角度看，它们有类似的基本结构区别于其他蛋白：1. 抗体的分子由一对重链（H）和一对轻链（L）所组成；2. 重链因抗体种类（亚类）的不同而有差异，但轻链没有特殊，在类或亚类之间是共同的。L 链在 H 链的氨基端大约 1/2 的部位处经一条二硫键以非共价键相连接，形成较为致密的结构，称 Fab 段；H 链 C 端 1/2 处与另一条 H 链相对应部分以非共价键相连，形成 Fc 段；H 链中央部分以一条或几条二硫键相连接称为铰链区（hinge）。抗体 Fab 分段有一个结合抗原的活性部位，而分离开的 Fc 仍能出现与补体 C1q 结合、与巨噬细胞 Fc 受体结合等活性。抗体分子从整体来看呈 Y 型，由于绞链区的柔性，两个 Fab 分子能够活动，意味着各自顶端结合部位的空间排列可以改变，进而认为抗原和抗体的多价结合容易形成复合物。L 链有 κ 型和 λ 型，H 链有 γ（Ig G）、μ（Ig M）、α（Ig A）、δ（Ig D）、ε（Ig E）5 种；分 VL、CL、VH、CH1、CH2、CH3，这些区段还具有各自链内以二硫键连接的约 60 个氨基酸的环（loop）。这种免疫球蛋白的特殊结合域（domain）在免疫球蛋白单基因家族分子（CD2、CD4、CD8、LFA-3 等）和 Ig 多基因家族分子（MHC-I 类、MHC-II 类等）分子中也可见到。在 B 细胞分化过程中，Ig 重链和轻链基因的重排顺序具有严格的

"级联性"（hierachy），即先有重链基因的重排，再有轻链基因的重排，且重排的表达具有等位排斥（allelic exclusion）和同型排斥（isotype exclusion）的特征。V(D)J 重组酶系统（recombinase system）在 B 细胞系中都有活性，在 T 细胞中该酶系参与 T 细胞受体（TCR）基因的 V（D）J 重排。

各种抗体本身是蛋白质，具有抗原特异性，称之为"独特型"或"个体基因型"（idiotype，Id），存在于 VH、VL 及其结合而生成的立体结构上。Jerne 的网络学说（network theory）是以这样的认识为基础：针对抗原产生抗体时，对该抗体的个体基因型的抗体，在同一机体内产生；在这个循环中，抗个体基因型抗体和免疫细胞群复杂地相互作用，自行调节抗体产生系统。由于个体型的互不相同，这些表面 Ig 一方面能识别抗原决定簇（Ag epitope），另一方面又被其他表面 Ig 分子所识别，于是体内无数淋巴细胞群就构成了相互制约的网络结构。抗原（Ag）进入体内遇到免疫活性细胞，其表面受体若与抗原结合，就会受到刺激而克隆增殖，产生抗体。子代细胞产生相同的抗原结合部位，即可变区的个体基因型（独特型，idiotype antibody，Ab1），它又可被自身另一克隆淋巴细胞所识别，发生克隆增殖，出现抗独特型抗体（anti-idiotype antibody，Ab2），再形成抗 Ab2 抗体（Ab3），形成一个复杂的免疫网络，使免疫发生反馈性抑制。由于独特型与抗独特型的相互作用机体的免疫调节乃处于动态平衡。用独特型抗原免疫同种动物所产生的抗体。为抗 Id 抗体；由抗激素抗体所诱导的抗 Id 抗体既可与激素受体相互作用，又可模拟激素的某些生理效应。特点是抗 Id 抗体的出现是过渡性的。由抗儿茶酚胺拮抗剂抗体所诱导的抗 Id 抗体的出现是暂时的又是反复的；抗 Id 抗体又可诱导产生抗-抗 Id 抗体，以中和抗 Id 抗体；抗-抗 Id 抗体的出现也是暂时的、反复的；从而证明抗受体抗 Id 抗体的生成，在独特型和抗 Id 抗体相互作用的调节网络中起着重要作用。运用免疫网络研究自身免疫疾病有：红斑狼疮、肾炎、类风湿病、甲状腺炎、原发性胆汁性肝硬化等，证实这些病中有独特型和抗独特型抗体的相互作用。小鼠反抑制细胞有个特点，它能吸附到长柔毛野豌豆的植物血凝素（vicia villosee lectin）上，因此易于和其他细胞分开。小鼠出生后 2～3 天时胸腺内出现反抑制 T 细胞（Ts1），8～14

天后又出现能抑制反抑制细胞的抑制性 T 细胞（Ts2）。

单克隆抗体技术即根据骨髓瘤细胞系与免疫淋巴细胞融合而来的杂交瘤细胞系能产生单克隆抗体，可用来研究和防治疾病。Burnet 的克隆选择学说认为，机体在胚胎期已具有了以后在一生中能与所有抗原结合的相应抗体形成细胞。每个抗体形成细胞所增殖而来的一群细胞称为一个克隆（clone）。它所分泌的抗体是针对某一特定的抗原决定簇，也就是单克隆抗体（monoclonal antibody）。1975 年 Kohler 和 Melstein 将一种骨髓瘤细胞和另一种带抗原信息的脾淋巴细胞融合，形成杂交瘤细胞（hybridoma）。此种细胞既有瘤细胞迅速繁殖的特征，又有淋巴细胞能分泌特异抗体的能力。他们第一次成功地制备了分泌抗羊细胞单克隆抗体的杂交瘤细胞系。单克隆抗体用途广泛，但具易变性且半衰期短；又由于用小鼠细胞，易产生排异反应。随着现代科学不断取得进展，能够运用基因工程技术不断地进行抗体改造。目前主要集中在降低异源性抗体（单克隆抗体大都为鼠源性）对人体的免疫原性，及增加靶部位的摄取量两个方面。小分子抗体，如单链抗体（svF）、Fab 抗体等具有异源性小、易于进入靶部位等特点，是近年来抗体工程应用研究的重要方面。单链抗体的构建一般采用借助 PCR 技术的重叠延伸拼接法。利用在 V_H 及 V_L 二侧设置有酶切位点的单链抗体载体 pIg20，用目的 V_H 及 V_L 片段先后代替原有片段，即可得到新的单链抗体基因片段，不失为单链抗体的快捷方法。对能与肿瘤细胞特异结合，并已成功地用于临床肿瘤显像的单克隆抗体 3H11，构建为小分子的单链单抗 S3H11。它与谷胱甘肽转移酶（GST）基因重组，在大肠杆菌表达其融合蛋白 GS3H11。结果 GS3H11 具有有异结合抗原活性，具潜在应用前景，亦为人工构建免疫毒素分子奠定了基础。

利用抗独特型抗体（anti-Id）分子模拟的机理，以 anti-Id 作为肿瘤抗原的替代物，刺激机体产生免疫应答，从而达到治疗肿瘤的目的。抗独特型抗体可构建成一种新型疫苗，该疫苗和以病原体为原料加工制备的疫苗区别是，它属于抗体。所谓独特型是指存在于抗体分子某些部位上由数个氨基酸构成的一种特殊基团，该基团位于抗体分子的高变区内、高变区附近和高变区骨架上。它们均具有抗原性能诱导出针对该基团的特异性抗体，称之为抗抗体。抗独特型抗体能发挥病原体的免疫功能是基于化学构型上的相似性。当一个抗体分子既能与某一相应抗原相结合，又能与某一抗独特型抗体相结合时，我们就可认为该抗原与该抗独特型抗体在构型上必定存在着相似性。由于抗独特型抗体在免疫网络中的特殊地位，在肿瘤的免疫治疗和预防中具有巨大潜力。国外已对几种实体瘤制备了相应抗 Id 抗体，并已试用于临床。Ab3 是针对 Ab2 可变区产生的，其中一部分能与 Ab1 相互模拟，即具有与抗原结合性。研究发现用模仿鼻咽癌相关抗原的抗 Id 抗体免疫，在大多数病人中明显提高了抗肿瘤抗体（Ab1）的水平，这一点令人鼓舞。而与 Ab1 具有不同抗原结合活性的 Ab3 部分在调节肿瘤免疫机能方面也有重要作用，它们可能刺激免疫网络中参与肿瘤免疫的细胞，引起抗肿瘤免疫。

各个分子网络系统之间，通过生物电磁波和胞内信使物质等的改变，引起对人体经络系统整体性的信息调控。

第十三章　针灸与"经穴治疗"

机体需要对内外环境的变化或刺激，作出适当的应答，人体经络系统就是这个最复杂、最重要的刺激-应答系统，它包含了神经-内分泌-免疫-淋巴、血液微循环等（"经穴-经气-经脉"）这个完整的应激和调控体系。针刺、艾灸、推拿、按摩等，都是通过刺激"经穴"调节人体经络系统的功能活动，而取得治疗效果的，都可称为"经穴治疗"。

机体需要不断进行新陈代谢，从外界获取的营养物质经分解代谢（catabolism）得到原料和能量，原料又经合成代谢（anabolism）组成新的机体构成物。能量可被贮藏于 ATP 中，当 ATP 水解成 ADP 时，放出很大的自由能，使原来不能进行的反应发生反应，这是 ATP 的巨大作用之一。它可在体内用于肌肉的收缩、神经信息的传递、物质逆浓度梯度转移等。ATP 释放的自由能（电磁波）的波长在近红外光谱区，切断和生成氢键的激发能，以及蛋白质的磷酸化和脱磷酸化的激发能也都在近红外光谱区。这样，在该近红外光谱区的电磁波可能成为调节控制生命活动的重要信息传递物，它能影响核酸链之间的氢键形成或断裂（激活 DNA 连接酶等）；磷酸键的结合或脱离（激活蛋白激酶或蛋白磷酸酶等）、信使分子的信号传递（激活腺苷环化酶生成 cAMP 等）、针灸等"经穴治疗"，通过刺激经穴，调节控制机体的生物电网络系统的功能活动，引起电磁波；激发电兴奋性细胞化学分子的释放，通过"得气"引起化学分子网络系统的激活和调控，促进微循环，改善细胞微环境，最终获得治疗效果。

第一节　针灸的"得气"

针灸"经穴"后的"得气"就是"经气"释放的过程。"经气"（蛋白质）在经穴电磁场的作用下，在适当的 PH 等环境中，有可能形成有机超导体。有机超导体是电荷转移型络合物，阳离子一般为有机分子，阴离子是无机络合物，有机超导体和氧化物高温超导体有很多相似之处，如低的电子密度以及结构的二维特性等。"经穴"处的"经气"有可能成为有机超导体，因而经穴可能由此而有较低的电阻和较高的电位。

早已实验证实，各种神经元、感受器、心血管、消化道、肌肉等组织细胞在各种刺激下，能产生电兴奋。这种兴奋是膜上离子通道发生变化的结果。过去认为只有经典的递质参与突触间信号传递，而近年来发现，一些多肽与经典递质共存于同一神经元中，如交感神经节前纤维中生长抑素（SOM）与去甲肾上腺素（NE）共存于同一囊泡内；胆碱能神经纤维中，乙酰胆碱与活性肠肽（VIP）共存；多巴胺神经元中，多巴胺与胆囊收缩素（CCK）共存。神经肽 Y（NPY）与儿茶酚胺类递质分布上共存，功能上相互调节，二者之间有着双向调节作用，与调节受体密切相关，提供了肽类递质与经典递质间相互作用的典型例子。肽能神经是个新概念，末梢释放的是肽类物质，现发现肽能神经几乎包括整个神经系统，不仅外周神经、植物神经、甚至中枢神经系也存在大量的肽能神经。到 1986 年中枢神经系中已发现 100 多种神经肽。电兴奋性细胞的离子通道组成和细胞活动是直接相联系的，电兴奋性细胞通过胞内信使系统调节离子通道是非常普遍的。针刺某些经穴可引起脑和脊髓神经细胞释放阿片肽。这内源性吗啡样物质在中枢神经系中作用复杂，与某些精神性疾病有关，与高级神经活动也有一定关系。淋巴细胞膜上存在阿片肽受体，这是阿片肽行使免疫调节的结构依据。但体内不同的淋巴细胞承担不同的免疫功能，不同的淋巴细胞上存在的阿片受体类型和数量也可能不同。对来源不同个体的淋巴细胞，对脑啡肽也有不同的作用，说明淋巴细胞膜上的阿片受体有明显的个体差异。电兴奋性细胞均分泌活性化学分子以与相应受体组成化学分子网络系统，即经气系统，调节机体整体性活动。例如，针刺穴位通过生物电系统刺激下丘脑室旁核末梢，释放精氨酸加压素（AVP），作用于中脑中央灰质（PAG）的 AVP 受体，一方面调节钙离子通道，促进钙离子内流，激活腺苷环化酶，生成第二信使环磷腺苷，使膜蛋白磷酸化，内源性阿片肽释放增多；另一方面，抑制钠-钾泵活性，增强阿片肽受体亲和力，共同参与针刺镇痛过程。

脏腑学说认识到人体是一个统一的整体，任一脏腑组织的功能和活动都要受到其他脏腑组织的制约和影响。五脏实际上是一个系统的功能：心为循环功能；肺为呼吸功能；脾为消化吸收功能；肝为免疫清除功能；肾为调节、排泄功能，它们相互配合、相互制约，病变时则相互影响。经络学说在脏腑学说和气血学说基础上有了更加完整的整体性认识，经络联络脏腑肢节，沟通上下内外，它是气血运行的通道，一旦受到刺激或外邪侵袭，必将会通过经络，发生传变。

第二节　针灸"得气"后的信息物质

一、生物电信息

针灸通过人体经络系统产生效应，其中最重要的信息物质就是生物电。生物电在体内呈现出有序的时空结构，形成整体性网络，其后还有经气的化学分子网络的参与和经脉水网络系统的改变等。

维纳在《控制论》中指出："在科学发展上可以得到最大收获的领域是各种已经建立起来的部门之间的被忽视的无人区。""人们从纯粹数学、统计学、电工学和神经生理学等不同方面来探索它，在这样的领域里，每一个简单的概念从各方面得到不同的名称；在这样的领域里，一些重要的工作被各方面重复地做了三四遍；可是却有另一些重要工作，它们在一个领域里由于得不到结果而被拖延下来，但在邻近的领域里却早已成为古典的工作。正是这些科学的边缘区域，给有修养的研究者提供了最丰富的机会。同时这些边缘区域也是最不能用借助攻击和劳动分工这种公认的方法来达到目的的。如果一个生理学问题的困难实质上是数字的困难，那么十个不懂数学的生理学家的研究成绩会和一个不懂数学的生理学家的研究成绩完全一样，不会更多。如果一个不懂数学的生理学家和一个不懂生理学的数学家合作，那么这个人不会用那个人所能接受的术语表达自己的问题，那个人也不能用这个人所懂得的任何形式来作出自己的回答。""到科学地图上的这些空白地区去作适当的查勘工作，只能由这样一群科学家来担任，他们每人都是自己领域中的专家，但是每人对他邻近的领域都有十分正确和熟练的知识，大家都习惯于共同工作，互相熟悉对方的思想习惯，并且能在同事们还没有以完整的形式表达出自己新想法的时候就理解这种新想法的意义。数学家不需要有领导一个生理学实验的本领，但却需要有了解一个生理学实验、批判一个实验和建议别人去进行一个实验的本领。生理学家不需要有证明某一数学定理的本领，但是必须能了解数学定理中的生理学意义，能够告诉数学家应当去寻找什么东西。"（维纳：《控制论》）。人体经络系统中的生物电就是这样一个被忽视的无人区同时研究它有序的时空结构难度很大。

恩格斯说："地球上几乎没有一种变化发生而不同时显示出电现象。"生理学研究表明，神经传递的信息就是不同强度和频率的生物电（峰电位）。机体内不同的脏腑、组织、细胞间存在着复杂的相互联系和相互制约，这只能靠它们之间的某种信息传递来完成。其中最主要的就是神经系的生物电。研究神经系的人不能忘记心理，研究心理的人也不能忘记神经系统。过去大多数心理学研究实际上不过是特殊感觉器官的生理学。维纳和罗森勃吕特选取猫做实验动物，用其股四头肌做实验。把肌肉固定一个已知张力的杠杆上，又用一个示波器记录其电变化。他们使肌肉载荷到这样的程度：一次轻叩就会使它进入周期性收缩，所即谓"阵挛"。阵挛性振动的频率对载荷条件的改变并不灵敏，它几乎完全是由"传出神经-肌肉-运动终体-传入神经-中枢突触-传出神经"的封闭弧的常数所决定，而不是由其它东西决定的。兴奋和抑制的概念，在性质上更接近于乘法而不是加法，例如一个完全的抑制等于乘上零，部分抑制等于乘上一个小量。突触是一个符合记录器，只有在一个很小的总合时间内，传入冲动数目超过某一定阈时，传出纤维才能被激发。如果这个阈和传入冲动的总数比较起来是够低的话，那么突触机构就起乘上一个几率的作用，因而它只有在一个对数系统里，才可能近似地成为一线性元件（维纳：《控制论》）。

在人的躯体中手或手指的运动都是一个包括很多关节的系统的运动，整个输出是所有这些关节输出的矢量和。现在，假定我捡起一枝铅笔。为了去捡，我必须运动某些肌肉，我们的动作就朝这样的方向进行，粗略地说，就是使表示铅笔尚未被捡起的量逐渐减少。要按这样的方式来完成一个动作，必须将有关每一瞬时我们尚未捡起铅笔的量的报告送到中枢神经系统，不论是有意识的或是无意识的。如果我们用眼睛看着铅笔，这个报告可能是视觉的，至少部分是视觉的，但这种报告更一般地是运动感觉的，或者说是本体感受的。如果我们失去了本体感受的感觉，而又没有用视觉或其他的感觉来替代，那样我们就不能够完成捡起铅笔的动作，从而发现自己处在所谓"运动失调"的状态。他们认为，"中枢神经系统不再是从感觉接受输入又把它发射给肌肉的一个独立自足的器官。相反地，它的某些最具有特征性的活动，只有把它当作一个从神经系统出发进入肌肉，然后通过感官（不论是本体感受器官或者是特殊感觉器官）再进入神经系统的环形过程，才能理解。这一部分神经生理学不仅涉及神经和突触的基本过程，而且涉及神经系统作为一个整体的活动。"（维纳：《控制论》）

我们认为：神经系统不仅有生物电的电环路，神经元可通过多突触通路，联系成一张完整的网络，而且它们能分泌神经递质、神经肽等化学物质，引起一个化学环路，最后形成电环路网络和化学环路网络的嵌合。在化学环路中，由于通过不同细胞膜上的受体，形成一个网络时，也调控了不同的细胞活动，特别是内分泌系统和免疫系统等。而这些不同的细胞又可分泌相同的化学物质，反馈地调节神经系的电路网络，使整个神经系、内分泌系、免疫系甚至淋巴系和循环系联系成统一的整体——这就"经络学说"的基础[①]。然而详细研究这个由生物电网络和化学分子网络嵌合的生物电时空结构，难

① 朱大栩：《中国首届名医论坛》2000；北京：97 页

度极大，是今后经络学研究的重点之一。

《内经》说"夫十二经脉者，内属脏腑外络于肢节"，内部脏器和体表穴位间通过经络相互联系。我国古代祖先在同大自然作斗争中被荆棘刺伤或制作石器过程中被碎石砸伤，偶然发现体表的某些部位受刺或被砸后，能使原先体内的疼痛和疾病减轻甚至消失。后来逐渐学会了一种"砭石"为针，"以痛为俞"的外治法，首先发现了"穴位"。进入青铜器时代，开始使用了金属针，可以更准确地刺激"穴位"且有一定深度，可更强烈引起酸、胀、麻的"得气"感觉（经气），并可沿着经络的路线传导，这就是经络感传现象，进而发现了这就是"经脉"。蛋白质分子所形成的亲水性胶体颗粒具有两个稳定因素：表面的水化层和负载的电荷。蛋白微粒作为带电颗粒在电场作用下要发生移动，其移动的方向和大小取决于它所带的净电荷，这就是大家熟悉的"电泳现象"。我们认为，这种电泳现象在体内也起着十分重要的作用，这是"经气"在"经穴"电（磁）场作用下沿"经脉"循行的动力学基础。这些生物电、经气蛋白质及胞外液、淋巴液中携带的物质（特别是免疫活性物质）等都是针灸后引出的信息物质。

针刺穴位兴奋了深部组织的各类感受器。实验证实，针刺穴位的信号通过深部感觉神经的 II、III 类纤维传入脊髓。针刺信息在脊髓内被证明主要沿前外侧索上行。脊髓外侧索分两路上行：一部分直接投射到丘脑的束旁核、中央前侧核和大细胞区丘脑网状核；还有一部分投射到延脑内侧网状结构的巨细胞核，然后经中央被盖束上行，止于丘脑中央中核等内髓板核群。电针"足三里"、"三阴交"等穴位可在中央被盖束区引导出诱发电位。电生理研究表明，来源不同的感觉冲动都会聚到延脑巨细胞核。身体各部位的体感觉冲动皆会聚到巨细胞核，巨细胞的冲动可以调制丘脑痛敏细胞的诱发放电，这可以理解为那些离痛源很远的远节段穴位有一定镇痛作用的机理之一。损毁延、桥脑中缝核后针效大为减弱，提示针刺镇痛中有 5-羟色胺（5-HT）能神经下行纤维参与；损毁中缝背核使 5-HT 上行纤维受损可使针刺镇痛作用基本消失。以电刺激大鼠中缝背核发现，其可明显增强针刺镇痛效应，尤其是原来针刺无效的动物在电刺激中缝背核时，表现出明显的针刺镇痛效应。

　　面部的"穴位"感觉（信息）由三叉神经传入中枢。实验观察到迷走神经内感觉纤维进入中枢后与多个核团联系，尤其是与三叉神经脊髓束核有联系。用损毁一侧半月神经观察三叉神经脊髓束的溃变纤维支，用摘除一侧迷走神经结状神经节观察迷走神经束核的溃变纤维，发现皆投射到网状结构，尤其是背外侧网状结构。交感神经在交感神经节内换元后的节后纤维一般有两种去向：一种是通过交通枝而加入脊神经内，借到脊神经的分支而分布到体表；另一种则是以神经丛的形式分布到附近的脏器，或包绕血管周围并随血管的走形而分布。临床上常发现有病脏器在一定的体表穴位出现敏感点、低电阻点或条块索状阳性物。当动物造成实验性胃溃疡和实验性腹腔膜炎时，均发现并证实了体表-内脏的联系与交感神经有关。穴位及其敏感点可理解为由于疾病而引起体表交感和感觉神经兴奋性提高的部位。穴位是末梢感受器密集处（通常是肌梭密集处）。肌梭内不仅有 I、II 类纤维，还有无髓鞘的交感神经纤维，使肌肉的舒缩与血管平滑肌的舒缩（血供）配合得恰到好处。一个节后的交感纤维分布如此之广，以致我们认为可以用轴突反射来解释穴位敏感点或阳性物：对痛觉的过敏和对血管红晕一样是由冲动沿着神经纤维传到分支处，并继续沿着另一分支返回外周，而此分支的末梢也可释放神经递质、神经肽等，引起局部血管的舒缩或敏化邻近的痛觉末梢，或使其细胞上的受体激活再发生一个生物效应。我们认为，针灸的"阿是穴"及"经络阳性物"似乎都可以用"经穴"系统中体神经和植物神经的联系以及脑内多突触通路来解释。

　　电刺激下丘脑视上核可见到动物痛阈升高，损毁视上核后电针"合谷"穴镇痛效应显著下降，用电针刺兔"足三里"和痛刺激，观察到动物的视上核及垂体后叶细胞内神经内分泌物显著增多。下丘脑是植物神经的调节中枢，垂体与针刺镇痛效应的实现有关，并且是重要内分泌激素的调控中心。儿茶酚胺能促进 GRH、TRH、PIH 和 GHRH 等激素的释放；5-羟色胺则抑制 GRH、PIH 的释放，而促进 CRH 的释放。化学环路参与了生物电网络的信息交流，如在最近发现的阿片肽及其受体系统，即神经递质、神经肽等，不仅参与内分泌激素的调控还广泛参与免疫系统功能的调控和微循环的调节，使整个机体的激应系统形成一个完整的整体。这就是"经络系统"的真实本质[①]。

二、化学分 子网络系统

针灸引起的化学分子网络系统的调控,包括自由基。自由基(free radical)就是具有未配对电子的原子或原子团,及含有未配对电子的离子、分子。它们是机体中无序的生物电结构。在氧化-还原反应中,如进行单电子转移可产生自由基。在体内多酶反应时进行单电子转移,也可产生自由基。自由基反应的类型包括:结合、转移、裂解、重排、歧化、氧化还原等。机体内既有产生自由基的体系,又有清除自由基的体系;机体既可利用自由基,也能受到自由基的损害;自由基既可引起疾病,也可防治疾病。辐射某些化学物可产生肿瘤,其原发机制就涉及自由基的致癌作用,但在某些条件下也可用于治癌。

生物体内许多化学反应都与氧有关。氧分子得到一个电子后,既带一个负电荷又带一个未配对的电子,既是阴离子,又是自由基,写成 O_2^-,称为超氧化物阴离子自由基(superoxide anion radical)。氧是机体内最重要的电子受体,另外氧还可以与脂质形成脂质过氧化物(ROOH)。ROOH 与其他过氧化物(H_2O_2)易形成自由基。自由基反应的特点是链式反应,往往链式反应中只要有很少量的自由基产生就可启动整个反应,导致基质的大量消耗和各种产物的生成。O_2^- 既可以失去电子,又可以获得电子,超氧歧化酶(SOD)使一个 O_2^- 失去电子另一个获得电子,生成 O_2 和 H_2O_2,使自由基与自由基结合,链式反应终止。单线态分子氧(singlet molecular oxygen,$^1O_2$)是一种激发态的分子氧,其分子中电子的排布与存在与大气中的三线态分子氧($^3O_2$)不同,性质活泼得多,它是一个亲电子性很强的氧化剂,能发生基态氧不能发生的许多反应,至今已知的反应几乎都是对 π 电子的反应,不饱和键上电

---

① 朱大栩:《中国科学发展战略文库》2005;北京:(荣获"中国科学创新发展成果"特等奖 NO:6D-189)

子密度越大，$^1O_2$ 越容易与之反应。水（H_2O）是体内最重要的 $^1O_2$ 淬灭剂。谷胱甘肽过氧化物酶具有消除脂质过氧化物，抑制其有害反应，使链式反应终止而保护机体。位于细胞膜的环氧化酶和脂氧合酶可以促使花生四烯酸代谢为前列腺素（PG）、白三烯、凝血恶烷等生物活性物质。在合成这些生物活性物质时，可以产生自由基中间物。炎症反应中吞噬细胞可产生"呼吸爆发"，释出大量的 O_2^- 等氧自由基，消灭病源微生物；但自由基可涉及花生四烯酸的代谢，趋化因子的形成和溶酶体的释放，使组织细胞受到损伤。对恶性肿瘤，体内的防御体系如 T、B、K、MΦ、NK 及粒细胞等作用时肿瘤细胞杀死的过程中也涉及 O_2^-。在巨噬细胞杀伤癌细胞、天然杀伤细胞（NK）杀灭肿瘤细胞都可能利用 O_2^-。吞噬细胞释放自由基可使蛋白水解酶抑制剂失去活性，从而提高蛋白水解酶作用，破坏组织、细胞成分而受损害。因为自由基的电子通常并不局限于某个原子上，而是离域于自由基中所有的或大部分的原子，所以未配对电子和许多核产生接触并相互作用。具有磁矩的原子核可以对未配对的电子发生影响，使其电子自旋共振谱线进一步分裂成许多特征性谱线，形成超精细结构，因此可用电子自旋共振（electro spin resonance，ESR）法直接检测自由基。

一氧化氮（NO）已被证实在内皮细胞和神经细胞中具有信号传导的作用。针灸可引出作为神经递质的 NO。在一些细胞中也已发现自由基对鸟苷酸环化酶和其他信号系统（腺苷环化酶、磷酸二酯酶等）的调节作用，提示自由基可能在信号传递方面起重要作用，也是有序的生物电网络系统的组成部分之一。而有序和无序是相对的，不是绝对的。NO 本身可以看作自由基，它又能与氧反应产生 O_2^- 和 H_2O_2，也是细胞凋亡的诱导剂。免疫活性细胞产生大量 NO，可在杀伤肿瘤细胞中起重要作用，如活化的巨噬细胞能产生某些自由基（NO，$-NO_2^-$ 等）从而对肿瘤细胞发挥细胞毒作用。

正常细胞作为正常需氧代谢时，呼吸链副产物的活性氧自由基（reactiye oxygen species，ROS），每天可产生约 10^{11} 个自由基（ROS）。实验证明自由基与细胞凋亡密切相关：凋亡细胞内活性氧（ROS）生成增加，同时消除 ROS 能力下降。离子辐射能通过羟自由基引起凋亡。清除自由基能减少无序的生物电，提高机体的有序度。

生物电的改变可影响微循环，而微循环的改变可影响脏腑的功能活动，并可导致疼痛等出现。《灵枢》中说："通则不痛，气血调和也。"中国医学科学院针麻原理研究室主任周舒指出："针刺一定的穴位，激发相应经络的经气，通调相应肢节或脏腑的气血，达到病变部位或手术部位镇痛和抗痛的效果。我们将这种对相应肢节或脏腑气血的通调称之为"定向通调"。按照十四经脉的循行，达到全身气血通调作用则称之为"全身通调"。全身通调和定向通调之间是相互联系相互影响的。全身通调可以从神经体液系统对机体的调制作用进行探讨，定向通调的阐明必须从穴位特异性和经络脏腑相关方面加以探讨。这种经络现象在针刺治疗中比针麻中表现得更为清楚。现在很多工作是探讨全身通调的，这当然是必要的，但定向通调的问题也有待努力去探究。例如根据中医理论，针刺通调气血的作用包含了改善外周循环的作用，我们曾作了一些尝试，我们在三叉神经痛、坐骨神经痛的患者身上确实看到了针刺一定的穴位，相应部位血液循环改善与疗效之间的密切关系。[1]""在由我组织医科院的针麻研究会战中，首先研究了胃大部切除术中的临床表现，按中医理论辨证，可概括为：1. 以疼痛为主要表现的气血瘀滞；2. 以恶心呕逆为主要表现的胃气上逆；3. 以心慌意乱大汗淋漓为主要表现的心神不安，针对这些主证，我们选用了通调气血、和降胃气、和宁心安神的治则。又根据循经选穴的原则，选用了人中、承浆，内关、心俞，足三里、脾俞，三组穴位组成的处方。针麻效果有了明显的提高。"[2]"在肯定了辨证循经选穴确实有效的基础上，我们开始从理论上去探求中西医融会贯通之处。研究了气滞血瘀、通调气血与血液循环障碍和改善的关系；胃气上逆、降胃气与针刺对迷走神经调整作用的关系以及心神不安与宁心安神和针刺对交感神经作用的关系。通过大量的工作，有力地证明了针刺可以改善外周的血液循环。在针麻下进行手术，循环功能保持稳定是很重要的特点。手术中血

---

① 俞国瑞：中西医结合杂志 1986；6（特集）：8
② 俞国瑞：中西医结合杂志 1986；6（特集）：8

压比较稳定，心率和外周总阻力不发生大幅度的上升，从而维持且能改善患者的循环状态。这时，患者脑血流图稳定，脉搏波幅也适度舒张。如果针麻效果不好，则见血压上升，心每搏输出量下降，外周阻力增加，脑血流图波动，脉搏波幅变小，心每搏输出量在手术后期往往减少。这些实验结果有力地证实了针刺能增强机体抗御手术创伤对心血管活动的破坏性影响，使心血管系统的功能在手术创伤的刺激下仍能维持协调。针刺宁心安神的作用，离不开针刺对交感神经的稳定作用。通过观察针麻在胃部切除手术患者血中儿茶酚胺、去甲肾上腺素形成酶活性及交感神经纤维内去甲肾上腺素含量的变化，发现针麻效果越好时，血中儿茶酚胺水平较低，去甲肾上腺素形成酶活性较低，手术器官肾上腺素能纤维由于释放少储存多而呈现数量多亮度强。电镜下观察可见含有去甲肾上腺素的大颗粒泡数目较多，针麻效果不好时则相反。去甲肾上腺素的释放又受前列腺素 E 的反馈调控，观察结果证实了这一点。针刺的调整作用是多方面的，就我们涉及的如针刺对镇痛因素加强，也可使致痛因素减少。在镇痛因素中，有中枢各有关部位及其递质包括内源性吗啡样物质的变化，这种种因素的变化使中枢神经的功能处于新的动态平衡中，从而对强烈的手术创伤刺激不再出现明显的疼痛。在致痛因素中，如徐缓激肽，既可见到形成能力的减弱，又可看到破坏能力的加强。又如在 5-羟色胺（5-HT）的变化中，它在中枢是有助于镇痛的活性物质，但在外周则是强烈的致痛因素。针刺使中枢 5-HT 含量减少。5-HT 的减少又与 ADPU 细胞和血小板协同减少释放有关。这些动态过程均体现了针刺的调整作用，有利于减弱甚至消除致痛因素的作用[①]。"

　　针灸可导致神经介质（递质或神经肽等）的释放。在研究中枢神经系众多的神经介质中，韩济生教授首先探索了乙酰胆碱、儿茶酚胺、5-羟色胺等与针刺镇痛的关系，发现 5-HT 参与的可能性很大。实验结果表明，无论家兔或大鼠，当降低脑内 5-HT 含量时，针效明显减弱；而提供 5-HT 的前体，则使针效加强。用免疫荧光分光光度法测定脑和脊髓中 5-HT 含量和更新率，

---

① 俞国瑞：中西医结合杂志 1986 ； 6（特集）：8

发现针刺可促进 5-HT 的生成和释放。在研究 5-HT 的同时，对中枢儿茶酚胺（包括去甲肾上腺素和多巴胺）进行了研究，有 5 组实验结果一致表明，提高脑内去甲肾上腺素（NE）的功能使针效降低，而阻断脑内 NE 的 α 受体，则针效加强，说明脑内释放的 NE 作用于 α 受体，对针刺镇痛起对抗作用。但第六组的实验结果却不同，应用 α-甲基酪氨酸抑制 NE 的合成，并没有得到加强针效的预期结果，反而降低了针效。后来以较精确地分别改变脑和脊髓中 NE 的功能活动，才发现针刺镇痛过程中脑和脊髓中的 NE 起着相反的作用，脑内 NE 对抗针刺镇痛，而脊髓中的 NE 加强针刺镇痛[1]。进一步又发现即使是在脑内，NE 的作用也不尽一致，中脑内的 NE 对抗针效，而下丘脑的 NE 加强针效；从而使我们对中枢神介质功能的复杂性有更清醒的估计[2]。后来在电针镇痛的研究过程中又发现，针刺有耐受现象：先给大鼠电针 30 分钟，测定其针效，隔 30 分再电针 30 分钟，发现针效降低；继续 6 次后，电针镇痛的效果基本消失。正如多次注射吗啡，吗啡镇痛作用逐渐消失一样，都会出现"耐受现象"。其原因是否是由于针刺引起内源性吗啡样物质增加，多次电针引起释放过多，从而激发它的对立面——抗吗啡样物质的释放，而抵消了其作用？如果说是。那么应当找到这种物质。韩教授把针刺耐受大鼠的脑取出，从中提取到一些有效物质，注入正常大鼠的脑室，确能对抗电针镇痛，也能对抗吗啡镇痛。其中，一种由 8 肽组成的胆囊收缩素（CCK），在中枢神经系统中具有明显的对抗吗啡镇痛的作用，是引起针刺耐受的一个重要因素，但它不对抗 5-HT 引起的镇痛。"电针耐受"大鼠的脑内 5-HT 含量显著高于对照鼠，5-HT 的合成和释放率均处于高水平，5-HT 的受体数目也没有减少。但如果给这种鼠脑室注射外源性 5-HT 则可见到中枢对 5-HT 反应（如体温降低效应）明显减弱，说明细胞对自己释放的介质发生耐受。同样的情况也发生于脊髓内的去甲肾上腺素。这一系列实验引出一个概念性的改变，药理学中反复多次注射同一种药物，可引起机体耐受，而机体自身释放

---

① 韩济生等：生理学报 1983；35：186
② 韩济生：中西医结合杂志 1986；6（特集）：62

的介质似乎不可能引起耐受。而实验证明连续电针 6～8 小时，对自身释放的介质也可引起耐受。而通过间隔用电针，或交替用高频和低频电针，可避免释放过多的同一介质，全面避免耐受。

维纳在阐明《控制论》的核心机制——"反馈"时指出："信息反馈控制形式的优点是可以校正补偿器，使它对任何种类的不变负载都是稳定的。"反馈原理在生理学上不仅是常见的例子（如神经介质、内分泌激素、免疫细胞因子等组成的网络中，反馈现象无穷无尽）而且对生命的延续是绝对必需的，而反馈就是矛盾对立统一的阴阳五行学说的本质。

第三节　电磁波

每个生物大分子都带电，如蛋白质分子的氨基端带正电，羧基端带负电。每个细胞膜上有离子通道可使其带有膜电位，特别是神经细胞等，从而产生有序的生物电网络。电场的变化可引起磁场的改变，电磁场的改变就会以光的形式发射电磁波。电磁波既是信息，也是物质，是针灸引起经络系统调控的信息物质。

双螺旋结构的核酸分子以及蛋白质分子中的 α 螺旋等共轭结构中的 π 电子，可能会沿其轨道运动：这些电子会像螺旋管中的电流，按右手定则产生磁场。我们认为，核酸（DNA、RNA）、蛋白质分子等纳米材料可与配位的金属离子（Fe^{2+}，Ca^{2+}，Mg^{2+}，Zn^{2+}等)共同组成生物电磁场的组元，这些组元不仅是电磁波的发射器，也是电磁波的接受器，组成了机体内信息通道的网络。在脑组织内最近还发现了生物组织的小磁体，这种磁体和以往在细菌和鱼中观察到的磁体极相似。这些电磁波的接受器和发射器，特别如"经穴"、"经气"等，能产生生物电磁场和生物电磁辐射。

维纳指出："许多贮存信息的方法，共同具有一个重要的物理要素，这就是它们似乎都是高度量子简并性的系统，换句话说，都是振动方式很多但频率相同的系统。铁磁性物质的情况是这样，具有很高介电常数的物质也是这样，因此这些物质特别适合用来作贮存信息的电容器。磷光现象同样是高度量子简并性的，照相过程中也显示同样性质的效应，显像用的许多物质似乎都是具有大量内部共振的物质。量子简并性的出现，是由于这种物质具有某种很小的原因就能产生显著而稳定结果的能力。""新陈代谢和生殖作用的许多问题与高度量子简并性物质有关。下述的事实也许并不偶然：在无生命环境中，我们发现高度量子简并性物质具有生命体的第三基本性质，这就是，它的接受冲动和组织冲动，并使这些冲动对外界产生效应的能力。"《控制论》电磁场的改变会以光的形式发射电磁波，这就是生物发光现象的基础。对生物的光子辐射进行研究，提出了相干性理论来解释生物系的发光。相干性理论不仅可以用来描述生物发光特性，也可以用来解释活的生物系统的整体功能。

　　一切生物大分子都有改变形态结构使其内部构件调换位置的能力，蛋白质分子的这种改变构象的能力称之为"变构效应"。蛋白质分子通过电磁波共振改变构象被定向地用于完成一定的功能，例如当底物被分解时，酶蛋白的活性原子团就能够移动位置；在肌动球蛋白的分子中这一特点更为突出，分子内部运动导致其构件互换位置，从而产生运动。体内各种化学反应，如新陈代谢、生物氧化等是维持生命活动的基础，而这些化学反应无一不是受蛋白系统所催化、调节和控制的。酶蛋白要比非蛋白质催化剂所催化的反应快数十亿倍，且受到精确调控，因此最主要和最基本的生命活动是蛋白质反应。它使能量转化以供生命活动之需。而蛋白质则全部是基因产物，核酸分子（DNA）在细胞核内通过转录（mRNA）和翻译，使在细胞需要该蛋白质时生成该基因产物，并加工成活性蛋白供需用。蛋白质分子生成后，在胞内液或胞外液中有两个稳定因素，即颗粒表面的水化层和电荷。不同的蛋白质微粒各有特殊结构的负载电荷，并随着不同的内环境而改变它的大小。在电场中，复合蛋白分成不同的亚单位，并以不同的速度泳动，这就是大家熟悉的"电泳"现象。这些基因产物——不同的蛋白质分子，可以把它们看作为"元气"、"真气"或中医经络学说中"经气"的物质基础。在神经末梢生物电位或"穴位"电场的持续存在下，这些胞外液中的蛋白质分子也会"定向"地泳动，进入毛细淋巴管和淋巴液，进而通过胸导管等，进入锁骨下静脉而合并入血液循环，这就是"经气运行"的实质。使神经系统的生物电和循环系统的胞外液、淋巴、血液微循环联系成一个完整的整体；使"精"（核酸）、"气"（蛋白质）、"神"（递质、生物电）统一起来形成一个整体。

一个大脑皮层的神经元约有 3000 个突触。视、听、嗅、味、触压、热、冷、痛觉等通常引起明确的主观感觉；关节位置、肌肉张力、动脉血压、肺部扩张、头部血温、动脉氧分压、脑脊液酸碱度、血浆葡萄糖浓度、血浆渗透压等感受器只是向中枢提供内外环境中某些因素改变的信息，因而引起各种调节性反应。这时主观意识上并不产生特定的感觉。不论何种感受器一般都要先在感觉末梢或感受细胞上引起一个在性质上类似局部兴奋或终极电位的电变化，称发生器电位（generator potential）。它可使邻位具有通常特性的膜产生去极化，而当这种去极化达到该处膜的阈电位数值时，就会在感觉神经上引起一次传向中枢的动作电位，使相应神经纤维向中枢发放冲动的频率改变，因而引起特殊的运动觉和位置觉，并出现各种机体和内脏机能的反射性改变。不论来自何种感受器的传入冲动都是一些在波形上和产生原理上基本一致的动作电位。不同感觉，决定于传入冲动所达到的大脑皮层的终端部位，而不是决定于动作电位本身的某些特性。突触传递是由突触前膜释放某种递质，提高突触后膜对离子（Na^+，K^+，Cl^-）的通透性，从而引起去极化。当突触后电位加大到一定程度后，则在轴突始端出现动作电位。兴奋性突触后电位（excitatory postsynaptic potential）与抑制性突触后电位（postsynaptic inhibition）主要是递质及其受体的性质不同。

据研究发现，经络的组织学形式之一是缝隙连接（或称间隙连接，gap junction）。神经元除了突触联系外，还存在"缝隙连接"，这有助于同步性放电。它几乎不存在潜伏期，而化学物传递则有突触延搁。由于局部回路神经元（local circuit neuron）和局部神经元回路（local neuronal circuit）的不断发现，神经元现已不再被认为是一个基本功能单元，可以仅有树突的一部分参与就能完成一定的生理功能。据估计，大脑皮层约有 140 亿个神经元，小脑皮层约有 1000 亿个神经元。大脑中单个神经元可同另外 1000～10000 个神经元相连接，这样大量神经元通过突触相互联系而构成神经网络。最近发现，脑内的胶质细胞也参与局部回路与神经元一起共同构成网络。神经网络模式有 1958 年罗森布拉特（Rosenblatt）提出的感知器（perceptron）；1976 年科霍南（Kohonen）提出的自组织模型（self-organization model）；1986 年卡彭特 Carpenter 和罗斯伯格（Grossberg）提出的自适应共振理论等。

电磁波是能量的一种表现形式：$E=h\gamma$。即能量（E）与频率（γ）成正比，比例常数（h）为普朗克常数（6.624×10^{-34} 焦·秒）。或者，$E=hC/\lambda$ 即能量（E）与波长（λ）成反比（C 为光速）。可见光和微波之间的那一部分电磁波就是红外光波。氢键的形成或断裂，高能磷酰基的磷酸化或脱磷酸化，一些重要生命活动的电磁波大约都发生在近红外光波的区域内。分子的运动状态大致可分为：平移、振动、转动，及分子内部电子运动等，分子的总能量等于它们的总和。在平常状态下，分子处于最低能级——基态。当受某一波长的光量子照射时，如果该光波能量恰巧等于二个能级之差时，分子便吸收这一光量子，并从低能级跃迁到高能级，分子受到激发。相反，如果分子从高能级返回到低能级时，分子便释放这一能量，辐射出该能量光量子的电磁波，红外光波能量相应于分子转动及振动能量的变化区。近红外区（$0.78\sim2.5\mu m$）对应于低能级的电子跃迁，以及含氢原子团（C-H，N-H，O-H）的倍频、组频振动；中红外区（$2.5\sim25\mu m$）为绝大多数有机分子和无机阴离子的基频振动区域；远红外区（$25\sim1000\mu m$）对应于立体分子中纯转动跃迁、重原子的伸缩振动和变形振动，及晶体晶格振动等。高能级的变化往往包含着低能级的变化。因此，电磁波的不同能级正巧可以作为传递信息、改变分子结构和功能的载体。这就是"经气"（蛋白质分子）作为内气，受电磁波（作为"外气"）的作用而发生激活，从而引起经络系统的改变而发生生物效应。

中国科技大学潘建伟教授在量子信息论等世界学术前沿领域取得的一系列开创性成果，将我国多粒子纠缠态实验研究带入了国际领先地位。他在世界上首次制备了三光子、四光子、五光子纠缠态，并在实验上系统地检验了多光子纠缠态的量子非定域性，首次实现了量子态隐形传输并且实现了纠缠态纯化以及量子中继器；首次实现了目前国际上最长距离的基于纠缠态的自由空间量子通讯，获得了"求是杰出科学家奖"。在人体经络系统中和气功师的"外气"中，或许也有光量子纠缠态进行信息传递。

第四节 "经气"——化学分子调控系统

针灸后的"得气"，主要是"经气"的产生，而且主要是神经递质-激素-细胞因子等配体系统。在"经气"系统的化学分子网络中，相应的受体蛋白系统发挥着极其重要的作用。

针灸"得气"后使肽能神经释放神经肽，例如生成 P 物质，可产生痛觉，也可作用于免疫细胞引起免疫应答，从而在局部经穴处出现经络阳性物，如红丝、结节、索块状物等。

受体蛋白是膜上或细胞中一类特殊的生物活性分子，作为细胞成分之一的受体蛋白并不是静止固定的，而是处于动态平衡之中。一方面通过新陈代谢，不断合成和降解，另一方面接受各种信号从而相应调节。失敏受体敏感性减弱，使细胞免受过量或长期的刺激，受体密度减少或亲和力减弱，又往往与病理状态有关。增敏和失敏相关，也是维持细胞内环境稳定的因素之一。免疫的高度特异性，关键是淋巴细胞膜表面的抗原受体，B 细胞表面的抗原受体是免疫球蛋白，T 细胞表面的抗原受体是 TCR，它们复杂多变。

类固醇激素的受体属胞内受体，可移到核内，启动相关基因表达。自然状态下的细胞因子受体（CK-R）主要有膜结合型（MCK-R）和存在于体液的可溶性型（SCK-R）两种形式。多数 SCK-R 与细胞因子（CK）结合后，阻断细胞因子与膜受体结合，从而抑制细胞因子活性与调节功能。除了膜受体外，还有膜锚蛋白的受体。例如，补体 C3b 受体（CR1），是通过与糖链共价结合，直接连到糖基磷脂酰肌醇（GPI）上，形成"蛋白-糖-脂肪酸复合物"，这是一种完全新型的蛋白质在膜上的锚着方式。

环核苷酸（cAMP，cGMP）在细胞的增殖和分化中均起不同的重要作用，这两种环核苷酸作为第二信使物质，相互调节、相互制约，各自通过激活相应的蛋白激酶发挥作用。组蛋白是依赖 cAMP 的蛋白激酶 PKA 和依赖 cGMP 的蛋白激酶 PKG 的共同蛋白底物，是 DNA 复制与转录的强烈抑制剂。组蛋白磷酸化可使 DNA 去阻抑。第二信使 cAMP 传递的是分化信息，而 cGMP 传递的是增殖信息。不同的受体可对针灸得气后的化学分子产生不同的应答。

各种免疫分子通过不同细胞上的受体，再激活不同细胞分泌各种不同的因子，形成一个网络，这就是“卫气”。免疫分子再通过神经-内分泌系统的活性分子及其受体形成一个完整的“整体性网络”；这些神经-内分泌-免疫系的完整分子网络及其受体，就组成了人体经络系统中的“经气”。这些活性分子及其受体分子（神经递质-激素-细胞因子等网络）就是“经气”的物质基础。总之，“经气”系统是化学分子的信息调控系统，通过细胞水平与分子水平与生物电网络一起，进行整体性的信息调控。

第五节　经穴的辨识与“经穴治疗”

经络是全身气血运行的通道，经络与体表交汇之处，即是“经穴”。《内经》记载有 365 个经穴，有序地排列在十二条经脉、任脉和督脉等上面。内脏若有病，在体表的相关穴位上就会有所表现，呈现出异状。这也是我国古代“以痛为俞”辨识经穴的主要方法。现在通过局部电位、电阻、磁场等的测定，制成的“经络测定仪”，不仅可探测经穴，还可预测疾病。因为大多数的疾病在细胞发生实质性的病变前，其生物电网络的稳态早已被破坏，左右不对称，上下不协调，或突然高起，或突然低落等，就可能说明该经穴联络的脏腑有病了。

人体上经络和经穴的大体位置，虽在经络图示上及各种针灸书上均有记载，但这只能视为一种基准。且经穴的位置因人而异，各有微小的差异。首先在相关的经穴部位的皮肤进行触摸、摄捏或轻压，若觉有粗糙感或尖刺般疼痛，或触到疙瘩、硬结时，即为经穴。这种呈现出反应的部位是“活的经穴”，也是对实际治疗有益的经穴。

针灸、推拿或按摩，都是在经穴上进行。针灸治病需要针灸医生来操作，而针灸医生需要取得执业资格。全国各中医药学院正在培养合格的专业针灸医师。而在一般家庭中，则可施行的"经穴治疗"是按摩和指压，初学者容易施行，因此大家都可尝试学习这种经穴治疗方法。按摩和指压的技法基本上为：轻擦法；揉捏法；按捏法；压迫法；叩打法；振颤法等六种，可综合使用这些方法。

轻擦法，是最常用的方法，将手掌密贴于患者的皮肤上抚摸、轻擦，要自始至终用相同的力量来按摩。有时配合身体的部位，只用拇指，或者只用拇指以外的 4 根手指来按摩，也可使用拇指和食指夹住抚摸。

揉捏法，主要以肌肉为对象进行，以消除肌肉疲劳感。活动肘或手腕，用手掌整体来揉。要避免只在指尖上加力的揉法。在治疗部位加压力，转动手掌或指头揉捏，以画小圆圈的方法轻揉。

按捏法，主要以关节为对象，以改善关节的活动。方法是：可用拇指、或食指、或中指、或 4 指，通过关节之骨和骨缝，或通过关节上的腱，进行揉捏。以圈状转动进行揉、捏，方向不定。

压迫法，控制神经或肌肉的亢奋，适用于祛除神经的疼痛和肌肉的痉挛。方法是：使用手掌或拇指，或另外 4 指，压迫体表上的经穴，给予 3～5 公斤压力，维持 3～5 秒；不只用手掌或指头的力量压迫，而是负荷体重之下慢慢加力，再以慢慢消除力量的方式压迫。

叩打法，又轻、又快、又有节奏地敲打患者的经穴、或数个经穴的集合、或经络，由手指、脚尖向心脏方向的向心性治疗，可提高其神经和肌肉的机能。切打法时放松手腕，分开手掌和手指，用小指侧如同切菜般地叩打，动作快速，二手交替使用。拳打法时，轻握拳以小指侧敲打，力量勿大，以快速的节奏叩打为要诀。指头打法是将手作成抓球状，使用指尖敲打。拍打法是将手掌弓起，指头并拢，以指尖敲打。指背打法是轻松分开五指，以手指背部拍打。

振颤法是将手掌或指尖，放在按摩的部位，给予微弱的波纹状振动，快速而有节奏的轻轻振动的方法。

下面介绍一些在家庭中经常遇到的、可按摩的常见病的经穴治疗方法。（这里的尺寸是"同身"式，以患者弯曲的中指的第一关节和第二关节之间的距离为一寸，约为 2 厘米，5 分约 1 厘米）。

耳鸣，有时两耳同时发生，有时只有一边耳朵发生耳鸣，可分为传音性和感音性。经穴治疗多半为传音性，尤其是联络中耳和上咽的耳管变狭或浮肿引起的耳鸣或重听，使用经穴按摩治疗十分有效。方法是：用中指压迫"角孙"（耳上，发际凹陷之中）、"听宫"（耳前软突起的前下方凹陷处）、"翳风"（耳垂后下方凹陷处）、"窍阴"（耳内，隔着耳翼的后方）进行指压法，在暂时性耳鸣的情况下，夹着耳朵依顺序指压角孙、翳风、听宫和窍阴，用中指或食指，使耳内有刺激的压迫感。最近发现，在"天柱"（后头发际，两条粗硬肌肉外侧的凹陷处）和"风池"（后颈中央凹陷处往外侧 2 寸、枕骨下）下方形成的正三角形为"耳鸣调整点"；昔日经穴疗法时未能发现的"耳鸣调整点"，现认为是与耳鸣具有密切关系的经穴。对于因颈部周围肌肉异常压迫耳管所引起的耳鸣，可消除肌肉紧张而使耳鸣消失。

耳鸣伴有重听时（耳属肾，常伴肾虚）。除上述治疗外，尚需指压位于第二腰椎外侧的肾俞（外 1 寸 5 分）、志室（外 3 寸）和腹侧的肓俞（肚脐两侧 5 分）、京门（第十二肋骨先端）等重点经穴，同时因这种患者脚易冷虚，故加脚上的经穴"太溪"（脚踝内侧的后方）、"昆仑"（脚踝外侧的后方）、"解溪"（脚踝外侧的前方）等，以调整和耳朵有关的身体状况。

耳部疼痛（特别是神经性耳痛）可用指压法，取穴：角孙、窍阴、风池、翳风和颊车（下颚角和耳垂间开口凹陷处），以及肾俞和肓俞；此外取"复溜"（脚踝内侧直上方 2 寸），因为此穴能消除头痛、耳痛和牙痛而闻名。与"太溪"（脚踝内侧后方）一起指压。

"打嗝"，就生理性而言，是指膈肌痉挛，以致呼吸方式变形。如果说打嗝不止，会很苦恼，而至今尚未有效的西医处理方法。不妨试一试经穴疗法。首先指压"天鼎"（侧颈、喉结往外侧 3 寸的下方 1 寸）和"气舍"（胸骨上端、锁骨内端处），要注意力度不要太强；其次，细心用拇指指压背部的"膈俞"（第七胸椎棘突下外侧 1 寸 5 分）；接着，转至腹部，指压"鸠尾"（胸骨体下端 1 寸心窝处）、"中脘"（脐上 4 寸，心窝与脐的中间）、"不容"（第八肋骨前端）、"期门"（第九肋骨前端）；不仅指压还需同时轻轻揉着按摩。

　　"落枕"，清晨起床时颈部疼痛得难于言辞，这就是"落枕"。在颈后方至肩膀发生激烈疼痛，触摸经穴上各肌肉，都是又硬又紧；这是因为就寝姿势不当，或在强烈冷风凉气的刺激下发生的。治疗方法是，首先柔软硬结的肌肉，将热毛巾或热水袋裹在颈部约 15～20 分钟；其次以拇指或另外 4 指以画小圆圈的方式按摩"天柱"（后发际，两条粗硬肌肉外侧凹陷处）、"肩井"（颈的根部和肩膀交界处）、"风池"、"天容"（侧颈耳下胸锁乳突肌前方）、"气舍"（胸骨上端、锁骨内端处）并稍微加力指压。肩膀疼痛时，再指压"肩井"和"膏肓"（第四胸椎棘突外 3 寸）；最后再配合颈部大动作的旋转或左右弯曲的运动，效果会很明显。

　　"五十肩"（肩周炎），因常发生于 50 岁左右的老年人而得名的肩周炎，肩关节老化，关节周围的韧带、肌肉、肌腱等发生异常或引起轻微的炎症所致。治疗方法是：首先以蒸热的毛巾加温肩膀，消除冷虚后，仰卧，用拇指或另外 4 指按摩，从"云门"（锁骨外侧之凹陷处）向"肩髃"（手臂的最上端，手臂水平时肩膀先端的凹陷处）、"中府"（第二肋间，前胸壁外侧上端）仔细按摩。然后俯卧，用手掌轻揉从"天柱"、"风池"到"天髎"（颈根部和肩膀先端的中间约 1 寸后侧）和"曲垣"（肩膀骨内侧角上，近肩膀先端处）；以及从"肾俞"（第二腰椎棘突下，外侧 1 寸 5 分）向"天宗"（肩膀骨中央凹陷处）、肩髎（手臂骨和肩胛连接处）每天反复施行。

　　手臂神经痛，可分桡神经痛、正中神经痛、尺神经痛，依疼痛的经络，由手臂根部向指尖，以拇指画小圆圈的方式按摩，或指压该经络各穴位。在疼痛的各经络上，可感觉只是轻微压迫，即有强烈疼痛的压痛点，这点就是治疗有效的经穴。轻度疼痛的情况下，可在颈部覆盖蒸热的毛巾保暖，同时以干毛巾裹手臂，以吹风要顺着疼痛的经络进行温风刺激，可减轻疼痛。然后仔细指压相应经络：桡侧，从"臂臑"（手臂拇指侧肘上七寸）向"曲池"（肘弯曲处的拇指侧）、向"手三里"（曲池下二寸）、再向"合谷"（手背侧，拇指与食指间）进行按摩；尺侧，由"侠白"（臂下垂时，与乳房同高度的内侧）、向"少海"（肘关节前小指侧内角）、"神门"（掌侧，手腕最近的小指侧）沿经络按摩；正中神经则由"侠白"向"尺泽"、向"大陵"（腕掌侧中央二条大肌肉间）进行按摩，即可消除疼痛。

腰痛，原因很多。但其中在清晨起床时疼痛最强烈，稍做活动就比较舒畅，且 X 光和血沉检验无变化者的这一类腰痛，可用温湿布热敷腰部约 20 分钟。然后右手在下，左手在上的重叠双手，指压背部经穴："三焦俞"（第一腰椎棘突下，外侧 1 寸 5 分）、"肾俞"（第二腰椎棘突下，外侧 1 寸 5 分）、"大肠俞"（第四腰椎棘突下，外侧 1 寸 5 分）、"小肠俞"（第一骶骨棘突下，外侧 1 寸 5 分）、"膀胱俞"（第二骶骨棘突下，外侧 1 寸 5 分）。为了强化腹肌，以"中脘"、"肓俞"（脐两侧 5 分）和"天枢"（脐两侧各 2 寸）为中心，进行按摩、指压。接着在腰部的经穴"志室"（第二腰椎棘突下，外侧 3 寸）和"居髎"（第十一肋骨先端向下 8 寸 3 分）用手掌揉小圈的方式进行按摩。最后在臀部用手掌左右一起画大圈的方式进行按摩。也要增加对脚部的"足三里"（胫骨外侧膝下 3 寸）、"三阴交"（脚踝内侧上 3 寸）、"阴陵泉"（胫骨内侧膝盖正下方）的按摩和指压，这也很重要。

"闪腰"，有时清晨准备洗脸时，腰部稍弯便闪腰了。大多是中年以后发生的椎间板症，或变形性脊椎症等引起突发的急性病，也有一些年轻的上班族因运动不足，突然就"闪腰"了。首先手按在疼痛的部位，观察有否发热：若有，则进行冷敷；若无，则进行热敷，再以毛毯包裹保暖保持静躺 20 分钟。接着，用左右二手拇指同时稍微加力。指压"解溪"以及"梁丘"（膝外侧膝盖上缘的上方 2 寸），"足三里"和"承山"穴。接着俯卧，以腰部为中心按摩，同时用拇指压迫"三焦俞"（第一腰椎棘突下，外侧 1 寸 5 分）、"肾俞"、"大肠俞"、"志室"、"居髎"以及"上髎"（第一骶骨棘突下，外侧 7 分）、"次髎"（第二骶骨棘突下，外侧 7 分）。每日施灸 3～7 次，可渐渐祛除疼痛。

"吊脚筋"（小腿抽筋），在游泳场或登山时，或在夜寐之际，小腿突然痉挛难耐。症状发生时，在小腿上指压比按摩更有效，能将僵硬的肌肉柔软化，控制机能亢奋的小腿运动神经。先加力指压"小肠俞"（第一骶骨棘突下，外侧 1 寸 5 分）和"膀胱俞"（第二骶骨棘突下，外侧 1 寸 5 分）。然后，以相同方式指压"委中"（膝盖后的凹陷中央）、"承筋"（脚伸直时小腿最隆高处）、"承山"（胫骨后侧，小腿肌肉转为跟腱处），以及"阴陵泉"和"太溪"。多次稍微加力指压 3～7 秒，就会比较舒适。也可用力往上扳脚拇趾数次，效果也佳。

"腹胀"为肠内积气、通常，植物神经失调的结肠过敏为该疾病的主要症状有的妇女还有并发脚冷虚如冰的症状。。结肠过敏症的治疗切勿只指望服药，应放松心情、解除郁闷，而通过经穴治疗调整身体的状态是十分有益的。首先在背部脊梁二侧的"心俞"（第五胸椎棘突下，外侧 1 寸 5 分）经"胆俞"（第十胸椎外 1 寸 5 分）、"脾俞"（第十一胸椎外 1 寸 5 分）、"胃俞"（第十二胸椎外 1 寸 5 分）至"大肠俞"（第四腰椎棘突下，外侧 1 寸 5 分）的经穴上，进行温湿布热敷；同时以两手拇指慢慢指压各经穴，其中"大肠俞"最重要，需认真指压。接着仰卧轻轻指压"巨阙"（心窝正下方）、"期门"（乳头正下方，第九肋先端）、"中脘"（脐上 4 寸）和"关元"（脐下 3 寸）；并以关元为中心用手掌重叠按摩。如果脚冷虚，可加，用指压"足三里"、"三阴交"、"太溪"、"商丘"（脚踝内的前侧），并使用蒸热毛巾包裹热敷，有效。

"便秘"，据统计 70%的成年女子都为不同程度的便秘苦恼。经穴治疗对习惯性便秘最有效。想要排便通畅，首先使用手掌或拇指以画小圆圈的方式，仔细按摩和指压"脾俞"、"三焦俞"（第一腰椎棘突，外侧 1 寸 5 分）、"大肠俞"（第四腰椎棘突下，外侧 1 寸 5 分）、"小肠俞"（第一骶骨棘突下，外侧 1 寸 5 分）。接着仰卧，患者放松腹部肌肉，术者右手在下，左手重叠于上，以如同划桨的动作，按摩"中脘"、"天枢"（脐外侧 2 寸）、"大巨"（天枢向下 2 寸）。患者在耐心地反复接受经穴治疗的同时，每天规律的饮食和适度的运动，也很重要。

"感冒"，此乃万病之源，不能掉以轻心。但单纯的轻度感冒，可使用保温、静养及经穴疗法来改善。可首先指压"风府"（后颈中央凹陷上 3 寸）、"风池"、"风门"（第二胸椎棘突下，外侧 1 寸 5 分）和"肺俞"（第三胸椎棘突下，外侧 1 寸 5 分），其次指压"孔最"（手掌侧，自肘向手腕 3 寸的拇指侧）和"中府"（第二肋间、前胸壁外侧上端，距胸骨中央向左右 6 寸）。

"神经官能症"（神经衰弱），通常是由于心理压抑、郁闷等原因造成的精神性疾病。患者常因追求完美、要求水准过高，达不到时便严厉自我批评，或过于忧虑自己会犯错误，从而陷入失掉自信心和产生自卑感的困境。其症状是失眠、焦虑、食欲不振、头痛、眩晕等，伴有恐惧、不安、忧愁等精神症状。除配合心理治疗和药物治疗外，经穴治疗也能缓解症状、改善体质。以指压背部和腹部的经穴："肩井"（颈根部与肩膀之交界处）、"厥阴俞"（第四胸椎棘突下，外侧 1 寸 5 分）、"心俞"（第五胸椎棘突下，外侧 1 寸 5 分）、"膈俞"（第七胸椎棘突下，外侧 1 寸 5 分）、"肝俞"（第九胸椎棘突下，外侧 1 寸 5 分）、"脾俞"（第十一胸椎棘突下，外侧 1 寸 5 分）、"胃俞"（第十二胸椎棘突下，外侧 1 寸 5 分）、"肾俞"（第二腰椎棘突下，外侧 1 寸 5 分）、"志室"（第二腰椎棘突下，外侧 3 寸）。这些"经穴"可以通过植物神经系调节脏腑和精神的活动。"神门"穴在手掌侧、手腕最近小指侧，具有安神的功效。腹部按摩，是以手掌画螺旋方式慢慢按摩，从"膻中"（胸骨前中央左右乳之间）、"鸠尾"（胸骨体下 1 寸心窝处）、"中脘"（心窝和肚脐中间，脐上 4 寸）、"大巨"（脐外侧 2 寸，再向下 2 寸）。也可按摩"涌泉"（足底拇趾根部隆高处后方）、"三阴交"和"太溪"（脚踝内侧后方）。

眼睛疲劳，这是生活于现代社会的多数人的常见病：疾驶的车辆洪流、耀眼的霓虹灯、泛滥的电视剧、还有学生做不完的功课……在我们生活中，残酷地使用双目是不可避免的事。这里介绍的按摩和指压，任何人都能随时随地施行。用眼过度或长时间阅读后，按摩有关经穴，双目可获休息，倍感舒适。首先，沿上下眼睑从内侧向外，用指尖轻轻指压眼眶，切忌直接压迫到眼球。要诀为稍用力指压眼睛周围骨骼的边际。接着，使用两手的 4 指以轮状方式轻轻按摩眼尾至耳朵的经络，最后用指腹轻轻地指压闭目的眼睑之上。然后，用拇指指压"曲鬓"（耳前方，颧骨上 1 寸）、"天柱"（头后发际，两条粗硬肌肉外侧凹陷处）、"风池"（后颈中央凹陷往外侧 2 寸，枕骨之下）等。眼保健操也有效，特别是对假性近视的青少年，要经常坚持不懈地做眼保健操。

"经穴治疗"是经络学的实际应用之一。随着它的不断发展，一定会有更多更好的实际应用，提高人体的健康状况，造福人类！

第十四章　气功学与养生学

　　气功学全部是根据经络学说创立的，养生学是部分根据经络学说而形成的一种"医未病之病"的科学和方法。近几年来提出的"亚健康"是指一些人身体有种种不适，而去医院检查却未能发现任何器质性病变，且医生也不能明确诊断和有效治疗。亚健康在目前的社会人群中常常可见，群体庞大，不可忽视。通常人们将"亚健康状态"归于"未病"，实际上其中的一部分已归属于"先病"状况，即已经出现了部分轻微的先兆症状，有经验的医生仔细观察和检查是能够及时发现的。

　　1997 年 1 月 15 日《中共中央国务院关于卫生改革与发展的决定》指出：全民健康水平的不断提高，是社会主义现代化建设的重要目标，是社会主义精神文明建设的重要内容，是经济和社会可持续发展的重要保障。"很长一个时期以来人们对于"什么是健康"认识模糊，认为"没有病就是健康"。但是，人是有社会性的，人还是有独特意识的"万物之灵"，人的心理活动和精神状态直接影响并决定着人体的健康状况，社会和环境也直接影响着人体的健康状况。因此世界卫生组织提出："健康不仅是没有疾病和病症，而且是一种个体在身体上、精神上、社会上完全安宁的状态。"

第一节　气功原理及其方法

　　"气功"是我国独创的、有数千年历史的宝贵文化遗产，是根据经络学说创立的一门防病、强身、保健、延年的自我锻炼的科学。气功疗法是中国医药学的重要组成部分之一，它根据经络学说，通过调理气血、自我锻炼意守、静息、放松，以恢复机体的正常状态，实现保健、强身、治病、延年的目的。世界著名科学史家李约瑟指出："谁知道心身有关概念的未来发展将会在医学中需要怎样进一步的发展呢？在这方面中国传统的科学思想可能会在科学发展中发挥大于人们所承认的作用。"

"气功"在中国已有几千年的历史，古代称之为"养生"、"摄生"、"导引"、"行气"、"炼丹"、"吐纳"、"存心养性"等，"气功"是近年来的通俗称谓。对气功的研究，我们要采用信息论、协同论等现代整体性科学的观点，才能探索它的奥秘，才能真正揭示出它巨大的科学价值，造福人类。

气功是根据经络学说和精气神学说通过锻炼过程，即通过意守、放松、静息，（意松静）三个环节来实现调节机体的功能活动，使神静、气和、水升、火降、阴阳协调、精神健旺。气功是我国的国宝，这与反革命邪教"法轮功"的谋财害命，完全是两码事，不能混为一谈。

脑内除了有数十亿个神经细胞外，还有胶质细胞，它们的作用在于使整个神经元网络的动力学行为发生质的变化，从非混沌进入混沌（chaos）。研究这类由神经元和胶质细胞联合组成的方程组发现，二者的电位变化在一定条件下出现同步振荡。计算这组方程式也可以看到，神经网络的动态行为在参数变化下，从分岔准周期到达混沌状态[1]。它们除了有像计算机那样的电子网络外，还有化学分子网络的参与。中枢胶质细胞可产生高滴度的 IL-1，静注 IL-1 可增加下丘脑 ACTH 和内啡肽水平。低剂量的 IL-1 脑内注射可引起肝的急性期蛋白合成，血清中金属水平变化和中性白细胞增加等。IL-1 有增强慢波睡眠作用。而在免疫系中 IL-1 与受体结合后可激活 T 细胞释放 IL-2[2]。下丘脑的 5-羟色胺（5-HT）神经元对免疫具调变作用。5-HT 作为递质可通过下丘脑-垂体-肾上腺皮质轴外，还可以通过诱导抑制性 T 细胞扩增的方式发挥向下调节的作用[3]。下丘脑和垂体激素被认为是应激引起的刺激、

① 汪云九. 生物化学与生物物理进展，1987；14（3）：17.
② 匡彦德. 第二次全国微生物学与免疫学学术会议"论文汇编"，1987；南宁：22.
③ 查士隽. 上海免疫学杂志，1988；8（4）：259.

精神因素与免疫反应调节之间的联系环节。实验性损坏下丘脑可使脾和外周血淋巴细胞功能受损，并可使实验动物自然杀伤细胞活性消失，推测皮层中枢和下丘脑有抑制感染和致瘤易感性的机制[1]。气功通过意守，使大脑及其神经元-胶质细胞回路中的电活动有序化；通过放大或转换，从而产生异常的生物电效应。国外测到在气功状态时，α波幅增高，皮层各区域α波趋于同步，以额叶和顶叶最明显。其中神经递质 5-HT 代谢水平高于正常人 2～3 倍，去甲基肾上腺素（NE）降低为正常人的 60%左右，多巴胺活性降低，皮质激素减少约 50%。功夫越深α波同步性越高，表明脑细胞电活动有序化增强、耗能减少、效率提高。"意守入静"的生理基础是调整大脑皮层机能，由主动进入内抑制过程。通过意守排除杂念，使大脑皮层处于高度保护性抑制状态，以调节其功能。"意守"是通过心理活动来影响生理功能的一种手段和方法。

"气功"属脑科学，是一门真正的边缘交叉学科，需要各种最新的技术方法，也需要各种最新的理论、观点来归纳和提高，共同配合、取长补短、通力协作，才能作更深入的研究。

第二节　意念与气功

气功的主要特点是运用意念来激起人体经络系统的功能活动。"主动运用意识是古气功的圭臬。气功的主动运用意识就是把练功者的意识活动，主动地指向练功的内容、目的，使之符合练功的规范，达到练功的目的。综观古今中外的气功，莫不如此""意识活动包括了逻辑思维，形象思维，感觉、运动思维，体察思维等。练气功主动运用意识，首先是沉伏逻辑思维，使之融合于形象思维。进而融合于感觉运动思维，再进而融合于体察思维，这一切无一不是主运意识的过程。由于概念活动的停止，人呈现无思无虑的清明状态"。[2]。

① Belohradsky BH : Klin Wochenschr（德文）1986；64：1.
② 庞明. 简明智能气功学，河北人民出版社，1991；石家庄：1-570.

人体是一个开放的耗散结构系统，要保持其勃勃生机、维持其"稳态"，必须与外界环境不断进行物质、信息、能量的交流。诚如《内经》所说："出入废则神机化灭，升降息则气立孤危，故非出入则无以生长壮老死，非升降则无以生长化收藏"。《素问•六微旨大论》通过开合出入保持与外界的联系，维持内部的平衡。"天人一气，联系流通，相吞相吐，如扯锯焉。天之与我，能取之得其气，气盛而生也"。《性命圭旨》"气功学"是一门研究人体自我身心锻炼的理论和方法的科学。通过锻炼气功能增强体内元气、提高身体素质、发挥人体机能潜力，起到保健、强身、祛病、延年的作用。它是一门涉及人体身心相互作用的复杂生命现象和规律的人体科学。气功锻炼的方法总的可分为静功和动功两大类。静功运用放松、入静、守息等练意的方法，着重身体精神、内部脏腑、气血等的锻炼，所以也称内功。动功是采取与意念相结合的各种肢体运动及自我按摩、拍打等方法，锻炼脏腑、筋骨、肌肤，动作表现于外，也称外功。动功是在感觉集中、思想宁静的情况下锻炼，因此气功都是动静结合、内功外功兼练的，锻炼"动中静"和"静中动"的功夫。唐朝孙思邈指出："夫守一之道，眉中却行一寸为明堂，二寸为洞房，三寸为上丹田，中丹田者心也，下丹田者脐下一寸二分是也。"他提出可选取上、中、下三个丹田中的一个进行守一。所谓"守一"指养内养功时要求意念贯注于自身的某一固定部位，或运行于自身的一定路线。明代杨经洲在《针灸大成》介绍了气功的要领："要知任督二脉一动，先将四门外闭，二目内视。却乃徐徐咽气一口，缓缓纳入丹田，冲起命门，引督脉过尾闾，而上升泥丸。追动性元，引任脉降重楼，而下返气海，二脉上下，旋转如圆；前降后升，络绎不绝。心如止水，身如空壶，即将谷道轻提，鼻息渐闭。倘或气急，徐徐咽之；若仍神昏，勤加注想。——久而行之，关窍自开，脉络流通，百病不作。"这里的"泥丸"是指百会穴；"重楼"指璇玑穴。气功既然以自我锻炼为其特点，就必须通过坚持，才能收到增强体质、防病治病的效果。要持之以恒、放松自然、动静结合、练养相兼、意气相依、准确活泼、循序渐进等。练气功是把意念强化，使意识集中于丹田或运行一定路线（任脉和督脉），从而强化改变人体生理活动的过程。人的意识活动在某些条件下可改变人活动力量的强度。精神高度集中或愿望强烈而呈现兴奋时，可使机能活动能力增强。"神为主宰"、"惊则气乱"、"恐则气怯"，神无主则气失升降，活动及应答能力降低。意识活动可以影响人体内的新陈代谢，这种变化在生理、病理现象中都可见到。在气功锻炼中意念明显地起着主导作用。

神经系统指导着组织细胞活动，没有神经支配的肌肉或组织，细胞会萎缩、溃变。恩格斯指出："脊椎动物的主要特征是，整个身体都聚集在神经系周围，因此便有了发展到自我意识等的可能性。在其他动物那里，神经系统是次要的东西，在这里则是整个机体的基础。神经系统发展到一定程度的时候，便占有整个身体，而且按照自己的需要来组成整个机体。"生物进化到人类，出现了更高级的神经活动——意识情志活动（意念）。因此，意识和情志活动在一定程度上也会占有整个机体，按照意识的信息来组织并改变机体的状态。气功原理就是运用意识（或意念）来自觉地、主动地调整心态，使心理活动符合于练功要求的"入静"过程，从而完善人的身心健康状况。"心归虚静，身入无为，动静二忘，到这地位，三宫自然升降，百脉自然流通，精自化气，气自化神，神自还虚。不必去安炉之鼎，采药物，看火候。而所谓三元八卦，四象五行，悉在其中。"（《听心斋客问》）通过意识活动主动调整心态，一方面可使意识活动的自我主宰能力强化，另一方面意念的导引能使交感-副交感神经系、内分泌系、免疫系呈现出整体性应答效应增强，从而使组织细胞活动更加有序化，实现保健、强身、防病、治病的功效。意守的原则是：似守非守，若有若无，一聚一散，神守一如。"似守非守"，是真念驱使杂念守于某处（如守于丹田），但不是死守不放，而是悠闲自在。"浮游守规中"，先守后意。"若有若无"，是意守对象不要太具体、太仔细。若不能领会，可用耳听意守对象，因声音只能感其存在，没有具体形象。"一聚一散"，是首先把意念聚集到意守部位，一旦做到就此不管（散），等有了杂念再聚。这能使气机一聚一散、再聚再散，有利于气血流通，使体内气机规律化。当入静到一定程度，意念的主体——"神"和意守的对象合为一体时，就是"神守一如"，这时达到了高级境界，生理状态可发生质的变化。

气功通过意念使全身肌肉放松，它也使交感神经的兴奋性和血管的紧张度降低，从而改善微循环对组织细胞的血供。而静卧的变化与练功者差异显著：从练功前后脑及肢体血流图的变化可看出，练功后的肢体血流图波幅高度比练功前增高，而脑血流图的波幅则降低；练功使脑的需血量减少，肢体的血流量增加；使脑细胞受保护性调节。通过全身放松，使交感神经兴奋性和血管紧张度降低的同时，血流量的增加对解除疲劳和治疗血管的功能障碍有益[1]。王伽林在自己和其他练功者进行了气功态时肝脏分泌胆汁机能变化的实验研究，发现气功态时肝脏分泌胆汁机能比练功前明显增加，胆汁的颜色在练功前为绿色，气功态时为金黄色，功后为淡黄色[2]。胆汁中的胆红素由肝脏经过生理生化反应过程而形成，能反映肝脏的功能，气功态能显著提高肝脏分泌胆汁的量和胆红素浓度，这显示气功可以改善肝脏的功能活动，为气功提高人体健康水平，防病治病提供了客观依据[3]。气功治疗高血压 20 年疗效观察及实验表明，1. 气功可降低多巴胺-β羟化酶活性及降低血压，其降低血压的幅度比对照组大，有非常显著差异（$P<0.001$）；2. 气功具有改善血液流变学异常的功能；3. 气功有调整脂质代谢的作用；4. 体表红外动态对照观察，发现气功状态与休息状态下，体表温度变化有非常显著差异（$P<0.001$）。这些结果从不同侧面为气功增强机体调控机能和预防高血压脑卒中可能机理提供线索和依据[4]。以往观察气功发现，练功时脑电α波增强，部分还伴有θ波增强。气功治疗高血压的实验结果为，高血压组功率谱α主峰频移阳性率 19.4%，低频高宽阳性率 40.3%，θ频段高功率阳性率 48.4%；而对照组则分别为 4.8%，16.7%，23.8%。两组之间三项指标均有显著差异。传递函数平坦化时对照组阳性率为 7.1%，高血压组则高达 41.9%，而高血压病往往具有大脑功能损害。气功组和高血压相比，α主峰频移阳性率 0%，明显降低。结果显示坚持气功锻炼有益于高血压病导致的脑功能损害的治疗

---

① 气功杂志，1983；（4）：183.

② 自然杂志，1980 年第 3 期.

③ 气功杂志，1983；（5）：228.

④ 邝安堃，等. 中国中西医结合研究会二届全代会"论文摘要汇编"1985；北京：11.

和康复[①]。根据气功前后微循环及血液流变学的实验观察，结果可见：1. 微血管开放数目增多；2. 畸形管绊数目所占比例减少；3. 微血管内血液淤滞停聚状态减轻；4. 血流速度增快，说明气功对改善微循环、促进血液对各部组织的灌流，确实起到了良好的全面调节作用。从血液流变性的变化来看，全血粘度呈减低趋向，尤其以高切变率更为明显，而血浆粘度、红细胞压积、红细胞沉降率等亦趋于减低。还看到凡流变学指标显著改善者，往往微循环改善也明显[②]。有人提出，微血管的自律运动是一种具有独特频率和振幅的运动着的生物波，它以海涛式灌注的方式驱动微血管内的血流涌向末梢组织细胞，对维护正常的生理功能具有非常重要的意义[③]。然而这个"生物波"是什么？它是怎样形成的？我们认为，这个生物波是由"经穴"及神经末梢的电磁场所引起的，其频率相当于生物电磁场，特别是脑电图形的α波。它形成的机制是由于这个生物电磁场的形成和增强，在其周围电磁场内的带电蛋白质微粒就会定向地产生泳动，从胞外液泳向毛细淋巴管，并沿淋巴管丛继续泳动。由于胞外液中的带有水鞘的蛋白质分子定向地泳动，从而使胞外液减压而引起真毛细血管的被动开放，完成微循环及"气血运行"。当然除了电磁场的作用力以外，很可能还有化学环路，特别如神经递质一氧化氮（NO）等的参与，NO 能使微血管舒张，增加微循环的灌注。针刺经穴不但能使神经-内分泌-免疫调节系发生变化，而且还能影响体液及微循环的变化，使微血管的血流速度加快、血流量增加、毛细血管通透性增加、血管紧张度降低，实验结果证明针刺经穴能使局部皮肤微血管自律运动的振幅提高 60%以上，从而改善了局部组织的血流灌注[④]。针灸刺激经穴与气功用意念来引发机体经络系统的应答原理相似，增加末梢电磁场的强度，以加强"气血运行"，提高对组织细胞的血供，增强组织细胞的功能和作用。"智能气功"影响红细胞免疫功能的实验研究结果表明：1. 智能气功可以调节慢性病患者

---

① 王崇行，等. 中国中西医结合研究会二届全代会"论文摘要汇编"1985；北京：12.
② 张伯礼，李自然. 中国中西医结合研究会二届全代会"论文摘要汇编" 1985 ；北京：205.
③ 修瑞娟，等. 中华医学杂志 1985；65（3）：129.
④ 修瑞娟，等. 中华医学杂志 1988；68（9）：489.

的红细胞免疫功能，使患者从较低水平上升到正常对照水平；2. 练功多年者红细胞免疫功能显著高于正常对照水平；3. 气功师的 RBC-C3b 受体花环率和 RBC-IC 花环率显著高于未练功老年人；4. RBC-C3b 受体花环率比 RBC-IC 花环率更敏感。红细胞不仅通过清除免疫复合物（IC）发挥免疫作用，而且还能通过其膜表面的淋巴细胞功能相关抗原（LFA-3）与 T 细胞和 NK 细胞表面的 CD-2 结合使它们分泌细胞因子，调节免疫细胞间相互协作，并直接增强 NK 细胞抗肿瘤活性[①]。

第三节　经络之气与气功"外气"

气功是根据经络学说创立的、中国医药学中的一个分支学科。近些年来"气功热"遍及神州，男女老少纷纷参与。然而在我们这块数千年来封建迷信盛行的土地上，科学常被迷信所侵害，一些所谓的"气功大师"怀着不可告人的目的制造当代迷信。他们把一些魔术、杂技、融于气功表现中，宣称他们拥有"耳朵识字"等超感官的知觉，使相当多的人上当受骗。

气功是一门科学，但需要我们去认真、严谨地发掘、整理和提高。我们认为[②]：人体经络系统中的"经气"是"外气"的物质载体，经络之"气"也是机体对回授信息接收的物质基础。经络之"气"的物质基础是蛋白质，"外气"的物质基础是一定频率辐射的电磁波。体内的蛋白质因子得到一定能量的电磁波而受到激发，成为活化的激发态，作用于靶分子，从而产生一个生物效应。同样，当受激发的蛋白质分子释放出相同频率的电磁波，使本身回复到基态，这时发放的电磁波就是"外气"。"外气"必须通过"内气"（经络之气）才能发挥作用，它们与蛋白质（内气）激发能的频率相同从而共振、被激活，进而引起一个应答反应。位于红外谱段的磷光及电子三线激发态是"频率相同而方式各异的振动"，具量子简并性。氢键的生成与断开、磷酰基的结合和脱离等也都发生在这个波段，这也是人体科学中生命活动的

---

① 朱大栩. 中国免疫学杂志，1991，7（增刊）：4.
② 朱大栩. 中西医结合研究，1990，1（1）：55.

关键。

早在 20 世纪 70 年代，中国科学院的顾涵森和上海中医学院的林厚省合作，从林身上发出的"外气"中检测到受低频涨落调制的红外辐射。红外辐射是一种热辐射，也是一种电磁波，每个人体每时每刻都在不断地发射。但"外气"是特殊的、经过加工的红外辐射，且所发的功率要比平常大得多，还有很大的涨落（调制深度达到 80%）。用静电探测装置测量从"印堂"穴发出的外气，发现有 10^{-14} 库仑电量级的负电富集，同时用磁探头测得了相当强的磁场。

"外气"的发放并不神秘，每个人都可以通过锻炼学会释放外气，不过深浅有不同而已。以"智能气功"为例，第一步功的"棒气贯顶法"是采气、聚气的高妙功法。发放外气非常简单，"棒气贯顶法"里的推揉就是采气，里面有平拉气、紧拉气，拉完气一张手就是发放外气[①]。

在 20 世纪 80 年代，上海交大以气功态下人体辐射能场和人体穴位电磁波敏感效应的实验结果为依据，研制出了人体能场辐射仪——现称"近红外气功信息治疗仪"，它所输出的气功信息是一种近红外-磁场复合信息。经临床治疗数百例，证明仪器所产生的红外-磁场信息辐照人体穴位时，会产生自觉效应、生理效应和医疗效应。对慢性活动性肝炎、妇女更年期综合症、面瘫、中风后遗症、高血压、高脂血症、小儿遗尿症、慢性肾炎及子宫内膜异位症有显著或较好疗效。并证实它既有一定的调节中枢神经、植物神经、内分泌及免疫功能的作用，又有一定的调节气血、疏通经络、活血化瘀的作用，并兼有整体调节和局部治疗的效果[②]。对红外气功信息治疗仪进行实验研究，结果发现：1. 经近红外气功信息治疗仪穴位辐照后，自觉反应与气功内气、外气作用于人体所产生的各种自觉反应，即通常所说的"得气感"反应相同。反应强度因人而异，因信息的能量强度和调制频率的差异，一般来说，小孩强于成人，女性强于男性，体弱者强于体强者，患者强于正常人。反应于病

---

① 庞明. 简明智能气功学，河北人民出版社，1991；石家庄：1-570.
② 钱存泽，等. 中国中西医结合研究会二届全代会"论文摘要汇编"，1985；北京：211.

灶处最明显。2．穴位辐照与气功内气、外气作用于人体情况一样，也会产生感觉传导现象，此现象尤以练功者和经络敏感者为明显。反应传导事片带状，宽度 3～5 厘米，其流注路线与气功师意念导引路线相仿，且反应传导时的气冲节律与信息的调制频率相一致，从而为受激相于共振吸收原理作出佐证。3．病灶区的反应实验揭示，凡病灶区及自觉反应（得气）明显者，其治疗效果则显著，此结论与"气至而有效"的观点是吻合的。4．近红外气功信息治疗仪其所发放的模拟信息是一种近红外磁场信息，这种信息具有较强的活血化瘀、疏通经络、祛邪扶正的作用，这种作用与调动内气所产生的纠正病理的效应十分相似。5.信息是通过刺激穴位借助经络系统而发挥其调整和治疗作用的[①]。

　　生命过程是物质、能量、信息三个基本量的综合有序运动，而这三个基本量在正常或异常状态中的变化都可以从生物的超弱发光现象中得到反映。生物超弱发光又称生物电磁辐射，是生物自发性的发光，这是一种普遍的生命现象。在分子及亚分子水平上，这种发光或电磁辐射，反映了分子及其中的基团受激发及能量转移过程，也反映了自由基的产生和转化过程。这些电磁波辐射在传播途中爰会到外部电磁场的调制，而这种调制又是由周围生物分子的种种跃迁过程造成的。这样就有可能给生物电磁波辐射带来比单纯物理光辐射高得多的相干性，会有很强的穿透和传播能力，并带有关于周围生物分子的信息，因此生物的电磁波辐射具有细胞间通讯联络的充分条件。我国学者在研究气功原理时发现，该电磁波辐射在近红外区，是气功师发出的"外气"的主要物质基础之一。生物、细胞的电磁波辐射不但人类存在，较低级的动物、细胞也有。幼仑鼠肾细胞（BHK）培养后，再接种到 BHK，这种新接种细胞不是随机的，而是会受另一面细胞影响。如在中间放一金属板，影响就改变，说明二者间存在着光（电磁波）通讯[②]。

　　电场和磁场的"场"也是一种物质，它在机体中起着交流信息、传递信

---

① 钱存泽，等. 气功杂志，1986；7（1）：10.

② Ahrecht-buehler　G：　P N A S 1992；89：8288.

息的作用。气功的"外气"，其物质基础就是包括电、磁场和微电子等信息物质。

像激素（hormone）这类化学信使对不是发给特定接受者的信息，是最简单有效的"敬告所有与此事有关者"（to whom it may concern）式的信息。激素那种易于引起感情和激动的性质是很发人深思的，意味着我们在研究心理活动方面不能不看到激素传递消息的可能性。在弗洛伊德的理论中，把记忆神经系统的贮存功能和性活动这几方面概括在一起《控制论》。最近几乎发现所有的激素都在脑内出现，脑肠肽在脑内参与重要的化学环路，且发它们现对免疫功能有调节作用。因而现在又进一步提出了"精神-神经-免疫学"（psychoneuroimmunology），即心理神经免疫学[1]。神经递质、内分泌激素、神经肽都对免疫功能具有重大的影响：首先，免疫细胞上存在许多神经递质与激素的受体，如淋巴及其他免疫细胞上存在儿茶酚胺、乙酰胆碱、组胺、5-羟色胺、阿片肽、类固醇激素、血管活性肠肽、胰岛素、胰高血糖素、甲状腺素、促甲状腺释放激素、生长激素、生长抑素、催乳激素、P 物质、卵泡刺激素、黄体生成素、降钙素基因相关肽等受体，递质、激素等可通过作用于免疫细胞上相应的受体就可直接产生免疫调节效应。其次，阿片肽和促肾上腺皮质激素来源于同一前体——前阿黑皮素（POMC）的神经免疫肽，免疫细胞和神经元上的阿片肽受体在分子大小、免疫原性及脑内信息通路等方面具有共同特点，积极参与免疫调节，包括增强人外周血淋巴细胞增殖、调节抗体产生、NK 活性及一系列细胞因子的合成等[2]。这些神经肽、递质、激素、细胞因子及其相应的受体复合物组成的分子网络就是"经络之气"，或者说"内气"的物质基础。这些"经气"可引起精神情绪的变化反之，心理性因素、意念也可引起脑内这些化学物质——"经气"的变化。

在 20 世纪 70 年代，随着我国针麻原理的研究，发现了脑内吗啡特异敏感点，后又发现了内源性吗啡样物质，发现了内啡肽、脑啡肽、强啡肽三大

---

① Irwin　M　et al：　Psychol　Med　1992；22：1045.

② Marotti　T　et al：　Int　J　Immunopharmacol　1993；15：919.

系列。其中的甲硫脑啡肽可能用于提高对肿瘤和其他疾病的抵抗力。为描述甲硫脑啡肽可通过相关的免疫应答，具有抗肿瘤活性，我们研究观察了甲硫脑啡肽对免疫监视和免疫调节应答的作用：甲硫脑啡肽能增强肿瘤坏死因子（TNF）的产生，增强 NK 细胞活性和增加 IL-12（P35mRNA）的表达。IL-12是异二聚体细胞因子，能激活人 T 细胞和 NK 细胞，增强 NK/LAK 细胞的溶肿瘤细胞活性，并刺激干扰素（IFN）的产生。钾离子可引起膜电位改变，进而影响癌细胞生长特性。鼻咽癌细胞的膜电位负值比成人和人胚鼻咽上皮细胞膜电位大，且癌细胞生长速度与钠-钾泵及其膜电位存在密切相关；而膜电位能影响膜功能，如细胞信使物质交流等。因而，针灸和气功等能通过经络系统产生"经络之气"——"内气"（如甲硫脑啡肽的产生），再通过相关的免疫调节应答反应，产生抗肿瘤活性效果。针灸和气功等能产生防治肿瘤的效果，这是值得再深入研究的课题。

　　经络之气的"内气"与气功的"外气"是一件事物的两个方面，蛋白质分子外层电子从基态受激，呈具生物活性的激发态，是"得气"；相反电子从激发态通过辐射电磁波，即释放一定波长的光量子，恢复到无活性的基态，这辐射出来的电磁波信息就是"外气"。"真气者，经气也。"真气运行于经络之中，而经络是机体生命活动一些关键的联络位点。气功内气之"行气"就像针灸穴位受刺激后的"得气"，通过持久的练功活动，使丹田真气充盈，便会出现"气"在体内运行的主观感觉，这就是"行气"。特别是经络敏感人能明显感到"行气"，甚至个别敏感人还可能出现沿经络路线的红线、小水泡等经络现象。上海高血压研究所观察到"内气"循经络运行时出现皮肤电位降低、皮肤温度上升（用生物回授仪可测得气功师在丹田穴位的皮肤温度升高达 9.8℃左右）、肢体容积及区域性血流出现相应变化以及耗氧量减少、能量代谢率降低等现象，证明气功锻炼能使机体呈现出储能效应。采用放射性同位素 $P^{32}1$ 微居里注射于被测定经络原穴，并在其经脉循行的两侧各划出一条对照线，在此三条线上的穴位水平各测定一个脉冲数，连接最高脉冲数的阳性点，就是要测定的经络路线。与十二经脉比较，发现均与古代的经络循行路线完全吻合①。这充分证明了人体经络系统是客观存在的，而气功需要通过人体经络系统，激活经络之气，才能发挥作用。

交感神经常以整个系统来参与机体对急剧环境变化的应答，它动员机体的许多脏腑以适应环境的急变。相反副交感神经活动较局限，主要在于保持稳态平衡的恢复、促进消化吸收、积蓄能量、加强排泄等。下丘脑与边缘前脑及脑干网状结构有紧密的形态、结构和功能的联系，共同调节着植物神经和内脏的活动。它们的传出冲动还可通过垂体门脉和下丘脑垂体束，来调节内分泌腺垂体的活动；它们不仅是较高级的调节内脏活动的中枢，而且也是植物神经系和内分泌系统的中枢，它们能把心理、生理活动（情绪反应、营养摄取、体温调节、水盐平衡等）与内脏活动联系起来形成统一整体。交感神经纤维是联系内脏和体表穴位的通道之一。交感神经系统活动的一个灵敏指标是皮肤电反射（skin galvanic reflex），主要在手足掌心部，也称心理电反射(psychogalvanic reflex)，当发生情感反应，或其他交感神经受刺激时出现。因此通常气功师在发放外气时，从手掌心的"劳宫穴"发放外气。针灸是通过"针刺"或"艾灸"等外部刺激经络系统；而气功则是通过内省，意念等内部刺激经络系统，使生物电网络-化学分子网络-水网络系统有序化，激活"经气"（产生蛋白应答反应），引起生物效应，产生保健、强身和防治疾病等功效。

"气功"是我国独创的、有数千年历史的宝贵文化遗产；它是根据经络学说创立的一门防病、强身、保健、延年的科学。也是经络学的一个重要内容之一。我们需用"科学发展观"的唯物辩证法和整体观，以及利用信息、量子理论等现代科学的概念，才能探索气功原理的奥秘，才能真正揭示出它巨大的科学价值。造福人类！

---

① 中国针灸 1981；（2）：25.

第四节 "现代文明病"与"养生学"

《黄帝内经》指出:"夫上古圣人之教下也,皆谓之:虚邪贼风,避之有时,恬澹虚无,真气从之。精神内守,病安从来。是以志闲而少欲,心安而惧,形劳而不倦,气从以顺,各从其欲,皆得所愿。"在这里把"养生"的道理从外因和内因两个方面进行阐述,调和了人体的整体性和人与外界环境的统一性。

精神高度集中或愿望强烈而呈现兴奋时,可使机能活动能力增强。意识活动可以影响人体内的新陈代谢,这种变化在生理、病理现象中都可见到。情志的活动(喜、怒、恐、悲、忧)与五脏(心、肺、肝、脾、肾)的活动密切相关,因而要保持淡化的情志心理活动,并抑制情绪的波动;要注意饮食与锻炼,维持机体的稳态与平衡,保持脏腑功能活动的协调与统一;随着外环境的变化,注意起居、节欲和适当活动等,通过人体经络系统调控内环境的应变,以保持机体的稳定与健康,这些都是养生学的范畴。

科技进步给人们的生活带来无限美好、幸福、方便的同时,却也带来了疾病、环境污染乃至整个地球的命运问题。现代文明带来了高度享受,也带来了"现代文明病"。构建"和谐"社会是防治"现代文明病"的关键。

"现代文明病"的起因,首先是环境污染,它涉及人类生存的大问题,同时也带来了癌症、心脑血管病等诸多"人类杀手"。我国每年排放的烟尘已达 1000 万吨,二氧化硫气体 1500 万吨。3-4 半角苯并芘是明确的强致癌物质,动物半数致癌剂量为 80 微克,而每 100 ㎡ 的空气中就已达到 2~20 微克。因此都市化程度越高,癌发病率越高;越是重工业污染区,癌发病率越高;越是交通发达的公路边,发病率也越高。污染不仅遍及空气和水,还涉及土壤、食物、用品等。

现代科技进步和现代文明,带来了人类疾病谱的明显变化,并引起不少有关环境、生物、疾病、精神、社会等诸多新问题。

随着传染病和感染性疾病得到基本控制,癌症成为了人类的主要杀手。由于环境污染的加剧,与污染相关的癌种也显著增加。例如肺癌发病率呈全球性增长，在我国的北京、上海，十几年间发病率增加了 6～7 倍。越是空气污染物的地方，发病率越高。随着生活好转、食物精细、卫生改善，原来多发的胃癌、宫颈癌、食管癌会减少。而结肠癌、乳腺癌、前列腺癌等相应增加。土地污染、微量元素改变，会出现"地域癌"。臭氧层的破坏，会导致皮肤癌、黑色素瘤成倍增加。人类癌症 80%是由环境因素引起的，而其中90%是由化学因素所引起。就是抗癌药物的本身也致癌。

高血压、心脏病也是人类的主要杀手。心肌梗塞、中风、冠心病已成为发达国家的第一位死因。据预测现在美国有 1/4 的人患高血压，日本约 1/3的人会患高血压。饮食中的高盐、高胆固醇，肥胖、吸烟、情绪紧张等，都是发病因素。

其它诸如糖尿病、肥胖病、精神病、医源性药源性疾病等都与"现代文明"（吃得太好、运动太少、精神紧张、生活节奏太快等）有关。1999 年北京对 10 万名离休人员和在职人员体检的结果：离休人员患病率 97.11%，在职人员患病率 67.41%。患病主要为：高血脂症、高血压病、糖尿病、前列腺增生、脂肪肝、胆石症、胆囊炎、心律失常，以及在职人员中的乙肝表面抗原阳性、肝囊肿等，而且在职人员的高血压、高血脂患病率明显上升。我国目前处于心脑血管病的高发期。

心脑血管病是全世界的"公害"，它源于"大富大贵"。为什么这几年来它的发病率在我国逐年增长？这是因为随着我国经济的迅速发展，生活水平日益提高，高蛋白、高脂肪、高胆固醇等摄入过量，饮食结构不合理，加上运动减少。另外，中国的烟民数居世界第一，估计达到 3 亿～4 亿人；嗜酒狂饮的情况更糟，铺天盖地的推销广告吊着"酒肉哥们"的胃口，每年喝掉的白酒相当于一个大水库，黄酒、啤酒更不用说。一些人富裕了，热衷于"抗衰老"药品，盲目过量长期服用，引来"中毒"的结果。在某种程度上说，所有的药物都有毒，任何"补药"都有"滥用综合症"。同时，市场竞争的剧烈、生活节奏的快捷、情绪的激烈波动、外在压力的增大等，导致"富裕病"必然应运而生。其中"高血脂症"是"百病之源"，它能诱发动脉粥样硬化、高血压、冠心病、糖尿病、脂肪肝、肾病综合症、脑血栓、脑梗塞等许多疾病。饮食方式为主造成此病的要因素。热能物质如糖类、脂肪等是维持人体健康所必需，适量有益，过量则不利，因为它们可以转化为血脂。它往往在"口福"之后，在"不在意"中逐步发病。初期隐蔽性强，易被人们所忽视。

随着国民经济不断发展和社会经济体制改革不断深入，家庭结构和人口结构的变化，劳动者重新组合，就业问题以及价值观念的转变等，人们的精神卫生状况受到影响，从而出现新的精神和行为问题。当前人们的心理卫生问题较多，特别在儿童和青少年中，心理和行为的问题增多。

20世纪90年代早期对酒精依赖尚未构成问题，但近几年来随着生活水平的提高以及饮酒态度的转变，酒精依赖患病率已显著提高，因酒精中毒障碍住院的病人明显增多。药物滥用及"吸毒"也呈现出增长趋势。吸毒者也是"艾滋病"的高危人群。环境污染是精神疾病发病的又一因素，铅中毒对幼儿智力发育有明显影响。移民和外来流动人口是精神和行为问题的高危人群。年龄低、消费高、文化水平偏低，出现婚姻和家庭问题的也较多。人们的健康，包括心理健康，不能脱离社会和经济的发展。反之，经济的发展也不能无视人们的健康状况而能获得成功。我们只有遵循十六届六中全会精神，构建"和谐"的社会主义社会：使人与人"和谐"相处、人与社会"和谐"相处、人与自然"和谐"相处、人与环境"和谐"相处。才能切实提高人们的健康水平，实现"中国梦"。

"养生学"是中医研究保健强身、抗衰防老、延年举益寿、提高人体身心健康的学问。其理论基础是宇宙间的生物作息规律，也就是"生物钟"现象，突出"时间"在其中的重要性，即"天人合一"。顺应自然、因时制宜，是养生学必需遵守的法则。养生学是生命科学中的一个分支，它源于中国的道学、医学、易学中的养生之道，是从实践到理论，由理论到实践，反复论证研究总结而成，所以它是一门学问。它既有理论，又有独特的操作方法，大致可以概括为：四季养生、体育保健、仿生养生、精神调摄、修身养性、避疫与导引等。

中医认为，"虚邪贼风避之有时。"《黄帝内经》指出："法于阴阳，和于术数，饮食有节，起居有常，不妄劳作，故能形与神俱，尽终其天年，度百岁乃去"。这里的"有时"、"有节"、"有常"、"不妄"都是与时间有密切关系的。中医养生学提倡养心保神，清心静志，乐观豁达，此外还特别强调"四气调神"，即顺应四时气候的变化而调摄精神和锻炼身体。"春三月，此谓发陈；夜卧早起，广步于庭，披发缓行，以使志生；夏三月，此谓发秀；夜卧早起，无厌于日，使志无怒，使化英成秀，使气得泄；若所受在外，此夏气之应，养生之道也。"说明因时间季节性的不同，调摄、导引、吐纳的方法也随之改变。

在重视饮食营养的养生观中，反对"过食肥甘，恣食生冷不洁之物"外，特别强调"食饮有节"。人们只有按时、节量、合理地进食，才能适应人体的生理需要，符合养生之道。其次，还要根据不同季节选取饮食的宜忌，如在春日融和，阳气升发之际，宜吃清淡甘凉的蔬菜、水果，以免湿热内生；在盛夏暑热之际，宜吃些利湿清暑、益气养阴之品，少吃煎炒肥腻等凝滞之品；在阳气收敛的秋季，就要常用些生津养液的食品，少食散发之物；冬季可服滋补之品，以食健体。有些疾病如癌症，还可以用食材或药用食物进行食疗[①]。

第五节　养生与保健

世界上有很多新兴事物，在起源、形成和发展的过程中，大多经历过"否定之否定"的历史规律。气功、养生和人体经络学说，也同样经历了古代的肯定、近代的否定和现代在新的科学基础上获得肯定。实践告诉我们，在"迷信的科学"的同时，尤其应当警惕"科学的迷信"。经络学应用于临床和保健的科学，只有经过数代人坚持不懈地追求、顽强奋斗，不断解决存在的疑惑和问题，才能逐渐被越来越多的人所理解和接受，才能最终取得胜利和成功。每个中国人都努力奋起，做出力所能及的贡献！

---

① 朱大树. 《迈向 21 世纪的中西医结合》中国医药科技出版社，1991；北京：410.

　　我国古代先人为突出天对人的影响，而从比类取象来探讨天体对人的感应规律。生命历法能较好地用粗线条来概括天体对人体的感应节律，这是中华先哲们的独创，是对人类文化重大贡献之一。中国古代的哲学家、天文学家、医学家等运用"天人合一"的观点所创造的医用历法有着独特的优势。四柱干支结合人体的阴阳五行，能较好推算出日月星辰运动对地球气象、物候和人体生命过程影响的规律。

　　现代时间生物学认为，生物节律是亿万年自然进化赋予生命的一种基本特征。生物节律具有内源性和可遗传性，同时又受到环境信号的整合和校准。已经证明人体有300多项在时间上有节律变化的生理过程，包括：昼夜阴阳消长节律；经脉气血流注节律；五脏主时辰节律；气血盛衰月节律；月经节律；体力、情绪、智力月节律；四季阴阳盛衰节律；四季脉动节律；六气发病节律；六年、十年、三十年发病节律等。当然，揭开人体和"天人合一"系统的规律，以及掌握这些规律为人类的健康事业服务，还有待于今后更多综合学科长期共同的努力。

　　健康与疾病是对立统一的。人体阴阳协调、内外环境平衡统一，是人体健康的标志"阴平阳秘精神乃治"而疾病则是阴阳失调的表现。长期以来西医局限于人体的生物特征及其规律的研究，以"生物—医学"的模式看待疾病。随着社会的发展和科学技术的进步，人们改变了对疾病的"生物—医学"模式，形成了"生物—社会—心理—医学"模式，对疾病的发病机理的研究大大前进了一步。但由于机械唯物论的思想，仍存在着"只见树木不见森林"的局限性。经络学及其临床实践科学——针灸、按摩、气功、养生等填补了这一空白，将人体的保健与环境、自然、社会、精神、运动、等全都有机结合成一整体，为人类的保健事业作出不小的贡献。

　　人最宝贵的是生命，生命的核心是大脑。人的一切活动都是由大脑调控和支配的，快乐健康的生活源于健康的大脑，有了健康的大脑我们才能积极地工作、学习。由于现代社会生活节奏加快，竞争日益激烈，环境日渐恶化，使人的大脑健康受到危害。加之不注意保护，普遍出现程度不等的脑疲劳现象，表现为头昏脑胀、注意力不集中、记忆不佳等。这时易发生精神紧张、焦虑、失眠、食欲不振等，影响人们的身体健康和生活学习。睡眠和觉醒是维护正常人体活动的两个必不可少的功能状态，随昼夜周期交替出现。出现睡眠-觉醒周期功能状态异常，往往是某个生理节律系统发生病变的先兆症状，应当引起重视。睡前热水洗脚，按摩脚底涌泉穴，能促进人们安然入睡。睡眠态和觉醒态是人体的正常功能态，对人体的生存具有重要的意义和作用。它使人体与自然环境的昼夜变化相一致，保证人体的结构和功能相对稳定以及正常的生命活动。睡眠不仅有协调人体与环境的作用，而且对机体自身的各种功能起调节作用。而这正是各种生理生化指标（如体温、血压、脉搏、耗氧量、白细胞数、血红蛋白含量、血液中糖和氨基酸含量、肾上腺皮质激素与各激素含量等）昼夜节律的基础。晚上睡眠态是对白天觉醒态的一种不可缺少的自我调节和补充。觉醒时，机能活动增强，物质分解和能量释放增多，代谢产物增多，这一过程不能永远持续下去，必须通过睡眠进行调整。睡眠时机能活动大大减低，有利于机体的恢复和休整，物质的分解代谢降低而合成代谢增强，促进机体组织的修复和生命物质（如核酸、蛋白质）的补充，提高机体的自组织能力，调节新陈代谢，和谐各种机能，保证人的各种正常活动。因此有人说："睡得好，吃得好，二便通畅乐逍遥。"长寿的人通常都有"睡眠好"的特点。而睡眠不好容易诱发其他疾病，如高血压、心律失常、心血管疾病、脑血管疾病、肾病、糖尿病等。专家认为，失眠者所欠缺的不是药物，而是有关睡眠的知识，学会并掌握有效的、良好的睡眠常识。通过增强病人的信心，改变病人对睡眠的看法，以及教给病人更有效的入睡方法，一段时间后所有病人都达到了正常睡眠的标准。

节欲保精是养生康复的基本观点之一，但其科学性长期未能获得阐明。有些人认为，精液中的营养是微不足道的，可从饮食中源源不断地获得补充，过度施泄无损健康。事实上每次射精就要消耗掉数亿个精子细胞，每个活泼的精子细胞就需要一定的 DNA 组成的 23 条染色体和一定的 RNA、精浆糖蛋白、族集蛋白、乳铁蛋白质等多种重要的蛋白质。临床发现肾精过度耗泄确实常会出现虚损症状，如眩晕、耳鸣、心悸、怔忡、健忘、腰酸、阳痿等。这证明中医"节欲保精"观点科学性是无可置疑的事实。紧张的脑力劳动和体力劳动或者剧烈的运动，常会比房事消耗更多的能量和物质，却不会致虚致病，反而有益于健康；而滑精时几无能量消耗，连性激动也未必有，但滑泄无度可致肾虚，出现眩晕、耳鸣、健忘等症，这是由于"泄精损脑"之故。通过兔子的实验发现，性交后垂体前叶功能降低，这显然可使神经-内分泌-免疫功能降低。因此纵欲很可能使人体经络系统特别是大脑功能无序化"熵"增加（与气功使大脑功能有序化相反），另外，可以导致特别重要的一些物质（核酸、蛋白质、垂体激素-肾上腺皮质激素等）丢失。当然，这些物质在正常范围内是可以通过自身重新全部再合成的，但是，必须要有节制（节欲保精）。纵欲是不能完全补充某些极宝贵的物质立即再生成的。

养生学以"食"（合理饮食、营养、食疗等）、"养"（合理调养、休养生息、节欲保精等）、"炼"（身体锻炼、气功、瑜珈等）等健身方法作为人体防病、保健、强身的手段。饮食宜以素为主，粗粮杂粮有益于健康。例如红薯（即番薯、地瓜）对中老年人的养生保健非常有益，因它含大量的膳食纤维，在肠胃道内可吸附大量水分，有利于防治便秘，减少肠癌的发生。它还含丰富的胡萝卜素、维生素 C 和叶酸等，具抗癌作用。也有助于预防心血管病。而且它还含有丰富的赖氨酸，这是大米和面粉所欠缺的。

"调气血健身法"是一种简易的调和气血、疏通经络、益寿延年的养生方法："用力"扩张体内各器官、肌群和血液循环系统。然后是"放松"，舒畅体内各器官、肌群和血液循环系统，就像"伸懒腰"那样"用力"后"放松"。并在意念带动下，以脊柱为轴心，身体做圆线环绕运动，转动以腹部为主，内动带外动，逐步扩展到全身，以达到调和气血，防病健身的目的。方法简易，但需持之以恒。

在身体锻炼中，慢跑或快走，是一项很好的与大自然共呼吸的健康长寿活动。"流水不腐，户枢不蠹"，生命在于运动。养生学利用意念、意守、导引进行调身、调心、调息，是人体生命活动处于优化状态的一种身心锻炼方法。在"跑步"或"快走"前后，利用调身、调心、调息的方法，使机体放松、大脑入静、消除紧张和疲劳，以达到形松、意松、呼吸自然，使大脑处于特殊的休息状态，提高大脑有序化程度，使经络运行畅通，活得神清气爽，进一步提高人的身体素质。此外，要坚持做到 1．勤训练大脑，且每天早晚用双手搓头皮以发热为度，促进头脑血液流通。感疲劳时，可按摩头顶百会穴和颈后风池穴 3 分钟；并随意转动头部，以舒服为度。2．多养息眼睛，闭目养神是缓解眼疲劳的最佳方式，按摩眼睑也能缓解眼疲劳；看书、写字、用电脑等要控制一定时间，并调整视力，必要时做眼保健操。3．叩牙健齿，这是一种行之有效的保健方式；科学刷牙以按摩牙龈。4．按摩鼻翼，先单侧按摩 20 次，然后换另一侧，再两侧同时按摩。5．深呼吸练心肺。6．强消化，促排泄。按摩腹部穴位，促进肠蠕动。并从小养成良好的生活习惯，按时吃饭，不时饥时饱，不挑食偏食。养成定时排便的习惯，特别是早上排便的习惯。7．勤活动，养护好脊柱、骨骼与肌肉。8．足暖全身轻松，特别是老年人，脚要保暖，晚上应热水洗脚，同时可按摩相应穴位（涌泉等）。看电视不可久坐，常起来活动活动，促进脚部的血液末梢循环，保持双脚柔软灵活等。

养生和保健的主要原则如下：

保健强身，方式多样；不拘时空，实效为上。顺从气节，适应寒暑；调和情志，乐观豁达。生活规律，营养适中；戒烟少酒，粗粮清茶。顺适阴阳，自控和谐；坚持活动，勤练气功。动静适宜，劳逸适度；正确养生，延年益寿。

第十五章　经络学——由下而上
向整体水平的研究

经络学是由下而上、由局部向整体进行研究的一门生命科学。西方医学大都是自上而下，不断向微观层次延伸的研究。从解剖学、组织学、细胞学直到分子生物学和量子生物学，等等。

第一节　由下而上研究的经络学

经络学研究在光量子水平上探讨了生物体电磁辐射及其周围分子所带的电磁波信息对生物大分子（核酸、蛋白质）的作用，并探讨了气功师"外气"的本质。在电子水平上我们研究了细胞兴奋性，特别是神经-内分泌-免疫系统构成的生物电网络系统即"经穴"系统的整体性活动。在分子水平上，我们详细研究了"经气"（蛋白质分子）的化学分子网络系统，它们如何通过"反馈"相互资生、相互制约，进行整体性的调节控制。在细胞水平上，我们研究了它如何进行信息传递与信息调控，通过细胞分泌的活性因子再作用于其他细胞，与化学分子系统形成一个整体性的网络系统。细胞的微环境是机体的水网络系统，而且蛋白质分子也是全都处于"水居状态"，而该水网络系统就是"经脉"系统。营卫气血学说就是整体研究血液循环系统中的细胞及淋巴液循环系统中的细胞及其蛋白质活性分子的功能和作用。在系统和器官水平，人体经络系统通过"经穴"的生物电网络系统、"经气"的化学分子系统、"经脉"的水网络系统，内连脏腑，外络肢节，把全身的脏腑、组织、细胞全都联系成统一的整体。

人体经络系统是对内外环境变化进行整合和调节的自动控制系统，以维持机体正常的生命活动。

第二节 人体经络系统的电磁场与电磁波

用量子干涉仪、X 线衍射技术拍摄人体体表时，不仅发现头部体表微弱磁场直接与 α 节律波有关，而且发现了心磁向量、神经元及感受器磁场的存在。早在 20 世纪 20 年代就已发现，洋葱茎部分裂的细胞发射的紫外光可以诱导另一块洋葱茎部不分裂的细胞进入有丝分裂。这是细胞间信息交换的一种途径。与单纯的物理光辐射不同，生物电磁辐射在传布途中受到了外部电磁场的调制（就像载波电话受语音信息的调制），而这种调制却是由周围生物分子的种种跃迁过程和经络系统的电磁场改变造成的。这就有可能给生物电磁波辐射带来比单纯物理光辐射高得多的相干性。它会有很强的穿透性和传播能力，并带有周围分子和经络系统电磁场变化的信息。

"量子简并性的出现是由于这种物质具有某种由很小的原因就能产生显著而稳定结果的能力。"《控制论》考虑到电磁波共振过程是量子化的，且具有严格的选择定则，可启示人们从电磁波辐射共振转移的过程，去探讨调控以适应内外环境变化的经络系统。根据传递和耦合方式的不同，可分为天线和波导两种。一般来讲，天线是通过空间来耦合电磁波能量，而波导则是直接耦合电磁波能量。通过对化学感受器分析证明，它具有解电体性质，解电常数为 2.5～4，符合解电型天线材料的最佳性能，具有接收电磁波的能力。糖蛋白糖链是分子间及细胞间的识别标志，在细胞和信息分子，细胞与细胞之间的相互作用、细胞内的信息传递、生长、增殖、转化等过程中都起着重要作用。因此，很可能糖蛋白表面的糖基和细胞膜表面的糖基，具有接收和发射电磁波的功能。

在生物大分子的研究中，糖类结构的研究进展极为缓慢，其原因是糖链结构的复杂性以及方法学上的匮乏[①]。糖蛋白中 N-糖苷键连接的寡糖链非常复杂，它们的组成相同或相近，仅在连接方式上不同。

糖基作为信息分子的受体，通过糖基和蛋白质的相互作用，可诱发很多生理、病理过程。病原体（病毒、细菌等）对宿主细胞的感染大多是以病原体表面的凝集素类物质和宿主细胞膜表面糖基的粘附为前奏的。细胞内分子代谢也受细胞膜糖复合物的调控，刀豆凝集素（ConA）和麦胚素（WGA）与脂肪细胞膜上胰岛素受体蛋白上的糖基结合后，显示 bm 类似胰岛素对细胞代谢的调控作用[②]。我们曾提出膜锚蛋白在膜上的锚着部位的糖磷脂也具有信息传递作用[③]。细胞膜上的糖脂在调控细胞的分化与增殖中也起着重要作用。

第三节　细胞水平和分子水平的整体性研究

由于经络学说是在几千年前在整体水平上提出来的，必然缺乏分子水平和细胞水平的知识，经络学就要利用近几年来科学技术取得的进展和成果，来填补这一空白。

分子间识别是生命现象的重要事件，如抗原与抗体、酶与底物、配体与受体等。利用荧光显微镜观察荧光标记的受体膜蛋白在细胞表面的活动，发现细胞外部受体的横向运动是受细胞内骨架影响的。利用多聚阳离子小球结合到细胞膜表面研究小球运动与细胞内骨架关系，发现细胞内的运动是受细胞外信号控制的，而且这是神经生长锥轴发育过程中运动的基础。一般有酪氨酸激酶活性的膜蛋白或受体蛋白（如胰岛素受体）的结构特点是：这一段多肽链伸向胞浆，酰化的 N-末端与信息传递有关。细胞内和细胞外连分子的排列都是有序的。

在细胞膜上的细胞粘附分子（cell adhesion molucular，CAM）大致包括：

① 王克夷.生物化学与生物物理进展 1991；18（6）：405.
② 黄磊，孙册. 生物化学与生物物理学报 1990；22（3）：249.
③ 朱大树. 生物化学与生物物理进展 1993；20（1）：15.

免疫球蛋白超家族（Immunoglobulin super-family，IgSF）；整合蛋白超家族（integrin family）；及凝集素（lectin）等。IgSF 的成员，具有 Ig 同源结构单位，约有 100 个氨基酸残基（aa）组成，其中隔 60aa 的二硫键形成绊状结构呈 β 折叠，这种特征性结构区域是细胞表面识别和粘着的分子基础。该超家族成员包括：NCAM、ICAM-1、CD2、CD4、CD8、CD3、TCR、LFA-3、Thy-1、FcRⅡ、CEA 等[①]。整合蛋白（又称整合素，integrin）都是穿膜型糖蛋白；其配体是胞外基质（matrix），胞内结构域与细胞骨架分子相接，使胞外基质通过受体（即整合蛋白）经细胞骨架分子将信息传入细胞核，并调控基因的表达。整合素（integrin）家族都是穿膜型糖蛋白，是胞外基质的受体。基本骨架都是由 α，β 两个大小不同的基以非共价键结合，形成异二聚体，14 个 α 亚基和 11 个 β 亚基形成 20 多种已知的整合素。新的整合素仍在不断地被发现。整合素在细胞外与胞外基质蛋白相结合，胞外结构域占 90% 以上；在胞内与细胞骨架蛋白相连，胞内结构域与纽带蛋白（vinculin）、α 辅肌动蛋白（α actinin）及髁蛋白（talin）等细胞骨架分子相连。整合素对细胞粘着是必需的，并可作为信号受体激活某些胞内信号（如 Na/H 泵）或第二信使（$C\alpha^{2+}$ 升高，酪氨酸蛋白磷酸化等）。凝集素（lectin）是细胞表面糖基的受体，细胞表面糖基的改变（膜上的糖脂、糖蛋白改变）影响细胞间的粘着及信息传递。最近发现细胞膜上也存在内源性凝集素，它们都具有对糖基的特异性反应，并有其特定的生物学功能。DNA 结合蛋白是一些可以结合于 DNA 某一特定部位的蛋白。它们不仅可以作为基因的活化蛋白或阻遏蛋白，调节 DNA 的复制、重组和转录，还在染色质的解旋、盘绕和折叠过程中起重要作用。细胞骨架参与信息传递可能通过不同的调节分子（如各式各样的激酶、磷酸酶、转录因子、信使核糖核酸等）在细胞内的不同定位来实现。例如转录因子（DNA 结合蛋白）等核活性调节因子在细胞质内与细胞骨架分子结合，而不在核内出现。传入信号（第二信使水平）改变骨架蛋白分子结构，就此释放被结合的核因子，而向核内移位。一些蛋白激酶亚基向核内的

---

① 朱大栩. 免疫学杂志，1991；7（2）：125.

转移可在一些细胞系中见到，包括 NF-κB、KB Fi、转录因子家族、癌基因 rel 等，均已证实可通过改变其在亚细胞结构上的定位而得以调节。细胞骨架对不同的 mRNA 定位也起关键作用。细胞骨架蛋白参与对基因表达进行调节的信号传递。

在细胞膜上通常有很窄的通道，都是蛋白的极性基团在脂与水的界面上形成的，这些极性基团必然与水形成氢键，这就使这一层水分子处于有序状态。与这一层水分子相邻的水层也是有序的，具有类似冰样结构。在氢键晶体的自然状态中，缺陷和运动带有统计性质，受热力学第二定律控制，故没有宏观的方向性，但在生物体中，这种缺陷（$-OH^{2+}$ 正离子缺陷）的运动则是定向的，例如质子在膜电位作用下，顺能量梯度运行，或是在细胞的特定状态的控制下，缺陷逆能量梯度运行，贮存于质子电位。

细胞膜蛋白作为细胞与外界联系的信息通道，电场（特别是"经穴"电位）对它具有重要作用；处于电场中的细胞由于膜的高电阻，外电场首先作用于膜上并引起细胞膜的结构和功能的变化，如引起膜的通透性、膜上的离子通道、膜电位和膜上酶活性的变化等，进而导致胞内生化过程的改变。实验表明，一定频率的交变电场与细胞膜相互作用后，使得 Na+ 的跨膜转运发生了明显的增加，这表明在交变电场作用下膜上的 Na^+-K^+-ATPase 的活性提高了，这可能是由于膜上的酶分子吸收了电场的能量后，引起酶分子构象的改变，从而导致酶活性的增加，这也进一步为膜蛋白的电调制（electrical modulation of membrane proteins）现象提供了佐证。

生物体的电流（"经穴"的生物电网络系统）实际上是离子运输的结果。机体内有 K^+，Ca^{2+}，Na^+，Mg^{2+}，H^+，HCO_3^-，Cl^- 等离子，电刺激引起生物膜电流变化的原因之一，就是改变了电场中生物体内离子流的动态，并改变细胞膜对某些离子通道的通透性，有利其运输。静息电位主要决定于 K^+ 从膜内向膜外的流动，静息电位的大小，主要受控于细胞含有高浓度的 K^+ 和静息时细胞膜对 K^+ 具有选择通透性。目前研究最深入的为 Ca^{2+}，胞内 Ca^{2+} 浓度作为膜上磷脂酰肌醇信使系统的第三信使（第二信使为 DG，IP_3），对细胞的分化与增殖具有重要作用。

　　"经穴"的生物电网络与"经气"的化学分子网络是彼此融合成统一整体的。例如，γ-氨基丁酸是中枢主要抑制性递质，它与突触后膜上的受体复合物结合后，开放复合物中的氯离子通道。氯离子内流使膜电位超极化而抑制神经元放电，故γ-氨基丁酸受体（GABAR）本身是一种膜离子通道。谷氨酸受体（GluR）调控中枢激动型递质的突触传递，在长时增效效应（LTP）、构筑海马网络和突触可塑性过程中起作用。神经递质是通过直接改变细胞膜离子通透性而参与快速兴奋或抑制突触传递的化学物质，而神经调质则主要是通过生物化学过程来改变神经元的活动。目前知道的可能递质或调质包括：单胺类（多巴胺、5-羟色胺、儿茶酚胺等），氨基酸类（谷氨酸、甘氨酸、γ-氨基丁酸等）和神经肽（P物质、内啡肽等）三类。不同神经肽可由同一前体分子加工而成，神经肽的作用有特异性和整体性。递质通常分布在特定的中枢或神经通路内，这就涉及脑内神经元能同时用电回路、化学物编码两种系统进行信息处理。神经细胞膜上的离子通道现已知，K^+通道有5种，Ca^{2+}通道有3种，Na^+通道有3种等。它们在神经元的电回路中起关键作用。激动剂控制的离子通道，受体本身就是离子通道的一部分，并借此将信号传递至胞内。例如，γ-氨基丁酸（GABA）是中枢的主要抑制性递质，与突触后膜的受体复合物结合后，开放氯离子通道，氯离子内流，使膜内电位超极化，而抑制神经元放电，其A型受体与睡眠、焦虑、癫痫等有关。此外，它还直接影响某些激素（如催乳激素等）的释放和多种腺体的分泌。中枢神经直接或间接控制机体对外界的适应性（如感觉、知觉、学习、记忆、思维、行为等，通过生物电网络）和内环境的稳定态（协调植物神经系对脏腑组织的调控），决定着机体的适应性和免疫应答功能，甚至还调节着微循环，影响机体细胞的代谢、生长、修复等（通过水网络系统）。

　　神经递质对免疫功能的调节是最近生理学研究中取得的新进展。淋巴细胞膜表面已发现有β受体、乙酰胆碱受体、阿片肽受体及P物质受体等，提示神经递质可通过淋巴细胞膜受体，介导对免疫系统的活性调节。去甲肾上腺素（NE）与受体结合可影响淋巴细胞成熟、淋巴因子的合成和分泌、表面抗原的表达及其增殖活性；此外NE作用于血管系统，改变淋巴组织器官中的血流量，调节出入淋巴器官的淋巴细胞或免疫活性物质的速度与含量。生物电网络与化学分子网络彼此融合，成为统一整体。γ-氨基丁酸是中枢主要抑制性递质，它与突触后膜上的受体复合物结合后，开放复合物中的氯离子通道。氯离子内流使膜电位超极化而抑制神经元放电，故 γ-氨基丁酸受体（GABAR）本身是一种膜离子通道。谷氨酸受体（GluR）调控中枢激动型递质的突触传递，在长时增效效应（LTP）、构筑海马网络和突触可塑性过程中起作用。神经递质通过直接改变细胞膜离子通透性而参与快速兴奋或抑制突触传递的化学物质，而神经调质则主要通过生物化学过程来改变神经元的活动。近年来发现，神经内分泌细胞在神经系统内并不是少数，脑内有大量的神经元含有神经肽（属肽能神经），包括中枢的不同部位、脊髓以及交感神经节都有神经肽。例如胆囊收缩素（CCK）是在脑中为数很多的一个神经肽，它的最高浓度在大脑皮层，每克大脑皮层组织可达 1 纳摩尔(1n mol/g)。CCK对皮层的锥体细胞有兴奋作用，它可能是一个在大脑皮层神经元间的兴奋性递质。总之肽激素对脑生理功能的研究现在仅仅是开始，将来可能发现脑肽激素与觉醒、睡眠、记忆、行为，以及心理活动和精神、情绪等方面均有很大的。

1968 年 Pearse 发现，产生肽类的神经元和产生肽类激素的内分泌细胞都能摄取胺的前身，并能使其脱羧基，变为活性胺。于是他将这类细胞称为APUD 细胞（amine precursor uptake and decarboxylation cell）。这类内分泌细胞和神经细胞一样，在胚胎时期均来自神经外胚层，从而构成 APUD系统。产生肽类激素的 APUD 细胞全部来源于神经内分泌方向分化的外胚层细胞，这些细胞比神经系的其他两个分支（躯体神经和植物神经）起动慢、作用时间长。正是 APUD 系统这个概念，把原先看来是广泛分散在身体各处具有多种功能的细胞连在一起，形成了神经系统的第三分支——神经内分泌支。这是人体经络系统中"经穴"的生物电网络与"经气"化学分子网络相联系的关键细胞之一。

第四节　免疫功能和微循环功能的整体性

免疫系统和循环系统二者相互协调、相互制约，从而实现功能的整体性活动。就像营卫气血学说所指出的那样，二者是阴阳对立的矛盾统一体。科学家们惊奇地发现，白介素（IL）（属"卫气"）在体内起内分泌激素（属"营气"）样作用，这些细胞因子通过与自己受体的相互作用，调控其他白介素或白介素受体基因活化、产物分泌或表达和功能的发挥，参与免疫调控。中枢神经系统内的星形胶质细胞可参与中枢的生电网络活动，它也生成和分泌白介素-1（IL-1）；IL-1 有增强慢波睡眠作用，IL-1 还可增加下丘脑的 ACTH 和内啡肽水平。IL-1 可通过引起糖皮质激素和前列腺素 E2（PGE2）的产生而限制免疫反应的强度，凡对各种抗原产生免疫应答时，血液中糖皮质激素水平与免疫应答的强度成反比。原先被误认为独立的许多活性因子如：内源性致热源因子、白细胞内源性介导因子、单核细胞因子、B 细胞激活因子、淋巴细胞激活因子、软骨折断诱导因子、破骨细胞激活因子、肌蛋白水解因子等，它们实际上都是 IL-1 各种活性的表现。产生 IL-1 的细胞广泛，各种细胞因子（IFN、TNF、IL、CSF 等）都可诱生 IL-1；被诱导产生的 IL-1 又反过来对细胞诱导产生 IFN、TNF、IL、CSF 等细胞因子，这表明 IL-1 可能是细胞因子网络功能形成的中心之一。肿瘤坏死因子（TNF）是激活巨噬细胞产生的一种多效应细胞因子，是调节免疫应答的重要介质，在神经-内分泌系统中发挥着递质样的作用。而内分泌激素的人绒毛膜促性腺激素也参与免疫，具免疫抑制作用。故肿瘤坏死因子和人绒毛膜促性腺激素共同参与了某些共同的病理生理过程，尤其是在免疫应答调节中。免疫系统产生的白介素、干扰素、前列腺素等化学分子都可作调节肾上腺皮质激素的介导物，此外，淋巴细胞本身也能在某些情况下合成促肾上腺皮质激素（IrACTH）。资料证明，淋巴细胞在某些刺激下可分泌多种激素。这些现象改变了人们以前传统的对神经系统、内分泌系统、免疫系统彼此割裂的错误认识，证实了"经气"（即"元气"、"真气"或"精气神"）系统，作为化学分子网络系统，起着整体性调控的之一新概念。

　　阴阳五行学说采用的是类比原理,而类比原理在数学上就是分形(Fractal)理论。分形定义为其组成部分和整体以某种方式相似的形,这里的某种方式为自相似或自仿射。遗传物质 DNA 的复制过程常形成一个"分形"。分形维数常在 2 和 3 之间。分形(FRACTAL)理论是非线性科学一个活跃的数学分支,它在传统的几何学基础上更加准确地描述了自然界千姿百态的构型与现象。其定义为:其组成部分和整体以某种方式相似的形叫分形。构成自相似分形的方式较多,如不断分支和连续内插。遗传物质(DNA)一分为二的复制过程,以及树枝的生长过程,常形成一个分形。自相似的思想可从周易的"无极而太极,太极生两仪,两仪生四象,四象变八卦"。"仰则观象于天,俯则观法于地,观鸟兽之文与地之宜,近取诸身,远取诸物,始作八卦,以通神明之德,以类万物之情"中一窥。自相似集沿各个方向的伸缩比 r 都相同,若各个方向的伸缩比不全相同,则得自仿射集。具有自仿射集的体系也是"分形"。在研究机体复杂的形态及生命过程复杂变化的规律方面,分形理论显示出强大的生命力,成为人们研究的有力工具[①]。人体内脏功能活动及其相互关系的异常变化,都可以从人的面色、声音、口味、脉象等方面反映出来。"望而知之者,望见其五色,以知其病。闻而知之者,闻其五音,以别其病。问而知之者,问其所欲五味,以知其病所起所在也。切脉而知之者,诊其寸口,视其虚实,以知其病,病在何脏腑也。"(《难经》)在临床诊断时就综合望、闻、问、切所得的材料,根据五行的所属及其生克乘侮的变化规律,来推断病情。如面见青色、喜食酸味、脉见弦象,可能为肝病等。然而传统的中医和阴阳五行学说,虽有合理的辩证法思维,但限于当时的条件,采取直观的"比类取象"的方法,以不完全是科学的抽象来代替具体的事物,以机械的生克乘侮代替事物本来的辩证法,因而不能正确、全面反映真实的生理、病理过程,更不可能完全说明疾病(特别是肿瘤)的变化和发展。我们只能继承它的合理部分,扬弃它的不合理部分,这才是我们的正确态度。运用现代科学成果,例如目前全国各大中医院都有 CT 室、检验室、

---

① 朱大棋.《朱大棋获奖论文选编》,科学技术文献出版社,2002;北京:165.

内窥镜室、心电图室等，用于扩大我们的望、闻、问、切的视野，填补细胞水平、分子水平的空白，使我们有从整体，到器官、组织、细胞、分子等各个水平都有详细的了解，就像我们对经络学的研究一样。

在正常的血液循环中，血小板不粘着于和它碰撞的任何细胞（红细胞、白细胞、血管内皮细胞）亦不会自动凝聚成团。但当血管受伤，血小板被凝血酶激活时，它就会正确地粘在受伤出血管壁的内皮细胞，并与另一个血小板相互粘着，血小板内的储存物质 α 颗粒释放到细胞膜表面，血小板的相互粘着逐渐形成止血栓。血小板粘着的奥秘何在？分析被凝血酶激活前、后的膜表面糖蛋白发现，激活的血小板膜表面增加了两种蛋白：肌动蛋白和糖蛋白 GP-G(或称为 thrombospondin)。由于被凝血酶激活引起蛋白分泌，使膜表面变化，可能是最终形成血栓的重要因素。Thrombospondin 是血小板膜上的内源性凝集素（lectin）。血纤维蛋白原是存在于血小板膜表面的凝集素受体。上皮细胞亦能合成 thrombospondin，并在某些情况下可在局部的微环境中释放它。上皮细胞和血小板间的粘着是通过血小板凝集素 thrombospondin 固定于结合在血小板膜表面的血纤维蛋白原，使细胞之间形成桥梁而实现的，这种机制在肿瘤细胞转移中也是很重要的[①]。在人的血小板和补体的关系中，凝血酶起着重要作用，即确认 C3 和 C5 能特异地粘附于凝血酶处理的血小板上。纤溶酶可裂解纤维蛋白或纤维蛋白原，成为可溶性的纤维蛋白降解产物（FDP）。纤溶酶还能活化补体 C1，进而使整个补体系统活化；纤溶酶还可分解活化的XII因子，使之成为断片，该断片可激活血管舒缓素系统，使血管舒缓素原生成血管舒缓素。后者又使激肽原生成激肽。补体系激活后具活性和有关因子：中和病毒因子（C_1，C_{4b}，C^-_{1423}）溶解细胞因子（C_{1-9}），免疫粘着促进吞噬因子（C_{3b}，C_{5b}），白细胞趋化因子（C_{3a}，C_{5a}，C_{567-}），加速血凝因子（C_6），过敏毒素因子（C_{3a}，C_{5a}），激酶作用因子（C_{4a}，C_{142}）等。血液与玻璃等阴电物质接触后能释放激肽，已知道这是通过XII因子活化而引起。XII因子活化转化为活化型的丝氨酸蛋白酶，即XIIa，主要由血浆激肽释

---

① 朱大树. 马更生. 第五届全国生物膜讨论会《论文摘要集》1993；海口市：132.

放酶所引起。活化的XIIa 因子不只限于使凝血系统起反应，也能作用于纤溶系统，产生纤溶酶。纤溶酶生成后，可进而通过 C1 或 C3 激活补体经典途径或替代途径活化补体系统。激肽系统微量即具有使血压下降、平滑肌收缩、毛细血管通透性增强等生理活性作用。缓激肽或微血管增渗素等激肽，在血浆中以前体即激肽原的形式存在，以激肽释放酶的作用而释放。血液内还有各种纤溶酶抑制物。

在感染性疾病中，机体能否建立免疫应答是决定感染结局的一个重要因素，在感染的局部，一般有微血栓形成。微血管栓塞有利于细菌繁殖，而不利于机体防御机能发挥作用。动物实验证明，仅将细菌注入骨髓腔内不易形成实验性骨髓炎，如若与硬化剂（以引起栓塞）同时注入，则可形成与临床相似的骨髓炎，说明血管栓塞在感染灶的形成中起重要作用。除了感染，微循环紊乱可能还与数十种疾病的病因、发病学、诊断治疗和预防有密切关系，包括：自身免疫性疾病如硬皮病、狼疮，慢性炎症如盆腔炎、宫外孕，心脑血管疾病如冠心病、动脉粥样化，良、恶性肿瘤及其他。故中医认为，"怪病多血瘀"如何它们大都也可以通过"活血化瘀"来治疗。当前国内外十分瞩目的一个研究领域就是血瘀证和活血化瘀。特别是用活血化瘀治疗肿瘤的研究。北医大李顺成教授曾遇到一位腹腔多发性纤维瘤，患者无意中发现腹部肿块，经剖腹探查发现肠系膜根部有一 $15 \times 4 \times 5cm3$ 肿块与胰腺、结肠、十二指肠和大血管粘连，呈浸润性生长。因无法切除，故嘱患者作放射治疗。患者及家属不愿放疗而来中医门诊。先按解毒、化瘀、软坚和胃调治，方用龙葵、白英、丹参、益母草、莪术、土茯苓、夏枯草、土贝母、路路通、白术、陈皮、焦楂等，嘱服 10 剂，二诊时胃腹胀满减轻，食欲有增，唯大便暗褐。原方又加三棱、白花蛇舌草继服。四个月后经肿瘤门诊复查，肿块逐渐缩小，以致最后摸不清楚此时病人身体已恢复正常。服药二年后，断层超声检查完全正常，后经 CT 检查也未发现占位性病变。跟踪 9 年，至今未见复发。这就可以证明，探明中医活血化瘀治法的作用机理、阐明血瘀证的实质，对发掘祖国医学和丰富现代医学具有多么重要的作用[①]。北京协和医科大学史济招教授发现慢迁肝常合并发生肿瘤及瘤样增生，如甲状腺囊肿、囊性乳腺病、卵巢囊肿、子宫肌瘤、脂肪瘤、纤维瘤等，用活血化瘀、软坚散结等治疗大都能获得疗效，有时甚至出人意外。如有一例迁延型肝炎合并多囊卵巢并有男性化趋势，患者精神负担十分沉重，用辨证论治调整全身症状，用活血化瘀、软坚散结针对肿物，治疗一个月，SGPT 恢复正常，月经来潮，继续服药，肝炎症状及男性化体征逐步消失，一年后妇科复查已不见卵巢囊肿。17 年复查无复发。中医在这方面还治愈过甲状腺囊肿、囊性乳腺病、卵巢囊肿、黏膜息肉、脂肪瘤等[②]。

机体水平、组织器官水平、细胞水平、分子水平的免疫概念，是客观存在的不同层次。机体除了对抗原产生免疫应答外，对异体核酸也具免疫反应性。限制性内切酶使异体核酸或自体突变后的 DNA 片段被酶切分解，是免疫的新概念。免疫系统的功能需要特异性成分（T 细胞和 B 细胞及其分泌的细胞因子和抗体）的相互协作，也需要与非特异性的非淋巴样成分的相互协作，特别如巨噬细胞[③]。出生后的淋巴细胞发育，主要在原始淋巴器官、胸腺和骨髓。虽然淋巴细胞克隆的延伸可发生于周围淋巴组织的任何地方，但主要是在二级淋巴组织：1. 脾脏，它像是血液循环的一个淋巴过滤器，是清除经调理作用颗粒的主要场所 2. 淋巴结，像是淋巴循环中的过滤器；3. 胸导管，是成熟的 T 细胞（少数 B 细胞）丰富的来源 4. 部位淋巴系统，肠道相关的淋巴组织，着重产生 IgA，并有淋巴细胞再循环的独特形式，前 B 细胞在 Peyer's patches 中发育，在肠道遇到抗原后大多数进入总循环，而且还返回肠道.气管相关淋巴组织，主要与产生 IgA 相联系.皮肤相关淋巴组织——朗格罕氏细胞，提呈皮肤进入的抗原 5. 血液，它包含全部淋巴细胞和非淋巴细胞系，是一个重要的淋巴器官，也是一个重要的免疫反应组织，新鲜血液有足够的成熟淋巴细胞发动移植物抗宿主反应. 机体的特异性免疫应答是

---

① 李顺成. 中西医结合杂志，1986；6（特集）：213.
② 史济招. 中西医结合杂志，1986；6（特集）：90.
③ 朱大椆. 中国免疫学杂志，1989；5（增刊）：97.

由淋巴细胞介导的，T 淋巴细胞负责特异性细胞免疫，B 淋巴细胞负责特异性体液免疫。T 细胞可分为：辅助性 T 细胞（Th）、抑制性 T 细胞（Ts）和杀伤性的细胞毒 T 细胞（Tc）等。对辅助性 T 细胞亚群的识别，进一步加深了对免疫效应功能调节的了解。Th 亚群除控制体液免疫和延迟型超敏反应外，还通过分泌抑制性细胞因子来相互调节。尤其是 Th2 细胞，它能通过分泌 IL-10 来抑制 Th1 细胞的功能。免疫效应细胞功能的调节主要是通过能分泌特定的细胞因子的 T 细胞亚群来实现的。因而不同 T 细胞亚群的调节作用，是免疫效应细胞功能调节的一部分。Th1 细胞产生 IL-2、IFN-γ 及淋巴毒素（LT）；Th2 则表达 IL-4、IL-5、IL-6、IL-10，及 P600。Th2 样反应（IL-4 和 IL-5 高水平）介导体液免疫，与抗体高水平有关；Th1 样反应（干扰素高水平）介导细胞免疫，与延迟型超敏反应有关。IL-10 由 Th2 细胞产生，能抑制 Th1 细胞合成细胞因子。IL-12 由巨噬细胞和 B 细胞产生，能刺激 Th1 细胞克隆增殖；IL-4 促进 T 细胞向 Th2 型分化。IL-12 是细胞介导免疫发生的关键因素，T 细胞系和 B 细胞系都能对数以百万计的不同抗原的特异结构，一一加以识别，产生出高度特异的、针对某一特定抗原决定簇的反应细胞。B 细胞系的抗原受体是免疫球蛋白。T 细胞系对抗原的识别与主要组织相容性复合体（MHC）密切相关，T 细胞抗原受体（TCR）仅与 MHC Ⅰ 类或 Ⅱ 类分子结合的抗原肽段起反应。这些短肽片段是通过"加工"病毒的细菌的、和其他外来抗原蛋白质，通过细胞内降解而生成的。机体的非特异性免疫功能通常由巨噬细胞介导。体内的巨噬细胞是由形态、功能及结构各异的细胞亚群所组成。它的功能受细胞外信号的调节，这些信号能激活巨噬细胞使执行各种复杂的功能，也能抑制其活性，使成为抑制性巨噬细胞，行使相反的功能[①]。人外周单核细胞不仅能源源不断地补充组织中的巨噬细胞，而且是一种重要的免疫调节细胞和效应细胞，具有多种不同的功能。研究发现，不仅巨噬细胞间有形态和功能的差异，而且血中的单核细胞在形态、代谢、细胞表面抗原、酶及细胞功能方面均具异质性。不同的亚群产生不同的白介素、

---

① 朱大椿. 中国免疫学杂志，1989；5（增刊）：97.

前列腺素、多种酶（如过氧化酶、酸性磷酸酶、5 核苷酸酶等）的活性也均不同。巨噬细胞为多功能的间质细胞，同所有的体细胞一样，能对内外环境的变化和刺激作出应答，这种应答适应性、有选择性但无回忆性。除了负责非特异性免疫和局部免疫外，它还在组织更新、胚胎发育、组织重建、组织破坏、组织修复、组织新生和转移等过程中起重要作用。巨噬细胞生活在整体性的"营卫气血"所组成的局部微环境中，使其产生各式各样的不同作用。例如，中草药"当归"是著名的补血药，研究表明，体内注射当归多糖（angelica polysaccharide，AP）对正常或骨髓抑制的小鼠的 BFU-E、CFU-E、CFU-GM、CFU-MK 的增殖均有显著的促进作用，而体外培养加入当归多糖则无作用。因此可认为当归多糖是当归促进造血的有效成分，其补血的机制为启动造血调控系统，间接刺激造血祖细胞增殖、分化。造血诱导微环境（HIM）对造血细胞的增殖、分化、成熟与释放起重要的调控作用。其中的组成细胞可通过直接作用和分泌多种造血生长因子（hematopoietic growth factor，HGF）来调节造血。当归多糖（AP）对巨噬细胞的功能有增强作用，AP 可影响造血诱导微环境中的巨噬细胞分泌 GM-CSF、BPA、EPO、MK-CSF 等 HSF，刺激造血祖细胞增殖。成纤维细胞受巨大噬细胞分泌的 IL-1 刺激后也能产生 HGF，调节造血。AP 也能通过体内间接途径，促进骨骼肌分泌 GM-CSF，以调节 CFU-GM 增殖、分化。属"卫"的免疫活性细胞——巨噬细胞，能分泌多种造血生长因子，生成属"营"的血细胞，使免疫系统和循环系统在系统水平上具整体性。

微循环中的血管内皮细胞目前已不再视为被动性血管上的覆盖物，它与免疫细胞（包括红细胞）相互作用，参与内稳态的维持、炎症反应、免疫应答等。由内皮细胞产生的细胞因子，或作用于内皮细胞的细胞因子，介导复杂的双向作用，构成细胞因子网络的一部分。细胞因子（"卫气"为阳）与血管内皮细胞及红细胞（"营血"为阴）二者相互作用、相互影响，通过微循环和免疫应答，形成统一的细胞微环境。

内皮细胞之间的间隔通常由血液凝聚物及纤维蛋白覆盖，通过毛细血管形成血管通透性，进行血液-组织的体液交流。异物或抗原入侵，立即形成抗原-抗体复合物，激活补体系和激肽系，产生血管通透性因子，同时引起与血凝系和纤溶系有关的酶活化而引起反应。近年来发现，正常细胞包括血管内皮细胞，能够分泌白介素-6（IL-6）。细胞因子可作为淋巴细胞与血管内皮细胞间的介质。正常人血清可测出 IL-6，这可能是血管内皮细胞持续分泌 IL-6 所致。机体炎症反应时之所以出现急性期蛋白、高球蛋白血症和自身免疫反应的症状，是因为内皮细胞接受 IL-1 刺激后大量释放 IL-6 所致。IL-6 是 B 细胞终末分化因子（BSP2）。CTC 细胞的终末辅助因子（KHP），也是造血前体细胞的集落刺激因子（CSF）以及肝细胞刺激因子（HSP）。引起急性期蛋白，产生急性期反应。IL-6 还可诱导神经细胞分化，有代替神经生长因子的功能。IL-6 与 IL-1、TNF、IL-8 一样，对维持机体的生理平衡，包括免疫反应、炎症反应、急性期反应、神经应激反应、造血反应等，具有十分重要的作用。血管内皮细胞释放趋化因子，吸引和诱导多核白细胞和单核细胞的双向运动，使白细胞聚集于炎症部位。血管内皮细胞已被认为主动参与凝血、炎症和免疫应答的诱发和调节。细胞因子是内皮细胞和免疫活性细胞间共生和双向作用的介质。内皮细胞素（内皮素，ET）是迄今为止最强的血管收缩物质，有三种异构体 ET1、ET2、ET3，均为 21 肽。内皮素的作用依赖于通过激活 L 型电压控制通道使胞外的 Ca^{2+} 内流所致。血管内皮细胞分泌多种活性物质参与血液循环、凝固、纤溶以及炎症的病理生理过程。

第五节　"经穴诊断"与"预测医学"

自从 20 世纪下半叶我国针麻研究取得成效以来，各国都在研究"经穴"的正确取位。2006 年联合国世界卫生组织召开会议上采用中国标准确，定了 361 个穴位的正确位置，并进行了公告，其它几个还有争议而待定。

现阶段有不少的经络（经穴）测定仪，基本上都是利用皮表的阻抗来检测"经穴"，这种方法易受干扰，如果结合经络的伏-安研究来检测，某种程度上可提高正确率。由于"经穴"与一定的脏腑相关联，在细胞实质尚未发生病变前，其生物电网络已经有了变化，因而可以作为"预测医学"检测疾病，并可作为疾病的辅助诊断和防治手段之一。这些仪器正在不断改进和完善之中，同时也是经络学的研究课题之一。

实验发现，凡有穴位的地方，电流一般都较大，约有 40 微安左右。而离开穴位几毫米的地方，就会很快下降到只有几微安。穴位处的电位也较高。由于经络有一定的循行部位和脏腑络属，它可以反映所属经络脏腑的病症，因而临床上就可以根据疾病所出现的症状，结合经络循行的部位及所联系的脏腑，作为诊断疾病的依据。通过皮肤电阻与电位的测定发现，当器官功能活动增强时，相应经穴的电位增高，如果器官摘除或经络所通过的部位组织破坏，则经穴的电位降低，甚至可能达到 0。而截瘫或脑溢血偏瘫病人，则经穴的电位不变。皮肤的良导现象也是经穴的客观反映，经穴处的高电位与低电阻测定表明，经穴系统是机体的生物电网络系统中的元件和连接点。经穴是感受器的集中处，以不断发放峰电位为正常的信息，通过突触的联系，进入中枢，交汇后经延脑、脑干中缝核、最后进入海马，进行处理。也可通过突触与植物神经系连接，影响脏腑的功能和活动。并且这个生物电网络有可能通过每个神经元的 300 000 个突触，机体的亿万个神经元，从而形成虚拟网络。例如，耳朵上的穴位就像一个胎儿倒悬侧卧在耳壳上（头部穴位在下、心在中、四肢在侧上），可进行耳针治疗，其它还有鼻针、面针、手针等，肢体的任一部分都与整体"自相似"。

大脑的海马就像一台电脑的中央处理器（CPU），其细胞呈分层排列、呈规则的点阵分布，细胞间有丰富的纤维侧支，形成多层次的复杂神经回路网络。它们都有特殊的"苔状纤维"，其中包含有若干个神经元的突触终末，组合在一起形成复杂的突触集群。这些突触集群之间相互作用、相互影响，从而实现神经信息的加工和存储。内、外环境输入的各种信息，经大脑和其他部门加工与整理后，通过"穿通纤维"通路进入海马。实验证明，当两种刺激同时传入到海马时，经过若干次重复训练后，可改变突触间的联系强度，这种"长程增强效应"可维持数小时到数星期。海马突触上有一种能和谷氨酸相结合的 NWDA 受体，这是一种特殊的离子通道蛋白，它既受电压的调控，同时也受神经递质的调控。只有当动作电位到来而谷氨酸又同时从突触前膜释放并与其受体结合后，NWDA 受体才起作用，打开离子通道，让钠离子和钙离子进入胞内，产生突触后电位。而钙离子进入胞内流后又通过第二信使系统，激活钙调蛋白，触发一系列生化反应，促进特殊基因表达和蛋白质合成，合成更多的受体蛋白。这些发现推动了神经计算机模式的研究。神经计算机的大量元件通过"突触"联系，形成复杂的神经网络，它的运行不需要预定的程序，而是进行"并行式"的信息处理，自动进行。它的信息存储不是局部地址的，而是呈分布式的存储，每个信息都与全部元件有关，而每一元件又都与所有的信息有关。它的寻址方式不是按地址寻址，而是按存储的内容寻址，即使输入不完整的提示信息，也能从神经计算机中提取出完整的信息。可以认为各种有关信息传入海马后，使有些神经元的突触兴奋，有些神经元抑制，并通过 NWDA 受体和长程增强效应得到保持，形成特定的突触联系强度分布模式，并组成分布不均匀的能量曲面，能量低的地方称为"吸引子"，可把能量吸引过来，从而引起回忆或"联想"。经穴的生物电网络与每个信息的全部元件相关，每个元件与全部信息相关，故呈现出"全息律"。就像"全息摄影"的照片，耳针过程也可能与此相关。

在我国针灸的影响下，20 世纪 50 年代初期德国的 VOLL 医生发明了"电针"，用于探穴和治疗。1957 年法国的 P. NOGIER 博士的耳穴分布图问世，并译成了中文。作者曾于 1960 年在嘉兴二院与张景良医师合作，开展耳穴诊断并对一例胆囊炎进行治疗，取得疼痛缓解的明显效果。1972 年我国出版了《耳针》一书，书中有 100 多个穴位，并介绍了大量的临床经验。当时结合"赤脚医生"和"合作医疗"，耳针和针灸、中草药一起被迅速推广。由于老少适用，因此在农村是一种简便而且快速的诊断和治疗方法。

根据经络学说，经络是全身气血运行的通道，耳穴是宗脉气血聚集之处。中科院生理所等单位的研究证实了各器官在耳廓的投射区的存在，耳穴分布犹如整体的一个缩影。正常细胞膜内的钾离子浓度高于膜外 38 倍，膜外的钠离子浓度高于膜内 36 倍，为静息电位。当内脏细胞受刺激时，首先是钠离子通道开放，使钠离子内流，电位升高。继之钾离子通道开放，钾离子外流，使细胞膜内电位下降，产生动作电位。动作电位通过双向性反射通路，即躯体-内脏-中枢-耳壳之间的生物电网络系统，传递到耳廓相应的点（穴位），用灵敏度高的电子仪器可在耳穴探测到微小电位变化的信息，用于诊断和预测疾病。根据中医的脏腑-经络学说。"心开窍于耳，藏精于心。""心气通于舌，舌非窍也，其通于窍者，寄在于耳"。"肾者水也，心者火也，水火相济，心气通耳，故以窍言之，即心以耳为窍。""耳为肾所主，肾开窍于耳""肾主耳，肾开窍于耳。""耳者，肾之候。""十二经脉，三百六十五络，其血气皆上于面而走空窍，其别气走于耳为听。"直接循经于耳的有：足阳明胃经，"循颊车上耳前"；手阳明大肠经，"其别者入耳合于宗脉，宗脉者，脉聚手耳目"；手太阴肺经，肺与大肠互为表里；手太阳小肠经，"其支者……却入耳中"；手少阳心经，心与小肠互为表里；足太阳膀胱经，"其支者……从巅至耳角"；足少阴肾经，肾与膀胱互为表里；手少阴三焦经，"其支者，从耳后入耳中，走出耳前"；手厥阴心包经，心包与三焦互为表里；足少阳胆经，"其支者，从耳后入耳中，走出耳前"；足厥阴肝经，肝与胆互为表里；足阳明胃经，"上耳前"；足太阴脾经，脾与胃互为表里。这些都证明了耳能通达十二经脉，有的直接通，有的间接通。耳是经络分布最密集之处，十二经气皆直通于耳，其疾病也皆反映于耳。这也是耳与内脏关系的总结，耳具有对全身脏器状况预测预报的全息作用，耳是人体疾病一个重要的预测警报台。

耳针信息诊断的特点：由于疾病早期电位变化的信息最强烈，在临床症状出现之前，即可探测到病位的信息。因而可用于诊断和预测疾病，特别是对癌症普查，筛选可疑早期患者，尤其适用。因不需要特殊设备，几分钟即可完成非常便于早期作进一步的检测、治疗。对于临床症状复杂、难于确定的疑难杂症，耳针信息诊断也可测得病位的主次。对于功能性疾病和现代医学难于发现的潜在性疾病，本法也可提供信息，以便再做进一步检查。耳穴信息诊断法是一门古老而又先进的学科，能查到疾病的早期信息，快速而简捷，符合率也较高，值得推广使用。

然而它与所有的经络探测仪一样，有很多影响耳穴探测诊断结果的因素。检查结果会由于受检者的生理状态不同而产生很大的差异，如：性别、年龄、温度、情绪、劳动、不良嗜好、服用药物如兴奋剂、镇静剂、血管扩张剂、神经调节剂等都可影响探测效果，对其阳性反应点要去伪存真，有些需隔日复查甚至多次复查才能作出诊断。其次是病理信息是病变组织经生物电网络系统反射到穴位，往往是一穴多病或一病多穴，因此就有相关阳性点、生理指示点、假阳性点，等等的出现。故探诊者除要掌握探诊手法、熟悉经络穴位外，还需有多学科临床经验，以及参考其他检查资料等进行综合分析，才能作出正确诊断。

预测医学是经络学研究的重大内容之一，也是一门古老而又崭新的综合性科学。它是以预知人体身心健康与病症的状态，测、防、治相结合的新兴医学体系。人天科学理论（天人合一的思想）是预测医学的指导思想，现代科学技术的理论和方法是预测医学的主要手段。世界上最早的预测医学专著《易经》和中医的经典《黄帝内经》中都有丰富的疾病预测思想和内容[①]；最近，人类基因组计划的实现和人类基因图谱的揭示，将预测医学深入到细胞层次和分子层次，推动了基因诊断和基因治疗，为超早期的测、防、治疾病提供了重要的方法。医学正在成为研究健康的科学。而经络学作为研究健康的整体性生命科学，必将对人类的健康事业作出新的贡献！

---

① 马慰国，等.《预测医学》陕西科学技术出版社，2006；西安：1-545.

附录

我的中国梦

浙江省嘉兴市创科经络学研究所　　　　朱大栩

习近平主席在十二届全国人大发表就任宣言时说："生活在我们伟大祖国和伟大时代的中国人民，共同享有人生出彩的机会，共同享有梦想成真的机会，共同享有同祖国和时代一起成长与进步的机会……"他指出，"每个人都有理想和追求，都有自己的梦想。现在，大家都在讨论中国梦，我以为，实现中华民族伟大复兴，就是中华民族近代以来最伟大的梦想。这个梦想凝聚了几代中国人的夙愿，体现了中华民族和中国人民的整体利益，是每一个中华儿女的共同期盼。历史告诉我们，每个人的前途命运都与国家和民族的前途命运紧密相连。国家好，民族好，大家才会好。实现中华民族伟大复兴是一项光荣而艰巨的事业，需要一代又一代中国人共同为之努力。空谈误国，实干兴邦。"

我的中国梦就是要："创建《现代中国医药学》和《经络学》——推进世界医药学向整体性研究发展！"

我是因日寇投在我家隔壁的炸弹没有爆炸（哑弹），从而在母腹中得以逃生。曾亲眼见到过日寇残暴的屠杀。解放后，从褚辅成资助创办的"嘉兴私立南湖中学"毕业后，分配到嘉兴卫校。1955 年 3 月我于嘉兴卫校毕业后，被分配到嘉兴二院工作。1956 年 8 月经组织保送，进入浙江医学院进修，仍回原单位工作。60 年代"文革"，在二院我被"下放"到嘉兴洛东人民公社劳动。直到"文革"结束后，1979 年我通过了国家考试，录取为"中医师"，转全民。80 年代调入海宁市肿瘤研究所生化免疫研究室工作，直到退休。

在"下放"到洛东公社期间，除了跟着我父亲（当地著名中医师）学习中医外，我也一直在做下腹部外科手术。主要做计划生育的男女输扎术、阑尾切除术等。1967 年春，洛东公社曙光大队第十小队会计陈菊生的妻子张阿大因患卵巢肿瘤突然腹痛，我把她转到了嘉兴妇幼保健院去手术。可是，大约由于当时的混乱、也由于张阿大已妊娠 5 个月，妇保院没有对其进行手术，只作保守的止痛处理。在观察室待了三天三夜后，又叫她们回家了。一天，张阿大急性腹痛又发作多次，脸色苍白，又到了我处。我一看不好，卵巢囊肿扭转，再不及时处理要大出血有生命危险。当场给她进行了手术。手术时囊肿已扭成紫黑色，快要爆裂了。半年后生下了大胖女儿。后来，我们开始使用针刺麻醉进行手术。并开始对"针麻原理"的研究。几十年来，研究了经络学说及中国医药学，发现了其科学性，从而着手创建用中医的整体性研究和西医微观层次有机结合的《现代中国医药学》及其基础理论新科学《经络学》。

从那时到现在，我们的梦想就是：从"针麻原理"的研究着手，打开一条中国传统医药学现代化、科学化的研究新路！推动世界医药学向整体性研究发展！——这就是"我的中国梦"！

正如习近平同志所说："中国梦是民族的梦，也是每个中国人的梦。"创建我的"现代中国医药学"作为"现代化的中医、整体化的西医、科学化的中西医结合"三者有机统一的中国医药学的梦想，也是"中国梦"——实现中国梦必须走中国道路；实现中国梦必须弘扬中国精神；实现中国梦必须凝聚中国力量。

为了要实现我的"中国梦"，我们必须要以唯物辩证法和整体性观点等科学观点，来认识世界、改造世界，用于指导实践，创建《现代中国医药学》。

作为哲学思想的"唯物辩证法和整体观"，不仅可用于指导思维方法，社会实践，还可用于对自然、对科学的研究。而用这种观点，正可以作为《现代中国医药学》——特别是它的一门基础新学科《经络学》——研究的科学思路和新思维方法。

经络学说的整体观，来源于整体性的实践，是从整体的机体上获取的知识。为什么我们祖先早在二千年前就已认识并运用于"针灸"、"推拿"、"气功"等实践的经络学说，至今却仍未能被西方医学家们认可和接受呢？尽管现在的科学家已能使人类登上月球、卫星登上火星，且已阐明了人类基因组全部密码，并正在破译全部蛋白质的结构……可是，至今发达的西方各国医药学家，仍无法理解和接受经络学说。原因何在？除了一部分人没有听到过或没有接触过经络学说外，主要是思维方法不同。他们使用的是机械唯物论，我们中国人使用的是《易经》阴阳八卦的辩证法和整体性思维。普里高津指出："经典科学给我们描绘的是一幅简单、不变的静态自然图景，形成了关于'存在'的机械唯物论。"我们只有抛弃机械唯物论采用辩证唯物主义的思维才能认识经络学说和人体经络系统的客观存在。

我们的"唯物辩证法和整体观"思维，不仅是用科学的方法和科学的思路来解决我国政治、经济、社会、文化等一切方面的发展实践问题。而且这个科学的方法和思路，它同样也能用于解决和指导《现代中国医药学》，特别是因此而诞生的新学科《经络学》——的研究①。

我们对中国医药学的基础理论进行了三十多年的研究②，发现中国医药学的基础理论不仅是有科学性的基础理论体系，而且是一门全新的、整体性的医药科学。我们几十年来 对"针麻原理"和经络学说的研究③以及对人体经络系统实质的研究④，发现要对中国医药学进行科学性研究，特别是要对

---

① 朱大栩.《经络学——一门整体性的生命科学》.北京：中医古籍出版社，2008.5.

② 朱大栩. 科技简报（医药卫生部分）. 1977，（1）：5.

③ 李还，金观源，朱大栩."探索针麻原理的奥秘"《科学实验》1980；（1）：5.

④ 朱大栩."神秘的过去，辉煌的未来——经络学说和人体经络系统的研究"《世界名医论坛杂志》2001；（9）：1.

世界上一门新的生命科学——《经络学》进行研究，就必须使用辩证唯物论和整体观来作为指导《现代中国医药学》研究的思路和方法。而这个辩证唯物论和整体观的思维方法，我国早在五千多年以前《周易》阴阳八卦中，就已经一直存在到现在。

为什么至今已五千多年历史的经络学说和中国医药学基础理论，至今仍不能为西方世界所理解和接受？因为从牛顿力学诞生以来，西方人采用的就是机械唯物论和形而上学的思路，采用局部的、微观的、分析的方法来认识世界（包括人体本身和疾病）。世界医药学（特别是西方医药学）一直到现在的 21 世纪，仍然没有用整体性的和辩证法的观点，来认识机体的生命活动和疾病的发生、发展，因而"一叶障目"、"只见树木，不见森林"。虽然20 世纪已有了整体性的系统理论（信息论、控制论、协同论等等），但它们还没有进入到医药学领域。我们做任何研究，都不能用局部的、机械唯物论的观点看问题，必需采用全局的观点、整体的观点以及辩证唯物主义的观点，才能看清问题，研究问题，认识问题。而这"唯物辩证法和整体观"正是"中国人思维的特色"——正如习近平同志所指出的是："中国道路"、"中国精神"、"中国力量"。

一、中国与西方——思维方法的差异

中国医药学和西方医药学有着不同的思维和研究方法：西方缺乏辩证法和整体性思维。而中国人思维的特色，从《周易》阴阳八卦开始，就是唯物辩证法和整体性思维。

西方医药学（包括当代的世界医药学）是一门方向向下的分析性科学，从解剖学在系统和器官水平的研究开始，进而在组织水平、细胞水平、直至分子水平（分子生物学等）的研究，一直都是指向微观的各个层次。而方向向上的、从分子或细胞向整体水平的研究，至今仍是当代世界医药学迫切需要解决的难题。用"唯物辩证法和整体观"正是《现代中国医药学》研究的"中国道路"、"中国精神"和"中国力量"；正巧可以解决这一难题。

中华民族的始祖——伏羲氏，给我们中华民族留下了二件丰功伟绩：

理论上，解决了无字天书"太极图"

这二条阴阳鱼，解密了阴阳学说：

阴阳相互斗争、制约（辩证法，矛盾的对立统一）

阴阳相互依存、互根（整体观，不能'孤阴、'独阳'）

阴阳相互转化、消长（唯物论，可视物质'阴'可转化为不可视物质（能量场）'阳'）。

教导中华民族的后人要用唯物辩证法和整体观进行思维。

实践上，'以痛为俞'（发现了人体的经络穴位）、'砭石为针'（发明了针灸治理）。

开始了长达 5000 多年针灸临床。不仅为中华民族的繁荣昌盛作出贡献；而且还传向朝鲜、日本、和欧洲，造福全人类。

例如，我国的经络学说虽然已经有数千年的历史，并经历了中医、针灸、气功、推拿等实践的验证。可是一直到现在，西方医药学不但不了解其科学性机理，而且怀疑人体经络系统的实际存在，从而怀疑经络学说的科学性。这是为什么？其原因又何在？

我们发现，其原因就在于，思维方法和世界观的观点完全不同，西方医药学使用的是机械唯物论和形而上学的观点来认识世界和人体的生命活动，他们要先研究结构，然后研究这个结构的功能；这个结构包括从器官到组织、细胞、分子……西方医学针对局部问题作局部处理。他们更多地把"人"视作一部机器，具有可拆解性。西医的知识模块与药理知识更多来自解剖学、化学、细胞学、病理学，甚至分子水平的分子生物学等，他们对人体的观察和研究，持的是一种理化概念——人体的生命活动与一些物理、化学的规律类似。他们用解剖刀和显微镜，首先就是切割了整体性联系，因而是无论如何也无法找到人体经络系统的，离开了整体的结构，无论究竟它们是什么样的器官、组织、细胞、分子，与它们原来在整体中的就是不一样。也就是说人体经络系统的各个组成部分离开了整体，那么它什么都不是。它们是一个统一的整体，绝不可能用单一的器官、细胞或分子来表达。西方医药学是当今的世界医药学，它的基础研究建立在分析的、微观的科学基础上。它的基础科学包括：解剖学、组织学、细胞学、生理学、病理学、药理学、免疫学、分子生物学、分子遗传学、生物化学、生物物理学……首先是解剖学，从16世纪开始，科学家冲破中世纪的宗教禁锢，秘密进行尸体解剖，建成了完整的解剖学。随着牛顿力学的发展，机械唯物论统治了世界。人们认为：胃就是胃，骨就是骨；解剖学是固定的，一成不变的。到了19世纪光学研究成果发明了显微镜，这样开始进入微观层次的观察和研究，对细胞以及各种细胞器的生理和病理，有更详细的了解。进入了20世纪，电镜、X线衍射、免疫荧光等科研成果的不断展现，使我们能更进一步在分子水平进行观察和研究，如分子遗传学、分子免疫学、分子药理学等。然而，即使到了现在的21世纪，当代的世界医药学仍然只是方向向下的、微观的、各个层次的观察和研究，缺乏宏观的、整体层次的观察和研究。例如，一块骨，解剖学给它命名了各个部位的名称，各式各样肌肉和肌腱的附着部位等；组织学更给出了破骨细胞、成骨细胞、骨髓造血细胞微环境等；生理学、生化学、分子病理学等，更是给出了骨钙与血钙、钙与磷以及如何在分子水平上保持平衡观察和研究。然而，对于它们在整体水平的知识，仍然没有。他们至今不知道神经突触间隙是如何将神经系统联成一个整体（这其中的生物电、递质等化学物质和间隙液等淋巴液是联系成一体的）；也不知道，神经系统、免疫和循环系统等系统又如何联成一个整体（通过生物电网络、化学分子网络、体液循环网络等联成一体）。甚至从局部到整体进行研究的方法怎样进行都没有答案。西方医药学对整体性研究是一片空白，用我们的《现代中国医药学》正可填补这一空白。——这就是我的中国梦！

　　与西方思维方式截然相反的是以中国为代表的东方思维模式。一个民族的思维方式与方法不仅是民族精神和民族文化的再生源泉，更是民族智慧的集成和核心所在。中国人思维特点突出体现在辩证思维和整体性观点。"天人合一"是中华民族"整体观"典范的体现。我们从不把人类看作是独立于天地之外而存在的个体，而是将整个宇宙、自然界、人类社会看做是一个整合体，这在《周易》这部哲学著作中鲜明地体现出来。我们中国人的观察和思维的方法不是像西方从现象中寻找规律，不是局部地、机械地看待问题，而是普遍联系地看待各种不同事物之间的共性和它们之间发生的相互作用，重视自然规律和社会规律的一致性。伏羲氏解密了无字天书'太极图'，周文王则在八年被囚禁期间，用文字解释了'太极八卦'，并写出了中华民族的哲学经典——《周易》。其中"天人合一"、"人天一体"的观念是世界上最完整的整体观，这种协调共生的人与自然之间的发展理念，早在商周时代就已鲜明地提出来了。

中国人的聪明才智就在于此。从数千年以前的中国古文明开始，使用了辩证法的思维方法（矛盾对立统一的阴阳学说等）。辩证唯物主义认为，运动作为物质的根本属性，包含着宇宙间的一切变化和过程。物质运动的具体形式是多种多样的，不同的物质运动形式具有不同的规律，但都遵循从简单到复杂、从低级到高级的顺序进行运动。各种运动形式又是相互联系的、统一的。低级运动形式是高级运动形式的基础，高级运动形式中包含着低级运动形式，不同的运动形式在一定的条件下可以相互转化。物质运动的多样性和统一性对科学研究具有重要的指导意义，它揭示了科学研究和发展的一般过程。也就是从物质运动的最低级、最简单的形式开始，向高级、复杂的运动形式发展。这个过程是从事科学技术研究的人们，无论了解或不了解马克思主义都必然自觉或不自觉地遵循的规律。"实践是检验真理的唯一标准"。伏羲氏教人们'以痛为俞'找经络穴位，'砭石为针'进行治理。经络学说起源于针灸等临床实践。古代由于荆棘刺伤或石块砸伤在一定体表部位可以产生镇痛甚至治病的效果，而发现了穴位（经穴），即"砭石为针，以痛为俞"的原始针刺疗法；后来青铜器时代采用针，扎在了更精确的位置，产生"得气"感，"气至病所"，而发现了"经气"；最后发现这经气运行的"经络感传"是沿特定的路线，这些"路线"就是十二条"经脉"和奇经八脉等的"经络"。由经穴、经气、经脉等组成了人体经络系统。

针灸是通过人体经络系统，产生效应，其中最重要的信息物质就是生物电。生物电在体内呈现出有序的时空结构，形成整体性网络；其后还有经气的化学分子网络的参与和经脉水网络系统的改变等。经络学研究认为，人体经络系统，由经穴（生物电网络）系统、经气（化学分子网络）系统、经脉（水网络）系统所组成。

"旧的研究方法和思维方法，黑格尔称之为'形而上学'的方法，主要是把事物当作一成不变的东西去研究，它的残余还牢牢地盘锯在人们的头脑中，这种方法在当时是有重大历史根据的，必须先研究事物，而后才能研究过程。必须先知道这个事物是什么，而后才能觉察这个事物中所发生的变化。自然科学的情形正是这样。认为事物是既成的东西的旧形而上学，是从那种把生物和非生物当作既成事物在发展来研究的自然科学中产生的。——而当这种研究已经进展到可以向前迈出决定性的一步，即可以过渡到系统地研究这些事物在自然界本身中所发生的变化的时候，在哲学领域内也就响起了旧形而上学的丧钟。"马克思主义的哲学与具体科学研究的关系是普遍与特殊的关系，两者都是以现实世界为研究对象的。具体科学研究的是现实世界某一领域或过程的本质和规律，只能为人们提供认识世界和改造世界的具体方法；马克思主义哲学是从具体科学和知识中概括和总结出来的，是关于自然、社会和思维发展一般规律和科学，为人们提供的是认识世界和改造世界的一般方法。具体科学知识是马克思主义哲学的基础，马克思主义哲学为具体科学研究提供世界观和方法论的指导。在现代科学技术发展和革命的过程中，自觉运用马克思主义的认识和改造世界的方法，将会为其发展提供更有利的条件。而马克思根据黑格尔的《辩证法》和费尔巴哈的《唯物论》创建的"辩证唯物主义"作为马克思主义的核心世界观，这正与中国古代《周易》的思维方法，唯物辩证法和整体观，不谋而合。

中国医药学一直非常重视机体本身的统一性、完整性及与自然界的协调性。它认为人体是一个有机的整体，构成人体的各个组成部分之间，在结构上是不可分割的、功能上是相互协调的、病理上是相互影响的；而且还认识到人类生活在自然界中其生理功能和病理变化也要不断地受到自然界的影响，人类在能动地改造和适应自然的斗争中，维持着机体的正常生命活动。而维持人体的整体性与自然界的协调性的，正是人体经络系统。可是这种正确的整体性观点，西方医药学至今一直没有达到这个整体水平的层次，停留在微观层次上。因此，用辩证唯物主义和整体观的科学性，正可以作为鉴定《现代中国医药学》及其基础理论（特别如"经络学说"和"人体经络系统"等）的科学依据；并且进而发展，创建世界上首门整体性的生命科学——《经络学》，作为世界医药学对整体性研究的突破[①]。

二、整体性的思维方法——阴阳五行学说的辩证法

辩证法思维：辩证法是整体性的思维方法，而机械唯物论和形而上学则是局部的、片面的思维方法。这整体性思维正是西方医药学研究的薄弱环节，却又是中国医药学基础理论的特色。如何进行整体性研究，是东西方医药学发展的有机结合点，也是"现代中国医药学"科学性的核心点。

以前的研究方法是以个别的事物为中心，研究和分析各个不同层次的具体单元为核心，向更深入的微观层次进行分析，研究其结构与功能。1934年贝塔朗菲发表了"现代发展理论"，认为那种孤立的、因果分离的机械论模式，不足于解决生物学中的理论问题和现代科学提出的实践问题；批判了机械论的简单相加和被动反应等错误观点，提出了"机体系统论"的新概念；认为一切机体都是一个系统，一切生命都处于活动状态之中；认为应该把生命看成是一个开放的系统；一切有机体都是按照严格的等级和层次组织起来。系统理论的开创对抵制形而上学和机械唯物论思想作出了重大贡献。整体观是系统理论的基本观点，它摒弃了传统上运用的分解的方法。而西方医药学采用的基本上就是"分解"的方法。"现代中国医药学"的核心世界观就是整体观和唯物辩证法。

我们在认识和变革客观世界的实践中，要面对的一切对象，都是一个复杂的系统（从宇宙银河系、人类的社会、人的机体以及组织、器官、细胞、直到生物分子等都是复杂的系统）。系统是客观的、分层次的、是无所不包的，这就是系统理论。系统理论的根据就是"辩证法"，它是处于哲学和各

---

① 朱大栩.《中国科学技术学报》2008（2）：43-45.

门具体科学（包括各社会科学、医药科学和《经络学》等）的中间层次，带有跨学科的性质。系统理论认为，系统由于其组成要素既相互联系，又相互矛盾，而处于不断变化和发展状态之中；其中一个要素的改变，往往会引起另一种要素，甚至整个系统的改变；系统和环境处于相互作用之中；系统对它的要素发生积极作用，并按自己的特点来改变组成它的那些要素的性质。生命是什么？它迄今为止很难完全摆脱哲学性质的讨论。生命体的自行组织是亿万年进化的产物。在现阶段的研究中，从遗传信息开始，无论取什么水平，都是采用信息论的观点进行探讨，就是说机体中任一水平的任一基元，都被看作是一个既能接受又能发射"电磁波"信息的系统。由此建立了不同形式的同步聚合系统。紧接着自行组织问题的就是非线性系统，因为"同步聚合"和"非线性"几乎同义，在数学上大部分无解，有解的或有近似解的只是其中的极少数。人体经络系统就是这个既能接受又能发射"电磁波"的信息系统和自动调控系统。"通讯和控制系统的共同特点是在于都包含一个信息变换过程，即包含一个信息的接收、存取和加工的过程。但自动控制系统不是一部只是不断重复某种单调的动作的普通机器，它需要根据周围环境的变化自动地调整自己的运动，也可以说它必须具有一定的灵活性和适应性。由此可见，通讯和控制系统所接受的信息带有某种随机性质，即具有某种统计分布，因此通讯和控制系统本身的结构，也就必须适应它所接受和加工的信息的这种统计性质，即它能根据周围环境中某种变化来决定和调整自己的运动。"（《控制论》）因此，信息论、控制论、系统理论、耗散结构理论、协同论等整体性理论是理解和研究生命活动和"经络学说"的工具。

中国医药学接受了伏羲氏'太极'（阴阳鱼）和《周易》的阴阳学说是"辩证法"的思维方法。阴阳学说指出了世界上任何事物都一定具有矛盾的对立统一规律。"阴阳"，是对自然界一切事物和现象的对立双方的概括，它既可以代表两个相互对立的事物，也可代表同一事物内部所存在的相互对立的二个方面。"阴阳"代表着事物相互对立又相互联系的两个方面，但不局限于某一特定事物，因此不能用"形而上学"固定不变的观点来确定"阴阳"的物质基础是什么？阴阳学说认为物质世界是在阴阳作用下发生和发展着，相互资生、相互制约，处在不断运动变化之中；其内容包括：阴阳的对立斗争；阴阳的依存互根；阴阳的消长转化；阴阳不是孤立的，而是相互联系、相互影响、互为因果的。阴阳在一定的条件下可以相互转化，例如，量转化为质，质转化为量的质量互变规律；对立双方相互渗透的规律；否定之否定的规律（对立面的二次否定、二次转化，就表现为一个周期等）。辩证法其实就是世界事物矛盾的对立统一的规范律。五行学说是阴阳学说的发展和补充；相生与相克是阴阳不可分割的二个方面。相生，即相互资生、相互助长；相克，即相互制约、相互克制。而五行学说则进一步提出：任何事物都有"生我"、"我生"两个方面，另一方面又都有"克我"、"我克"两方面关系；从而形成了：我、生我、我生、克我、我克，这样 5 个方面，并用我们熟悉的"金、木、水、火、土"的特性，作为代表，这五种元素称谓"五行"。该整体性的研究方法是采用"比类取象"，即类比的方法和同构化的方法。根据"协同论"即"相似行为理论"及"类比"原理，五行学说可用于：人体与外界环境、四时五气、饮食五味、发病机制、疾病诊治及中药的运用原理等。在自然界，可以证明，尽管系统的组成部分或其基元各不相同，但在某种限定条件下，在外观上不同的系统之间，存在着深刻的类似。可以找到"自组织"过程的一般原理：给系统输入能量或物质，使系统变为开放系统，这时系统会呈现出新的性质，转变为在时空上，或功能上有序的状态。这种显示宏观有序的类似，可视为"相似行为"；这也是"协同论"的主要观点。生命系统中有振荡反应，其振荡动力学在生物周期节律（生物钟）、细胞内外信息处理和细胞的分裂、增殖中，起特别重要的作用。人与万物皆生活于天地之间，莫不受到天体运行和气候变化的影响，因此天、地、人之间能相互感应，存在着共同的规律——要达到"和谐"（"和谐"产生"协同"）。"相生"与"相克"是事物不可分割的辩证统一；没有"生"就没有事物的发生和成长，没有"克"就不能维持正式常协调关系下的变化和发展。阴阳五行学说的辩证法观点和整体性观点认为：自然界一切事物的运动、变化都存在着相互资生、相互制约的关系；而且只有生中有制、制中有生，相反相成，才能运行不息。五行学说应用于医药学领域，就是以脏腑、经络为客观依据，用自然界一切事物变化的相生、相克和生克乘侮的规律，来分析、研究、归纳、解释人体的生理活动和病理变化，并指导临床的诊断与治疗；用于整体性研究和理解脏腑、经络的功能活动、相互影响及生理病理的变化。其思维的方法，就是在整体内，各脏腑、经络，要达到和谐、统一。

"由牛顿的时间可逆到吉布斯的时间不可逆，这个转变是有哲学反响的。热力学显然是一门对时间不可逆的科学。"(《控制论》)当对可以系统地事物进行研究后，机械唯物论和形而上学也就响起了丧钟。辩证唯物论，认为事物都是辩证的、发展的，并采用了分析与综合统一的方法学。薛定锷提出"生命现象的科学思维应当是四维的（空间和时间）。"生命研究的对象（包括肿瘤）完全是单向的，顺着一个时间方向前进。即使单独一个细胞产生仅一次偶然的突变，也会或多或少对该组织的一个或几个方向的演进途径发生影响。生命科学的深入研究使我们重新认识了时间。统计力学的重要概念之一就是"熵"。它首先是用来反映相空间中的一种性质，即表示相空间区域的几率测度的对数。普里高津（1945）提出了线性非平衡热力学的最小熵原理，他在《从存在到演化—自然科学中的时间及复杂性》一书中指出："经典科学（这里指牛顿的机械论）给我们描述的是一幅简单的，可是确定不移、万古不变的静态自然图景，形成了一种关于'存在'的机械自然观，但是我们在自己的周围世界里，看到的却是发育、生长、地质变迁、生物进化、社会变革这样一幅复杂的、不可逆的、随机突变、变化无常的动态自然图景，形成的是一种'演化的自然观'。"他要在"存在"和"演化"之间架起桥梁，把热力学第二定律概括为一个动力学原理，需要重新认识时间。自然系统从混沌到有序，从原先的有序演化为新的有序过程是"活"物质的自组织过程，是一种既不是完全偶然、也不是预先决定的过程。他把热力学嵌入到动力学中，重新发现了时间的意义，消除了物理学和生物学的对立，提出了与中医中的"天人合一"类似的新的"天人合一"论。扩大了生命的整体性研究。信息量通常定义为负熵，即熵的负数。他使用的方法有别于当时其他的学科；它关心的是行为，并提供了科学地处理复杂系统的方法。机体是复杂的，它的复杂性对它末说是本质的；机体是由许多部分联系而成的动态系统，其中任一因素的变化都会立即影响到其他部分的变化。使用控制论的观点使研究复杂系统有了可能。

对系统的某些变量随时间而演化的关系作跟踪记录就得到时间序列，分析时间序列就能得到系统一系列的动态性质，用不同的时间标度去观察时间序列，表现为统计上的自相似或自仿射性，即具分形特征。混沌（chaos）现象是系统内部某些控制参量的变化所引起的一种无规运动，是一种无周期的有序现象。混沌运动的轨迹在一定区域中，经无穷次拉伸、扭曲、折迭，所形成的奇怪吸引子（或混沌吸引子）是一种具有无穷嵌套自相似结构的分形。它是整体稳定与局部不稳定因素的折中产物。阴阳五行学说就是根据"自相似"理论，具"分形"特征。

生命有两个基本特征：一是与环境发生各种关系；一是生命的本身运动特征。生命体和细胞的生成在没有任何外界干预的条件下，长成了自己的形态和功能，这称为"自组织"。这自组织过程是否存在一般原理？哈肯（HAKEN）详细研究后发表了《协同论的基本思想——一种处理自组织的普遍方法》[①]。他发现了一个新的、各学科之间的共同领域，称谓协同学（SYNERGETICS）；所研究的系统可能由性质完全不同的基元，如原子、分子、光量子、细胞、组织、器官、动物、人类以至人类社会所组成；然而可以证明，尽管这些系统的组成部分或基元各不相同，但在某种限定的条件下可以找到自组织过程中的一般原理：通过给系统输入能量或物质，使该系统变为开放系统时，才可实现一种有序状态；这时的系统会呈现出新的性质，例如摆脱微观混沌，显示为宏观有序；在外观上不同的系统之间存在着深刻的类似性。故协同论可视为"相似行为理论"。

"周易"（阴阳八卦）也是二进位数学和现代信息社会的先祖，19 世纪末著名数学家莱布尼茨通过基督教传教士得到伏羲氏的'太极八卦图'和《周易》的 64 卦方位图和次序图，他结合多年的研究发现，这是个二进位的数学体系，阴爻（--）可以当作 0，阳爻（—）可以当作 1，然后按照此图得到

---

① 哈肯.《科学》1990；42（1）：3

从 0 到 63 的二进制表达。于 1901 发表了《易经卦爻与二进位数学的同一性》，使二进制数学得到了世界的承认。"无极生太极，太极生二仪，二仪生四象，四象生八卦，而 64 卦。"周易 64 卦合 384 策，坎离震兑 4 卦计 24 策，合 24 气，以周天 360 度×4（演 24 气之 4 卦）得 1440 分，恰合 24 小时。在控制论的历史上，反复出现过的一个因素，即数理逻辑的影子，这时也参预进来了莱布尼茨的哲学集中表现在两个密切联系着的概念上——普遍符号论和推理演算的概念，今日的数学记号和符号逻辑即来源于此。"神经元兴奋的全或无的性质，完全类似于二进位制中决定数字时的单一选择，这种二进位制我们不只一个人设想过，认为它是计算机设计最合适的基础。突触无非是这样一种机构，它决定来自别的一些选定元件的输出的特定组合是否将成为足以使下一个元件产生兴奋的刺激，而且这种决定的精确性要类似计算机。"（维纳：《控制论》）"推天道以明人事。""人以天地之气生，四时之法成。""夫百病者，多以旦慧、昼安、夕加、夜甚，何也？歧伯曰：四时之气使然。""人与天地相参也，日月相应也，故月满则海水西盛，人血气积，肌肉充，皮肤收。"（《灵枢·岁露篇》）人与自然联系成统一整体。在物质和生物的微观世界里，太极序列也有重大的意义。混沌理论认为，周期倍化分叉现象（周期为 2）是通向混沌的一条重要途径。

分形（FRACTAL）理论是非线性科学一个活跃的数学分支，它在传统的几何学基础上更加准确地描述自然界千姿百态的构型与现象。其定义为：其组成部分和整体以某种方式相似的形叫分形。构成自相似分形的方式较多，如不断分支和连续内插。遗传物质（DNA）一分为二的复制过程，以及树枝的生长过程，常形成一个分形。自相似的思想可从周易的"无极而太极，太极生两仪，两仪生四象，四象变八卦；""仰则观象于天，俯则观法于地，观鸟兽之文与地之宜，近取诸身，远取诸物，始作八卦，以通神明之德，以类万物之情"。以及《内经》中"耳者，宗脉之所聚之"。正好表达了分形的思想[1]。分形的定量参数是"分维"。维数是为确定空间中一点所需独立的坐

[1] 朱大椿.《朱大椿获奖论文选编》科学技术文献出版社，2002：165.

标数目。点是 0，线是 1，面是 2，体是 3。Dt 为拓扑维数。若各个方向的伸缩比不全相同，则得自仿射集。具有自仿射集的体系也是"分形"。在研究机体复杂的形态及生命过程复杂变化的规律方面，分形理论显示出强大的生命力，成为人们研究的有力工具[①]。由于事与物都具有某些与太极序列相对应的周期，但周期的组合不一定相同，仅当特定的时空条件下，两个不同事物都呈现出相同或相似的周期时，就可能出现共振，产生突然的相互作用[②]。阴阳五行学说中的"同声相应"、"同气相求"，就是这种"协同"现象的整体性表现。阴阳五行学说是辩证法的整体性思维。辩证法是整体性思维的方法学。

伏羲氏的无字天书"太极八卦图"，《周易》用文字表述为"易有太极，是生二仪，二仪生四象，四象生八卦。"由于易卦的符号是天体运行的真实反映，是年、月、日、时、周期的具体概括，因而古人发现它是宇宙万有客观存在的规律，故能作剖析一切事理的方法。易卦是古代对天文、气象、纪理、和统一计算中发现的规律，它是宇宙万物的客观规律。"天人合一"的观点认为，天、地、人尽管现象不同，但存在着普遍规律；人类生活在自然界，其自然界的变化常直接或间接影响到人体，而人体受自然界的影响也必然产生生理或病理上的影响。《内经》中的"素问-四气调神大论"就是根据四时中万物生、长、收、藏的规律来指导人们如何去养生、防病的。"医易相通"；"不知易，不足以言太医。""天人一理"；"人以天地之气生，四时之法成。"在《周易》和阴阳五行学说的介入下，中国医药学采用了矛盾对立统一的辩证法思维。而朴素的辩证法思维也是整体性思维的方法。

阴阳学说是辩证法的思维方法。阴阳学说指出了世界上任何事物都一定具有矛盾的对立统一规律。阴阳学说认为，一切事物都不能孤立地存在，都同周围事物有普遍的联系。不能只有阴没有阳，也不能只有阳没有阴，事物本身总是处于矛盾的对立统一状态。阴阳，是对自然界一切事物和现象对立

---

① Cross SS, Cotton DWK：J　Pathol　1992；166（4）：409.
② 李后强，黄立基.《科学》1990；42（2）：95.

双方的概括，它既可以代表两个相互对立的事物，也可代表同一事物内部所存在的相互对立的两个方面。阴阳学说认为，"阴阳"代表着事物相互对立又相互联系的两个方面，但不局限于某一特定事物，因此不能用"形而上学"固定不变的观点来确定"阴阳"的物质基础是什么？一般地说，凡活动的、外在的、上升的、温热的、明亮的、功能的、机能亢进的，都属于阳；沉静的、内在的、下降的、寒冷的、晦暗的、物质的、机能衰退的，都属于阴。事物的阴阳属性并不是绝对的，而是相对的。这种事物相对性，一方面表现为在一定条件下，阴阳可以相互转化；另一方面则体现于事物无穷的可分性。例如，基因的 DNA 序列呈双链，一条是正义链，具有功能为"阳"，另一条是反义链，具有结构属"阴"；同一基因组 DNA 的两条链，可分别转录，形成彼此互补的两条信使 RNA，它们互为"反义"。如果两条互为"反义链"，都有"正义链"，则由于其转录的 RNA 与之互补，应称之为"反反义链"，因此所有的 RNA 似乎都是"反义 RNA"；从整体而言，也就构成了一种"反义 RNA 网络"。机体内存在有许多小分子的反义 RNA，及与之互补的反反义 RNA 片段，形成"反义 RNA 网络"。这个反义 RNA 网络，一方面参与调控特定基因在特定的部位、特定时间的启动和关闭，维持机体各种功能活动的相对稳定；另一方面，对机体内突变核酸和外来入侵核酸，发挥特异性识别和排斥作用。正义链"阳"和反义链"阴"可以相互转化；而反义 RNA、反反义 RNA、及反反反义 RNA 等，则体现了事物阴阳无穷的可分性。

阴阳学说认为，物质世界是在阴阳作用下发生和发展着，相互资生、相互制约，处在不断运动变化之中；其内容包括：阴阳的对立斗争；阴阳的依存互根；阴阳的消长转化；阴阳不是孤立的，而是相互联系、相互影响、互为因果的。阴阳在一定的条件下可以相互转化，例如，量转化为质，质转化为量的质量互变规律；对立双方相互渗透的规律；否定之否定的规律（对立面的二次否定、二次转化，就表现为一个周期等）。

作为进行"整体性研究"的思维方法就是阴阳五行学说的辩证法思维。在细胞水平和分子水平则是物质基础。"精"为细胞核内的核酸，"气"为细胞质内各蛋白质，"神"为细胞膜上各种信息物质。作为"精"——细胞核内

的染色体遗传物质——基因组，是由双链的 DNA 组成的。这 DNA 链，一条
链是"正义链"，另一条链是"反义链"。当它们分开后，它们又可分别与相
应核苷酸结合，就成了两个与原来完全一样的两条双链 DNA。进而分裂成两
个完全一样的细胞（"一分为二"）。它们在机械唯物论者的眼中，好像是完
全一样的。

可是"现代中国医药学"则认为，二者是"阴"与"阳"的矛盾对立统
一，二者不完全相同，但可相互转化。一条"正义链"构成的细胞，是"阴"
细胞，是"物质"细胞，它能进行"分裂"；另一条由"反义链"构成的细
胞，则是"阳"细胞，是"功能"细胞，它能进行"分化"。因此，一个细
胞分裂成两个后，表面上看上去是完全一样的，其实不然，一个能继续"分
裂"，成为"干细胞"；另一个则不断"分化"成有"功能"活动的"组织细
胞"。我们现在提出的这些观点，得到了证实：

1958 年，约翰·格登在牛津大学成功做出了体细胞克隆蛙。

既然单独的细胞核移植就可以让生物由一个细胞逐渐分裂、分化成为完
整的个体，那么这种现象就一定不会仅仅存在于胚胎中。20 世纪 60 年代，
约翰·格登做了个实验，证明成体细胞也可以用类似的技术重新获得发育成
一个完整个体的潜在能力。他把美洲爪蟾的小肠上皮细胞核注入去核的卵细
胞，结果发现一部分卵依然可以发育成蝌蚪，其中的一部分蝌蚪可以继续发
育成为成熟的爪蟾，这就是人类第一次从动物的成体细胞中重新复制出一个
新的动物。在这之前，很多生物学家认为生长是通过细胞丢掉无用的基因而
实现的。而戈登的这一实验揭示出，生长发育其实是基因开关被打开或者关
闭的过程，而且这个过程是可逆的。我国的科学家朱冼也在 1963 年就培养
出了"没有外公的蝌蚪"。可惜他在"文革"中被迫害致死。研究也被迫中
断。

2006 年，山中伸弥证明了细胞重构可以仅仅利用 4 个基因来完成，从而
再次改变了全局。他发现当这 4 个基因重新在细胞内开始表达的时候，这个
细胞就具有了类似干细胞的可诱导分化能力。这意味着，人类找到了更安全
的方法来修复体内潜在的受损器官或组织。山中伸弥的研究表明，利用从成

年人体内获得的干细胞来进行移植和诱导分化，比用胚胎细胞更安全。而利用已经分化成熟之后的细胞，重新让这些成体细胞"返老还童"变回干细胞又更安全。但最重要的风险是，山中伸弥的实验室发现，通过诱导获得的干细胞大概有20%左右会发生癌变。这主要是因为干细胞和肿瘤细胞有很多相似之处。它们都能够不断分裂，都可以被"种植"在各种组织里。有时候肿瘤细胞也会被诱导分化，即使人工移植也难以避免体内的干细胞不会变成肿瘤细胞。

他们两人因此而获2012年诺贝尔奖。

一条核苷酸链（包括DNA链或RNA链）通过聚合酶链反应（PCR）可以生成一百多万条相同的核苷酸链。换句话说，一个细胞能通过分裂生成数以百万计的相同细胞。例如一个受精细胞在桑葚期生成了许多相同的细胞。这些细胞在机械唯物论者的眼里似乎是相同的。然而我们根据阴阳五行学说的整体性认识：在内为阴，在外为阳；在下为阴，在上为阳……阴阳对立统一，而且可以相互转化。因此，到后来，"在内的"进一步分化成"内胚层"细胞，"在外的"进一步分化成"外胚层"细胞。最后，根据所在的位置不同，分化成各种不同功能的组织细胞。

从上述的受精细胞看，"一分为二"的分裂功能是很强的。即使是正常的肝细胞，在部分肝脏切除后，也能迅速地"再生"。直到恢复原来的大小。这些"细胞分裂"的功能需要一旦停止时，如肝细胞生成的白蛋白在血中浓度达到正常值时，这时就从"细胞分裂"转而成为"细胞分化"。而细胞的终末分化随之而来的是发生"细胞凋亡"。因此机体总是能保持一定数量有功能活动的组织细胞。

如果"癌基因"激活，或"抗癌基因"失活，就会使细胞"永生化"。这时，只有"阴"没有"阳"，不断地进行细胞分裂，而不发生细胞凋亡，从而导致肿瘤发生。这时可以通过"扶正祛邪"诱导分化，恢复"阴阳平衡，使其'改邪归正'"。

相反，如果通过化疗、放疗消灭所有的分裂旺盛的细胞，如骨髓造血细胞。这时我们就要用输入"造血干细胞"，使它们不断地进行细胞分裂，并使其分化、成熟，恢复机体正常的血细胞生理功能。使能"祛邪不伤正"。

如何进一步调控"细胞分裂"与"细胞分化"的精确手段，正是"现代中国医药学"要进一步深入研究的课题。

三、分子水平的整体性研究

生物分子与"信息"物质——分子水平的整体性思维和研究方法

辩证唯物论认为，承认世界的物质性是一切科学研究的前提。中国医药学对生命起源、疾病成因以及形体和精神的关系等医学科学上的一些重大问题，均都给予了唯物主义的说明。首先，它认为世界是物质的，人也是物质的。中国医药学在古代解剖学就已相当发达。《内经》[灵枢经水篇]指出："夫八尺之士，皮肉在此，外可度量切循而得之，其死，可解剖而视之。其脏之坚脆，腑之大小，谷之多少，脉之长短，血之清浊——皆有大数。"中医脏腑学说之五脏（心肝脾肺肾）、六腑（胆、胃、大肠、小肠、膀胱、三焦）及奇恒之腑（脑、女子胞）等，无一不是以解剖学的物质为基础。

中国医药学是唯物主义的——认为人体生命活动的物质基础，就是"气"。中医的"气"学理论包括：气血学说、营卫学说、精气神学说、脏腑学说的"脏腑之气"、经络学说的"经络之气（经气）"等等，其实质是"唯物论"。我们的研究指出：它们在细胞水平和分子水平各有其物质基础，如"精气神学说"中"精"为细胞核中的遗传信息物质——"核酸"；"气"为细胞质中的各种调控信息物质——"蛋白质"；"神"为细胞膜上的传递信息物质——"递质、生物电（离子通道）"等[①]。核酸-蛋白质-递质等生物分子，就是气学理论的物质基础。中医是唯物论的。

阴阳学说的物质基础是"气血学说"："气为阳，血为阴"；"气属阳，血属阴；气为血帅，血为气母。"而"营卫学说"则是气血学说的深入和补充，它将"气"进一步分为，运行于血脉中的"营气"，和运行于血脉外的"卫

---

① 朱大栩. 《朱大栩获奖论文选编》科学技术文献出版社，2002，72.

气"。即"气"再可分为属阳的"卫气"和属阴的"营气";"卫为阳,营为阴。"我们的研究指出:"'气'是指蛋白质;机体内所有的蛋白质都溶解于'水'系统中,其中最重要的水系统为血液。'气血学说'的实质就是,机体的蛋白质全都处于'水居'状态。"[①]

"精气神学说"通过信息与信息论的思维方法,可以阐明其物质基础和科学性的本质。它们是唯物主义的,其物质基础为:"精"是细胞核中的遗传信息物质——核酸;"气"是细胞质中调控信息物质——蛋白质;"神"是细胞膜上转换信息物质——递质、受体、电磁波。"精"的物质基础是遗传信息物质,即核酸(DNA、RNA);"气"的物质基础就是基因产物,即蛋白质(各种多肽因子、受体、酶、及各种结构蛋白如细胞骨架等),是调控和传递信息物质;"神"则是转换信息物质,如:神经肽、神经递质、以及"脑内激素"等化学分子信使物质及其受体系统所转换成的生物电和电磁波等,是转换信息物质。生物电和电磁波是信息,也是物质。

根据中医的"气"理论,营卫学说则把"气"再分为属阳的"卫气"和属阴的"营气"。

"卫气"(属阳):是指机体的防御免疫功能性蛋白质,主要包括:介导细胞免疫的细胞因子(白介素、干扰素等)和介导体液免疫的免疫球蛋白(抗体等)。它们由 T 淋巴细胞分泌淋巴因子和 B 淋巴细胞分泌免疫球蛋白所组成,而所有的淋巴细胞都存在于淋巴液中。因此,这些具免疫保卫功能的蛋白质因子(淋巴因子、抗体等),即"卫气",也大都存在于淋巴液中。

"营气"(属阴):"营者,水谷之精气也,和调于五脏,洒陈于六腑,乃能入于脉也,故循脉上下,贯五脏,络六腑也。"(《素问·痹论》)营气主要由脾胃中的水谷精微所化生,分布于血脉之中,成为血液的组成部分,而营运全身。我们认为,营气主要是指血浆蛋白质;包括各组织细胞分泌到血液中的各种蛋白质(如酶蛋白、神经肽、各类生长因子、各细胞因子、各抑制

[①] 朱大棡. '红细胞免疫与营卫气血学说'《中国名医名论要览》中国国际广播出版社,1995,126.

因子等），即血浆蛋白。

脏腑学说则认为：人体气、血（津液）在生理上既是脏腑功能活动的物质基础，又是脏腑功能活动的产物。故"血气不和，百病乃变化而生。"（《素问·调经论》）"脏腑之气"，即是各个脏腑组织分泌的蛋白质活性分子。

经络学说则认为："经络是气血运行的通道"；人体经络系统是沟通表里上下、联络脏腑组织、运行全身气血以调节体内各部分的通道，故不可不通。"经脉者，所以决死生，处百病，调虚实，不可不通。"（《灵枢·经脉篇》）"经络之气"，即是"经气"，又叫"真气"或者说"元气"，包括：卫气、营气、脏腑之气等。

以牛顿力学为基础的旧的研究方法和思维方法，黑格尔称之为"形而上学"的方法，要是把事物当作一成不变的东西去研究。以前认为，激素仅由内分泌腺细胞所分泌，激素和内分泌细胞都是一成不变的东西。现已发现，不仅内分泌细胞、神经细胞、胃肠道细胞、免疫细胞、心血管等细胞，均可分泌内分泌激素。例如，最近已发现，"心"、"肺"等内脏细胞，也能分泌心钠素、阿片 7 肽等激素；肺内不仅有阿片肽等内源性吗啡样物质，还有阿片肽受体，它可以刺激心钠素的释放；而心钠素可增加肺表面活性物质，改善意肺呼吸窘迫综合症[①]。一个值得注意的现象是，存在于神经系统的神经肽已在消化道作为胃肠激素出现，而原先认为只存在于消化道的胃肠激素，如胃泌素、胆囊收缩素、生长抑素等也都在神经元中发现[②]。我们认为：神经-内分泌系统与免疫系统之间存在着双向联系，它们通过共同的一套化学分子（递质、激素、细胞因子等）相互调节；而免疫系统中，又不仅包括介导细胞免疫的 T 淋巴细胞和介导体液免疫的 B 淋巴细胞，还包括介导非特异性免疫的巨噬细胞、甚至是皮肤的角朊细胞以及进行红细胞免疫的红细胞等等。我们的这种新认识，正如恩格斯所指出："认为事物是既成的东西的旧形而上学，是从那种把非生物和生物当作既成事物来研究的自然科学中产生

① 邹承鲁. 生命科学，1993；5（4）：1.
② 朱大栩，马更生. 国外医学分子生物学分册，1993，15（6）：275.

的。而当这种研究已经进展到可以向前迈出决定性的一步，即可以过渡到系统地研究这些事物在自然界本身中所发筌变化的时候，在哲学领域也就响起了旧形而上学的丧钟。"

全身细胞都浸浴于胞外液的体液中，通过胞外液的微环境稳定以维持内稳态。根据阴阳五行学说，各个细胞间通过"生克乘侮"彼此相互联系、相互制约。例如，机体的免疫功能主要通过 T 淋巴细胞进行细胞免疫；通过 B 淋巴细胞进行体液免疫。而 T 辅助细胞（Th）协助 B 细胞进行体液免疫，这时它又需要巨噬细胞等抗原提呈细胞将加工后的抗原提呈给它；而 T 抑制细胞（Ts）则起抑制作用。巨噬细胞多数作用是非特异性的，但它可将肿瘤抗原递呈于 T 细胞并使之活化；它还同 B 细胞合作以其特异性细胞亲和性抗体来武装自已，以增强杀瘤作用的特异性成分。巨噬细胞和肿瘤细胞共同所处的微环境高度影响并决定巨噬细胞的杀瘤效果。影响巨噬细胞活性的微环境是来自巨噬细胞的内外的细胞因子，而巨噬细胞又产生多种细胞因子于其所处的微环境中，以对其他细胞产生影响。受巨噬细胞作用后的细胞又分泌多种细胞因子，都从不同途径作用于骨髓，刺激多能干细胞的产生和更新免疫细胞和其他细胞，以形成多细胞因子相互作用的分子网络。实现"生克乘侮"的反馈联系。巨噬细胞还能产生 IL-12，以作用于 Th 细胞、NK 细胞等；而 Th 细胞又分成 Th1 和 Th2 细胞；前者可分泌干扰素（IFN）等，而 IFN-γ 则又是活化巨噬细胞的细胞因子；后者主要帮助 B 细胞产生抗体，并分泌 IL-4，5，6，10 等，而 IL-4 则又可促进肥大细胞增殖；显示出细胞机制和抗体机制相互协调。这些细胞因子属于"卫气"。胰岛细胞分泌的激素则属"营气"；它们也是相互制约、相互联系、相互协调，彼此"生克乘侮"。胰岛腺内有三种细胞：β 细胞分泌胰鸟素，α 细胞分泌高血糖素，δ 细胞分泌生长抑素，三种细胞相互毗邻、相互混杂、相互沟通。胰岛素可增加血糖的去路、抑制血糖的来源，其本身的分泌量又直接接受血糖浓度的反馈调节。胰高血糖素则增加血糖来源，与胰岛素相拮抗。生长激素抑制血糖进入组织细胞而使血糖增高，而生长抑素则与生长激素相拮抗。α 细胞的高血糖素可刺激 β 细胞和 δ 细胞的分泌；而 β 细胞的胰岛素则反馈抑制 α 细胞的分泌；δ 细胞的生长

抑素对邻近的 α 细胞和 β 细胞又都有直接的抑制作用。此外胰岛细胞还有外分泌功能，其分泌的胰蛋白酶、胰脂酶、胰淀粉酶等等均参与消化功能；它们的分泌也受到神经递质、激素（脏腑之"气"、经络之"气"）等的调节。在分子水平，神经-免疫-内分泌-消化-循环-呼吸-生殖等各个系统，通过蛋白质受体系统形成一个完整的整体性网络。

中国医药学的基础理论不仅在整体的系统水平，即使是在细胞水平和分子水平，也有其物质基础和科学机理。按照营卫气血学说，机体内的任何细胞都要受到其局部微环境，特别是局部的免疫机制，即"卫气"和微循环，即"营血"的影响。而气血运行的通道即是"经络"。每个细胞通过受体都要受到神经-体液-微循环-免疫等因素的影响，因此，在细胞水平彼此也有"生我、我生、克我、我克"，以及"相互资生、相互制约、相互转化"等的相互联系。如机体的特异性免疫应答是由淋巴细胞介导的，T 淋巴细胞负责特异性细胞免疫，B 淋巴细胞负责特异性体液免疫。T 细胞可分为：辅助性 T 细胞（Th）、抑制性 T 细胞（Ts）和杀伤性的细胞毒 T 细胞（Tc）等。对辅助性 T 细胞亚群的识别，进一步加深了对免疫效应功能调节的了解。Th 亚群除控制体液免疫和延迟型超敏反应外，还通过分泌抑制性细胞因子来相互调节。尤其是 Th2 细胞，它能通过分泌 IL-10 来抑制 Th1 细胞的功能。免疫效应细胞功能的调节主要是通过能分泌特定的细胞因子的 T 细胞亚群来实现的。因而不同 T 细胞亚群的调节作用，是免疫效应细胞功能调节的一部分。T_{H1} 细胞产生 IL-2，IFN-γ 及淋巴毒素（LT）；T_{H2} 则表达 IL-4，IL-5，IL-6，IL-10，及 P600。Th2 样反应（IL-4，IL-5 高水平）介导体液免疫，与抗体高水平有关；Th1 样反应（干扰素高水平）介导细胞免疫，与延迟型超敏反应有关。IL-10 由 Th2 细胞产生，能抑制 Th1 细胞合成细胞因子。IL-12 由巨噬细胞和 B 细胞产生，能刺激 Th1 细胞克隆增殖；IL-4 促进 T 细胞向 Th2 型分化。IL-12 是细胞介导免疫发生的关键因素，T 细胞系和 B 细胞系都能对数以百万计的不同抗原的特异结构，——加以识别，产生出高度特异的、针对某一特定抗原决定簇的反应细胞。B 细胞系的抗原受体是免疫球蛋白。T 细胞系对抗原的识别与主要组织相容性复合体（MHC）分子密切相关具免疫功能的各种"卫气"分子的本身，就形成网络，在细胞水平和分子水平实现整体性调控；它又通过红细胞-淋巴细胞-毛细血管内皮细胞等，及其分泌的各种蛋白质因子，进行淋巴-血液微循环调控，改变各细胞内环境，从而实现更大范围的整体性调控；最后通过人体经络系统进行整体调控。"气"学理论不仅是唯物主义的，而且是细胞和分子水平的整体观信息和调控的物质基础。

分子水平的整体性思维是"气"学理论，是化学分子网络系统的形成；是"水居"蛋白质的生命活动——"营卫气血学说"。对细胞本身而言，则它是"精气神学说"的物质基础和产生地。"精"（基因 DNA）——细胞核，"气"（基因产物蛋白）——细胞质，"神"（信使物生物电）——细胞膜。共同组成一个完整的整体。细胞水平的整体性思维是抛开结构，进行功能活动的相互联系，如"脏腑学说"的"五脏"具"五行"的"生克乘侮"的"自相似结构"。"脏"代表功能相同或类似的一些细胞，分布于不同的组织器官中，"腑"代表相同的组织器官中为同功能的一些细胞。

著名科学家爱因斯坦指出："如果人体的某一部分出了毛病，那么只有很好地了解整个复杂机器的人才能医好它；在更复杂的情况下，只有这样的人，才能正确的了解病因。"[①]各种单个细胞的结构和功能的总和并不等于人体的生命活动；局部孤立的组织、细胞，其结构和功能与它们在机体整体中的行为和功能并不一致。因为机体中的任一组织或细胞的功能和活动都要受到其他组织或细胞的制约和影响。这就需要我们在方向向上的整体性研究，采取新的观点和方法。放弃单纯研究其结构的解剖学方法，而采用研究其功能活动相互联系的生理-病理方法，进行整体性认识。

四、机体水平的整体性研究和方法——脏腑-经络学说

用"唯物辩证法和整体观"来鉴定"脏腑-经络学说"的整体性观点，正

---

① 爱因斯坦文集 第一卷 518.

符合系统理论、耗散结构理论、协同论等现代整体性的生命科学理论。脏腑学说提示，客观世界并非是其组成单元的简单集合，它是由不同性质的基本单元相互作用，构成不同层次的复杂世界，因此必须对各单元在时间-空间相互作用构成为一整体，进行整体性研究。

对机体的整体观，我们不仅有机体水平、细胞水平、分子水平、还有外环境和宇宙水平的整体观"天人合一"；以及采用综合方法的认识论。脏腑学说在细胞和分子水平的微观性认识中，主要是生物活性分子（神经肽、激素、细胞因子、脏腑之气等）及其相应受体及细胞组成的网络系统，形成一个整体。中国医药学的脏腑学说不仅认为，脏与脏、脏与腑、腑与腑在生理上、病理上有密切联系，而且脏腑与皮、肉、筋、脉、骨以及鼻、口、目、耳、前后阴等机体的各个组织器官也有着不可分割的关系。这种整体性的认识与系统理论正巧不谋而合。系统理论认为，系统由于其组成要素既相互联系，又相互矛盾，而处于不断变化和发展状态之中；其中一个要素的改变，往往会引起另一种要素其至整个系统的改变；系统和环境处于相互作用之中等。而且，这种整体性的认识，中国比西方早了二千年。

1934 年贝塔朗菲发表了"现代发展理论"，认为那种孤立的、因果分离的机械论模式，不足于解决生物学中的理论问题和现代提出的实践问题；批判了机械论的简单相加和被动反应等错误观点，提出了"机体系统论"的新概念：认为一切机体都是一个系统，一切生命都处于活动状态之中；应当把生命看成是一个开放的系统；一切有机体都是按照严格的等级和层次组织起来等。系统理论的开创对抵制形而上学和机械唯物论思想做出了重大贡献。整体观是系统理论的基本观点，它摒弃了传统上运用的分解的方法。这一点正巧是"脏腑学说"的核心。可是脏腑学说的整体性观点比西方提前了二千年，致使某些西方人士到现在仍不能掌握脏腑学说的系统理论的实质。自从1934 年提出整体观的"系统理论"后，巴纳德提出了"管理学"，贝尔纳提出了"科学学"，申农提出了"信息论"，维纳提出了"控制论"，诺依曼提出了"对策论"，普里高津提出了"耗散结构理论"，哈肯提出了"协同论"，托姆提出了"突变论"等，构成了对整体性的系统理论不断前进的阶梯。系统理论为打开整体性研究的方法学大门奠定了基础，也为"脏腑学说"和"经络学说"的整体观，做出了科学性的鉴定。

脏腑学说又称之为"藏象"。藏指藏于内，就是内脏；象是征象或形象，取其脏腑虽存在于机体之内，但其生理、病理方面都有征象表现于外。通过对生理、病理现象的仔细观察，如皮肤受凉而感冒会出现鼻涕、咳嗽等症状，因而认为皮毛和鼻，与"肺"有联系。经络学说则更是把人体的五脏六腑、四肢百骸、五官九窍、皮肉筋脉骨等组织器官联结成一个有机统一的整体。

解剖学、生理学和医学的研究，都有一个发生学的次序，即它的研究对象大体上有先后之分，并循序渐进。我们先研究的是各脏腑的结构，而后再去研究该各结构的功能，但这种研究方法会不断碰壁，因为机体的任一脏腑的功能都要受到其他脏腑的制约；此外有些器官例如大脑，它们是不能用解剖的方法来进行研究的。因而我们的祖先放弃了对结构的详细研究，采用了行为主义的方法，这种方法是把结构搁置一旁，着重研究脏腑在整体中的行为和作用。通过五行学说的类比方法和反馈联系，把五脏比作五行，研讨它们之间功能和作用之间的联系，成为脏腑学说的主要内容。

我国早在春秋战国时代就已经有了较发达的解剖学和外科学。据史料记载，失传的《外经》有 37 卷，为《内经》的二倍。解剖学和外科学的知识已达一定水平。按《内经》中的记载：食道的长度与大小肠长度之比为 1 比 35；而现代解剖学实际测量的结果是 1 比 37，非常接近。"夫八尺之士，皮肉在此，外可度量，切循而得之；其死，可解剖而视之。"（《灵枢·经水篇》）脏腑学说中五脏（心、肝、脾、肺、肾）六腑（胆、胃、大肠、小肠、膀胱、三焦）以及脑、髓、骨、脉、胆、女子胞，六种奇恒之腑，均有某种解剖学的依据。

显然，当时虽然已有发达的解剖学和科学知识，但由于阴阳五行学说（即哲学上辩证法）的介入，认为世界上都是由阴阳相互联系、相互制约，矛盾对立统一；且有"生我"、"我生"、"克我"、"我克"的生克乘侮的反馈联系。既然认识到体内各脏腑、组织的结构、功能和作用是彼此紧密联系，因而单一脏腑、组织的结构功能和作用自然要放在整体中，用新的方法来研究；不是进一步去分析脏腑组织的结构细节，而是着重研究它们间的相互联系，以及它们在整体中的相互作用和功能。中医的脏腑学说，又称"藏象"（藏形于内，显象于外），认为机体内部的脏、腑的生理活动和病理现象都要在外部表现出来；认为内而消化循环，外而视听言行，无一不是内部脏、腑活动的表现；所以摒弃了解剖的"结构"的深入研究，而注重于"功能"活动的相互联系，实际上脏腑的功能活动就是人体生命的整体性活动。

由于要将机体作为一个整体来研究，而机体是一个不能打开的"黑箱"，故脏腑学说采取"天人相应"、"比类取象"的黑箱理论的研究方法，抛弃人体内的脏腑组织的详细结构研究，采取与大自然中存在的"木、火、土、金、水"进行"类比"的方法，通过相互间"生克乘侮"的逻辑性推理，用"同构化方法"的反馈联系，从活着的人体整体性的表现中，进行细致而周密的观察；通过临床反复实践，进行验证，并总结提高。

通过"类比"和"同构化"进行整体性研究的方法，闪烁着古代中国人思维方法的聪明才智；它抛开了人体内脏腑结构的详细研究，而是从活着的人体的整体中的表现、现象或症状，进行细致的观察和研究。采用"类比"的方法使可能从自然界中原已存在的一些关系(如反馈联系等)加以利用，而不必重新建立它们的关系。当这个正在研究的对象为新现象，新问题，新邻域时，这种方法特别有用。"现代中国医药学"认为，"脏"与"腑"是二个完全不同的概念："脏"是代表具有相同或类似功能的细胞所组成，这些细胞分布在不同的组织器官中，表达的是系统的功能；而"腑"则是代表相同的组织器官中的不同细胞所组成的脏器，表达的是器官功能。因此，五脏（心、肺、脾、肝、肾）的生理功能是生化和储藏精、气、神、血、津、液；六腑（胆、胃、大肠、小肠、膀胱、三焦）的生理功能是受纳和腐熟水谷、传化和排泄糟粕。所以脏腑学说中的"心、肝、脾、肺、肾"等五脏，虽与西医的名称相同，但内涵却不完全相同。因为中医的"脏"、"腑"不只是一个解剖学的概念，而主要是一个涉及"功能"的生理及病理的概念。因为一个中医"脏"的功能，是包括好几个西医的组织、脏器的功能；而一个西医脏器可能包含不止一个中医的"脏"的范围。中医的"六腑"，则和西医的脏器类似。中医"脏"是功能的新观念，是中国人整体性思维的结果。体现了中国人的聪明才智！

维纳在《控制论》中指出："荷尔蒙活动所具有的那种易于引起感情刺激的性质是很发人深思的。并不意味纯粹神经机构不能是情调的机构和学习的机构，而是意味着我们在研究心理活动这方面时，不能不看出到荷尔蒙传递消息的可能性。"例如，最近针麻原理研究中发现，针灸后脑内增加的内啡肽、脑啡肽、强啡肽等递质，不仅具欣快的感觉，还具激素和免疫调节功能。

脏腑之"气"（如：递质、激素、生长因子、细胞因子和它们分泌的各种蛋白因子等及其相应受体系统）组成了化学分子网络，不仅调节各脏腑的机能和活动，也能对机体的免疫功能产生影响。脏腑学说认为，"人有五脏化生五气，以生喜怒悲忧恐。""怒伤肝，喜伤心，思伤脾，悲伤肺，恐伤肾"。（《素问·阴阳五象大论》）

现已发现，各类脏腑激素已发现均存在于脑内，且它们对情绪、行为、精神因素、学习、记忆等都有影响；因此脏腑之气（包括调控它的递质、激素、各种调控因子，以及它本身所分泌的各种蛋白因子等）也必然影响情志。"肝主疏泄"。"诸风掉眩皆属于肝。"情志的抑制或暴怒的情绪对交感神经的活动有影响，甚至使血压升高；而脑内动脉的持续高压，则能产生眩晕。肝阳上亢表现为：头痛眩晕、面红升火、眼糊目赤、心烦易怒、大便燥结、脉弦数、舌质红等症状。可以认为这些都是交感神经兴奋性亢进的表现。

"脏腑学说"微观层次的物质与功能的研究

脏与腑，主要是表里关系。脏为阴，主里；腑为阳，主表；并由其经脉互为络属，以构成表里。

在组织细胞层次，五脏分别代表：

"心"——心肌组织细胞以及其分泌的心房肽等内分泌物质、心脑血管内皮细胞及其分泌的免疫活性物质、调控心的中枢神经系的神经细胞及其分泌的神经肽等。

"肺"——肺泡组织细胞及其分泌的物质，肺与皮肤细胞（氧交换以及产生二氧化碳与酸碱平衡）及其分泌的活性肽，调控其作用的外周神经系的神经细胞及其分泌的神经递质等。

"脾"——消化道组织的粘膜内皮细胞及外分泌腺细胞，它们分泌的消化酶及其他有关具消化、吸收功能的组织细胞，调控其作用的副交感神经系的神经细胞及其分泌的递质或神经肽等。

"肝"——网状内皮组织的免疫活性细胞，如肝窦状隙细胞、脾内巨噬细胞的吞噬功能及其分泌的免疫活性物质，调整肝脾血量的血管细胞，调控其作用的交感神经系细胞及其分泌的递质和神经肽等。

"肾"——肾组织细胞的曲小管细胞的再吸收功能及其肾上腺组织细胞，包括皮质细胞和髓质细胞分泌的激素，及其调控它们作用的神经-内分泌细胞（下丘脑-垂体-内分泌轴）分泌的各种活性肽等。脏腑学说必须采用系统理论的整体观才能正确理解。"心、火"代表"循环系及推动微循环的神经系功能"；"肺、金"代表"呼吸系功能"；"脾、土"代表"消化吸收系功能"；"肝、木"代表"免疫系（包括巨噬细胞等）功能"；"肾、水"代表"生殖排泄功能"。而西医的一个"系统"，也可能因"功能"不同，分属不同的脏腑，如"神经系统"中：中枢神经系属"心"；外周神经系属"肺"；交感神经系，属"肝"；副交感神经系，属"脾"；神经-内分泌系属"肾"等。要知道中医是按照功能来区分，而西医是按照结构来分类；《现代中国医药学》则要将它们有机结合，实现结构和功能的统一。事实上在分子水平是完全能够而且须需实现结构和功能的统一，脏腑-经络学说在分子水平就是配体-受体系统的"分子网络"信息自动调控理论。

"六腑"的主要功能是传导化物，在食物的消化、吸收与排泄等一系列功能活动中，密切联系、相互配合，起着重要作用。它与"五脏"是完全不同的两个概念。"五脏"要经受化学变化，才能发挥其功能作用；而"六腑"只要起物理、机械性的变化，就能产生通道及排泄等作用。

饮食入胃，经胃的腐熟，成为食糜，下降于小肠，小肠承受胃的食糜，再进一步消化，并泌别清浊；清者为精微以养全身，其中的水液渗入膀胱，浊者为糟粕进入大肠。此外还有赖于胆汁的疏泄以助消化的作用并有三焦疏通水道。"六腑者，所以化水谷而行津液者也"。（《灵枢·本脏篇》）"六腑以通为用"；"腑病以通为补"。胃局部的机械和化学刺激均主要刺激可见的粘液分泌；体液性调节是通过胃肠激素进行的。

作为"腑"的胃，主要是受纳和通下；而起消化作用的胃液，则属"脏"——"脾"的功能。脾是"脏"，它指整个消化系统的消化吸收功能，实际上"脾"包括了从口腔（唾液腺）到大肠（肠腺）的整个消化道粘膜及其消化腺（特别如胰腺它能分泌淀粉酶、脂酶、蛋白酶等）的消化功能及随后的吸收各种营养物质（水谷精微），故"满而不能实"。每人每天约有8升的消化液不断地从消化腺分泌排出，以进行消化，然后又不断地被再吸收。"脏"是指功能相同或类似的细胞功能；"脾主运化"，"脾主升清"，即它具消化吸收功能；故脾为气血生化之源。

而"腑"则不同，是指器官的功能作用："胃主降浊"、"胃主受纳"，使糟粕得以下行。"脾喜燥而恶湿，胃喜润而恶燥。"如胰腺、胃腺等各种外分泌腺所分泌的消化液不宜滞留于消化腺内，故脾喜燥；而胃则需要较多的消化液，帮助消化、中和胃酸，故胃喜润恶燥。肠粘膜将水谷精微的营养物质经门静脉吸收至肝细胞，合成可运载氨基酸的白蛋白和其他运载营养物质的运载蛋白，成为气血生化之源；而胃则使食物残渣得以下行、排泄。"脾主升清，胃主降浊"，脾胃是升清降浊的枢纽。生理功能的不同整体性概念，造成"脏"、"腑"的不同概念。

大脑及中枢神经系统属"心"，通过脑内的递质、激素形成的化学环路与电环路，影响下丘脑-垂体轴；"心肾相交"。此外最近还发现，心脏也是内分泌器官：心房肽是从人和大鼠心房组织中分离得到的活性多肽，α-人心房肽由28个氨基酸组成，它具有强大的利尿、利钠、扩张血管、降低血压、调节心律、及加强心肌营养血流等作用。心肺具有内分泌功能的发现，将对心血管疾病的治疗带来希望。中枢神经系末梢的生物电网络，还能引起组织液中的蛋白质向毛细淋巴管的泳动（电泳），从而带动血液微循环。它又从另一个方面去理解"心主血脉",实现其血循环的功能。

"诸气者,皆属于肺。"(《素问·五脏生成篇》)"宗气"是指"氧合血红蛋白",由红细胞所含有,通过循环系统给全身各组织细胞,供组织细胞进行有氧酵解(产生 ATP)。宗气通过心脉而布散全身,以温煦四肢百骸和维持它们的正常生理功能活动,故肺起了主持一身之气的作用。即指出它的这一功能。"肺为水之上源,肾为水之脏"。用放射性同位素测得,吸入的氧乃完全用于与代谢物(如葡萄糖)中脱出的氢相结合,生成水。每 100 克脂肪经氧化后,可生成 107 毫升水。肺与肾通过排除代谢产物(肺呼出 CO_2、肾排泄 HCO_3^-等)共同调节着水代谢及酸碱平衡;故"肺主行水","肺为水之上源",并有"肺肾相生"、"肺肾同根"之说。中国传统医药学的"脏腑学说"有着整体性的科学观。

为了探讨西方医学认为彼此无关的脏器:肝(木)与肺(金)之间的"木侮金"关系,天津急救医学研究所进行了如下的实验:于家兔门静脉中注入碳素墨水,5 小时后观察肺脏病变。结果实验组的㈡㈢㈣级病变分别为 4,4,2;而对照组 0,㈡级分别为 9,1;说明肝脏枯否氏细胞(木)被碳素墨水阻断 5 小时后即可出现肺(金)损害,中医"木侮金"有明确的物质基础。并自家兔门静脉及下腔静脉各取血作内毒素测定;此后自门静脉注入碳素墨水,5 小时后再自二静脉抽血,测内毒素。结果,下腔静脉中内毒素变为阳性,而对照组仍为阴性;提示由于枯否氏细胞被阻断而不能清除肠源性毒素,由此而损害肺脏,所以"木侮金"的本质是肠源性内毒素的危害;不仅验证了"五行学说"的"木侮金"确有物质基础,更重要的是"木侮金"在现代急救医学仍有现实意义,现代医学对肝脏和肺损害有直接联系的问题尚未有明确的认识[①]。可以认为,由于感染、创伤、休克等病因所引起的多脏器衰竭中,多数首先出现急性呼吸衰竭,而其成因可能和肝内枯否氏细胞及网状内皮系功能降低或丧失有关。

---

① 王今达. 等.《中国中西芛结合第二届全代会暨学术讨论会"论文摘要汇编"》1985,北京:217.

巨噬细胞为多功能的间质细胞，同所有的体细胞一样，能对内外环境的变化和刺激作出应答，这种应答是适应性的、有选择性但无回忆性。除了负责非特异性免疫和局部免疫外，它还在组织更新、胚胎发育、组织重建、组织破坏、组织修复、组织新生和转移等过程中均起重要作用。巨噬细胞生活在整体性的"营卫气血"所组成的局部微环境中，使其产生各式各样的不同作用。例如，中草药"当归"是著名的补血药。研究的结果表明，体内注射当归多糖（angelica polysaccharide,AP）对正常或骨髓抑制的小鼠的 BFU-E，CFU-E，CFU-GM，CFU-MK 的增殖均有显著的促进作用；而体外培养加入当归多糖则无作用。因而认为当归多糖是当归促进造血的有效成分，其补血的机制为启动造血调控系统，间接刺激造血祖细胞增殖、分化。造血诱导微环境（HIM）对造血细胞的增殖、分化、成熟与释放起重要的调控作用。其中的组成细胞可通过直接作用和分泌多种造血生长因子（hematopoietic growth factor,HGF）来调节造血。当归多糖（AP）对巨噬细胞的功能有增强作用；AP 可影响造血诱导微环境中的巨噬细胞分泌 GM-CSF，BPA，EPO，MK-CSF 等 HSF，刺激造血祖细胞增殖。成纤维细胞受巨大噬细胞分泌的 IL-1刺激后也能产生 HGF，调节造血。AP 也可能通过体内间接途径，促进骨骼肌分泌 GM-CSF，以调节 CFU-GM 增殖、分化[1]。

"肝藏血，心行之；人动则血运于诸经，人静则血归于肝脏，肝主血海故也。"（《王冰注释素问》）中医的"肝"，包括肝脏（肝动脉、窦状隙）和脾脏等，具"血库"作用，还包括交感神经系对血管的调控作用。激烈运动时可以从肝脾等血库中抽调出足够的血流，实验证实可使循环血量增加25%～30%。人体内各部分的血液常随着不同的生理情况而改变其血流量。

"肾两者，非皆肾也，其左者为肾，右者为命门。"（《难经·三十六难》）"命门为元气之根，为水火之宅，五脏之阴气非此不能滋，五脏之阳气非此不能发。"（《景岳全书》）

肾有阴阳之分，肾阴为肾精，肾阳为肾气。根据阴阳学说"上为阳，下

[1] 王亚平，祝彼得. 《中华医学杂志》1996，76（5）：363.

为阴"。因此我们提出：在肾脏的上面的肾上腺（皮质和髓质及其分泌物）乃是肾阳的物质基础，也是"命门"的组织学基础。从临床看，命门火衰的病人其病证与肾阳不足病症多属一致，治疗时补命门火的药物，又多具有补肾阳的作用。因此可以认为命门火就是肾阳；所以称之为"命门"，无非是强调肾中阳气的重要性而已。肾上腺分泌的各种激素及其与垂体和下丘脑形成的负反馈轴，是"肾气"的物质基础；这就是人体的激素系统。

肾为水之脏。肾小球滤过膜的外膜具足突，足突上覆盖着一层带负电的唾液酸糖蛋白，形成了滤过的电学屏障，保证了带负电的蛋白质、多核苷酸等能不被滤出；即使有些机体必需的物质如氨基酸、葡萄糖等被滤出，也可通过肾小管内皮细胞主动运输而再吸收。这些"肾阴"物质就是"肾精"。我们认为，这些被再吸收的氨基酸、核苷酸、葡萄糖等就是"肾精"的物质基础。

肾阳，是指肾上腺皮质及其激素与"下丘脑-垂体-内分泌腺轴"，以及向肾激素（包括生长激素、肾上腺皮质激素、甲状腺激素等具有向肾作用的激素），这些促肾激素也改变全身细胞的代谢对人体的出生、生长、发育、衰老等有决定性影响。内分泌腺体的分泌功能显然要受到机体状态（如代谢、营养、应激、以及其他激素浓度等）的影响。每种激素不仅本身是调节者，它的产量和有效机能又受到其他因素的调节。内分泌作为一个整体，与神经系、免疫系等彼此协调，通过分子网络，共同调节机体各个组织、细胞的整体性活动。肾阳虚病人肾上腺皮质功能低下，后来逐步发现肾虚证与内分泌系统、免疫系统、神经系统的功能有着密切关系。能反映下丘脑、垂体功能的促性腺释放激素（LRH）、促甲状腺释放激素（TRH）、促性腺激素（LH）、促甲状腺激素（TSH）、促肾上腺皮质激素（ACTH）、和放免测量技术、免疫组化技术、能反映内分泌系统和免疫系统间相互联系的淋巴细胞糖皮质激素受体的放射受体测量技术、NK 细胞培养和 IL-2 等测量技术等；研究结果表明，生理性肾虚模型的上述各项指标确有不同程度的变化，说明肾虚时，下丘脑-垂体-各靶腺有不同部位、不同程度的功能紊乱的推论是正确的；经补肾法治疗后，上述各指标的变化速度明显延缓，与临床基本一致。"久病及肾"指出长期激源的刺激降低非特异性抵抗力，导致下丘脑-垂体-肾上腺皮质轴兴奋性低下，出现肾阳虚症状。慢性支气管炎、肾盂肾炎、尿崩症等只要辨证为肾阳虚者，经检查，尿中的 17-羟皮质类固醇的含量呈低值。肾阴和肾阳的平衡状态若破坏，即形成肾的阴阳失调的病变。

脏腑学说的整体观提示，客观世界并非是其组成单元的简单集合，它是由不同性质的基本单元相互作用，构成不同层次的复杂世界，因此必须对各单元在时间-空间相互作用构成为一整体，进行整体性研究。

经络学说就是在气血学说和脏腑学说的基础上，对人体体性的进一步认识。经络学说认为，经络是全身气血运行的通道；经络是沟通上下内外、联络脏腑肢节、调节机体各个部分，把人体五脏六腑、四肢百骸、五官九窍、皮肉筋脉骨等组织器官联结成一个有机统一的整体。中国医药学是遵循先结构、后功能，先解剖、后生理-病理这样的次序前进的。整体观和辩证法思维焕发着中国人的聪明才智，使中国医药学提前成熟，以至于整体观的经络学说和客观存在的人体经络系统直到现在还没有被西方世界所发现和认识。

经络学说必须是在整体的身上的临床检测和实践，"实践是检验真理的唯一标准"。伏羲氏不但教导我们后代，要用唯物辩证法和整体观进行思维，而且还教导我们后代，一切以实践为标准。而西方人士不懂得用整体性思维，因此认为这是"东方的神秘色彩"。经络学说起源于针灸等临床实践。古代由于荆棘刺伤或石块砸伤在一定体表部位可以产生镇痛甚至治病的效果，而发现了穴位（经穴），"砭石为针，以痛为俞"的原始针刺疗法；后来青铜器时代采用针，扎在了更精确的位置，产生"得气"感，"气至病所"，从而发现了"经气"；最后发现这经气运行的"经络感传"是沿特定的路线，这些"路线"就是十二条"经脉"和奇经八脉等"经络"。我们通过在人体的"整体"才发现了由经穴、经气、经脉等组成的人体经络系统。因此，西方医药学至今也发现不了人体经络系统的存在。他们只能机械地发现：神经元、神经突触、神经递质、膜电位、突触间液、淋巴液网络等零碎的知识，就是"只见树木，不见森林"，"一叶障目"，不能认识到整体性的"人体经络系统"的存在。

针灸通过人体经络系统，才能产生效应，其中最重要的信息物质就是生物电。生物电在体内呈现出有序的时空结构，形成整体性网络；其后还有经气的化学分子网络的参与和经脉水网络系统的改变等。

我们的《经络学》研究认为：人体经络系统是由经穴的生物电网络系统、经气的化学分子网络系统和经脉的水网络系统，共同组成统一而完整的、整体性的信息和自动控制系统。这是一门新的、整体性的生命科学中的一个学科。

经穴系统，即人体的生物电网络系统。

穴位是末梢感受器密集处（通常是肌梭密集处）。肌梭内不仅有Ⅰ、Ⅱ类纤维，还有无髓鞘的交感神经纤维，使肌肉的舒缩与血管平滑肌的舒缩（血供）配合得到好处。针刺穴位兴奋了深部组织的各类感受器。实验证实，针刺穴位的信号通过深部感觉神经的Ⅱ、Ⅲ类纤维传入脊髓。针刺信息在脊髓内被证明主要是沿前外侧索上行。脊髓外侧索分两路上行：一部分直接投射到丘脑的束旁核、中央前侧核和大细胞区丘脑网状核；还有一部分投射到延脑内侧网状结构的巨细胞核，然后经中央被盖束上行，止于丘脑中央中核等内髓板核群。用电针兔"足三里"和痛刺激，观察到动物的视上核及垂体后叶细胞内神经内分泌物显著增多。下丘脑是植物神经的调节中枢，垂体与针刺镇痛效应的实现有关，并是重要内分泌激素的调控中心。儿茶酚胺能促进GRH、TRH、PIH 和 GHRH 等激素的释放；5-羟色胺则抑制 GRH，PIH 的释放，而促进 CRH 的释放。化学环路参与了生物电网络的信息交流，如在最近发现的阿片肽及其受体系统，（即神经递质、神经肽等）不仅参与内分泌激素的调控还广泛参与了免疫系统功能的调控，和微循环的调节，使整个机体的激应系统形成一个完整的整体。这就是"经络系统"的真实本质[①]。

经穴是感受器的集中处，以不断发放峰电位为正常的信息，通过突触的联系，进入中枢，交汇后经延脑、脑干中缝核、最后进入海马，进行处理；

---

① 朱大栩. "整体观与经络学研究"《中国科学发展战略文库》2005. 北京：（荣获"中国科学创新发展成果"特等奖 NO：6D-189）

也可通过突触与植物神经系联接，影响脏腑的功能和活动；并且这个生物电网络有可能通过每个神经元有 300 000 个突触，机体有亿万个神经元，从而形成虚拟网络。大脑的海马就像一台电脑的中央处理器（CPU）其细胞呈分层排列、呈规则的点阵分布，细胞间有丰富的纤维侧支，形成多层次的复杂神经回路网络；它们都有特殊的"苔状纤维"，其中包含有若干个神经元的突触终末，组合在一起形成复杂的突触集群；这些突触集群之间相互作用、相互影响，从而实现神经信息的加工和存储。内、外环境输入的各种信息，经大脑和其他部门加工与整理后，通过"穿通纤维"通路进入海马。神经计算机的大量元件通过"突触"联系，形成复杂的神经网络，它的运行不需要预定的程序，而是进行"并行式"的信息处理，自动进行；它的信息存储不是局部地址，而是呈分布式的存储，每个信息都与全部元件有关，而每一元件又都与所有的信息有关。它的寻址方式不是按地址寻址，而是按存储的内容寻址，即使输入不完整的提示信息，也能从神经计算机中提取出完整的信息。可以认为各种有关信息传入海马后，使有些神经元的突触兴奋，有些神经元抑制，并通过受体机制和长程增强效应，得到保持，形成特定的突触连系强度分布模式，并组成分布不均匀的能量曲面，这些能量低的地方称为"吸引子"，可把能量吸引过来，从而引起回忆，"联想"。经穴的生物电网络与——每个信息与全部元件相关，每个元件与全部信息相关，故呈现出"全息律"。就像"全息摄影"的全息照片。耳针过程也可能与此相关。

经气系统，即机体的化学分子网络系统。

针灸可导致神经介质（递质或神经肽等）的释放。过去认为只有经典的递质参与突触间信号传递，近年来发现，一些多肽与经典递质共存于同一神经元中，如交感神经节前纤维中，生长抑素（SOM）与去甲肾上腺素（NE）共存于同一囊泡内；胆碱能神经纤维中，乙酰胆碱与活性肠肽（VIP）共存；多巴胺神经元中多巴胺与胆囊收缩素（CCK）共存。到 1986 年中枢神经系中已发现 100 多种神经肽。电兴奋性细胞的离子通道组成和细胞活动是直接相联系的，电兴奋性细胞通过胞内信使系统调节离子通道是非常普遍的。最近利用斑片电压钳位技术（patch-clamp recording technique）研究发现，免疫细胞离子通道具有可塑性，揭示了免疫细胞与神经细胞具有类似的离子通道，其中引人注目的是，这些离子通道的表达和功能是可调节的。免疫细胞膜上都具有电压依赖性离子通道。电兴奋性细胞均有分泌活性化学分子与相应受体组成化学分子网络系统，即经气系统，调节机体整体性活动。例如，针刺穴位通过生物电系统刺激下丘脑室旁核末梢，释放精氨酸加压素（AVP），作用于中脑中央灰质（PAG）的 AVP 受体，一方面调节钙离子通道，促进钙离子内流，激活腺苷环化酶，生成第二信使环磷腺苷，使膜蛋白磷酸化，内源性阿片肽释放增多；另一方面，抑制钠-钾泵活性，增强阿片肽受体亲和力，共同参与经络系统的刺激-应答的调控过程。针灸"得气"后使肽能神经释放神经肽，例如生成 P 物质，可产生痛觉，也可作用于免疫细胞引起免疫应答，从而在局部经穴处出现经络阳性物，如红丝、结节、索块状物等。神经递质、神经肽、激素、免疫活性分子等及其相应的受体蛋白分子，共同组成了经气系统，即机体化学分子网络系统。

经脉系统，即机体的水网络系统。

由于经络学说对人体机能活动调节作用的描述与西医的理论有很大有差异，很难为带有机械唯物论观点的人们所接受。1972 年，在针麻原理研究工作的推动下经络研究进入了一个以探讨循经感传等经络现象为中心的新阶段。全国各地开展了对循经感传现象的大规模调查和研究，进而带动了整个经络研究工作的深入发展[①]：1、对循经感传等经络现象的研究，结果表明，循经感传的路途与古典的经络路线基本一致，传导速度缓慢，感传在其循行过程中常可引起所经过部位皮肤的局部血流等机能状态的改变。当其达到相应的脏腑或五官时，又可诱发或改变该器官机能活动的变化，有明显的客观效应。循经感传还可被机械压迫和局部冷冻等因素所阻断。循经感传与针刺疗效有密切的关系，在病理情况下感传常趋向病所，"气至病所"者多可获得卓著的疗效。以上事实说明循经感传并不是一种单纯的主观感觉现象，而与人体的机能调节过程密切相关。它既体现了经络的特殊路线，又反映了经

① 胡翔龙. 中西医结合杂志，1988；8（特 II 集）：24.

络行气血、通阴阳的调节机能。研究证实，用一种脉冲电和机械叩击刺激相结合的方法，可在大多数针灸门诊患者身上查出特异的信息传导轨道；这些轨道与经典的十二经脉循行线基本符合。由于只在一定条件下才能显现出来，故称为隐性循经感传线。通过对健康学生调查，大多数（94%）的健康受试者都有隐性循经感传现象；而其中的大多数（88%）隐性感传者是贯通全经的。这充分说明，经络感传现象在正常人群中是普遍地客观存在，是一种正常的生理现象而不是病理状态。

这些在经穴电（磁）场作用下的淋巴管道，就是经脉和络脉的组织学基础。"夫此五脏六腑，十二经水者，外有源泉而有所禀，此皆内外相贯，如环无端，人经亦然。"《灵枢·经水篇》在特殊情况下，如在脑内，或在某些经穴的皮肤间，还存在有细胞间的间隙连接，换言之，经脉系统是不仅有胞外液-淋巴液-血液系统的参与，而且还有胞内液参与的水网络系统。

人体经络系统由经穴的生物电网络系、经气的化学分子网络系统和经脉的水网络系统组成；"经穴"的电（磁）场，导致"经气"（蛋白质）的泳动，使在胞外液中的蛋白质进入毛细淋巴管，并沿着有电磁场的淋巴管丛继续泳动。这样，就解决了胞外液和淋巴液循环机制的世界性医学难题。[①]

我们认为，胞外液随蛋白质泳动，进入毛细淋巴管后，使胞外液减压，真毛细血管被动开放，从而完成微循环的运行。进入淋巴管后的淋巴液中的蛋白质，最后经胸导管和右淋巴导管进入锁骨下静脉，合并入血液循环。在淋巴管通道及其附近的电位对淋巴液运行极其重要。当一种免疫干扰出现时，通过管壁形成电位，调动可移动的免疫物质（免疫细胞、细胞因子等）聚集于局部；当免疫干扰甚大时包围向心淋巴管，形成一根"红丝"。此现象也可人为引起，这就是强烈刺激穴位时出现的经络敏感现象或者循经感传。研究证实，大多数针灸病人均可查出隐性经络感传，且与古典的十二经脉路线完全吻合。通过对健康学生的调查，94%都有隐性循经感传，其中大多数（88%）是通过全条经络的；充分证明经络感传是人的机体中的客观存

---

① 朱大栩：《朱大栩获奖论文选编》科学技术文献出版社 2002，北京：1-172.

在。换言之，在机体的淋巴液网络系统中，存在有电磁场和电位差的淋巴管的经络感传路线。

五、从量子水平、分子、细胞、组织、器官、机体、直到宇宙水平创建的一门整体性的新科学
——《经络学》

恩格斯说："一个民族要攀登科学的最高峰，就一刻也不能没有理论思维。"中国医药学及其基础理论的经络学说通过唯物辩证法和整体观的理论思维创建了新的整体性学科——《现代中国医药学》和《经络学》。科学发展的历程表明，边缘科学的相互渗透对促进新学科的诞生和发展极其重要。用现代科学发掘和整理中国医药学，特别是经络学说，以补充西医的不足（整体水平）；并以现代科学（特别是分子生物学、生物物理学、生物化学等近代科学）和西医的成果以补充中医的不足（细胞水平和分子水平）；双方取长补短，使中、西医相互渗透、相互借鉴，融合成统一的"现代中国医药学"。通过对经络学说 30 多年的研究，我们利用整体性的系统理论（如用信息的观点）和当代生命科学（分子水平和量子水平）的研究成果，创建了一门整体性的新科学——《经络学》，作为"现代中国医药学"的基础理论科学。

近代科学的形成和发展主要是通过实验方法，特别是分析方法的运用。其特点是从部分了解整体，从微观了解宏观，从低级运动了解高级运动。这样把研究对象分解为若干部分，一部分一部分地去认识其细节，使科学研究大为深化，走向精确和严格的道路。这种从高到低、向下研究的思路被称为还原论。还原方法的实质就是分析。还原论与系统论，分析和综合，绝非彼此排斥、互不相容的。

现代科学的方法论由还原分析转向系统综合，仅仅是对还原论的辩证否定，而不是完全抛弃。还原论与系统论有共同之处，二者都重视整体与部分的内在联系，强调人体和疾病不脱离一般的物理、化学规律，因而必须进行分解和还原。但还原论把认识的重点放在部分，忽略整体性；系统论把认识

的重点放在整体，强调从整体出发认识诸部分。还原论过分强调部分对整体的基础决定作用，片面强调"向下"的认识途径；系统论则强调"向下"和"向上"两种认识途径，即一方面肯定部分对整体的基础决定作用，另一方面也肯定整体对部分、环境对整体的支配和控制作用。总之，现代科学的系统方法是将还原分析与系统综合相结合。系统综合必须要以还原分析为基础，没有分析，对组成整体的各要素没有正确细致的认识，系统综合就无从谈起。还原分析的方法打开了通往微观和细节的道路，而这是一切科学进步所不可缺少的。由于近代医学通过还原分析对组成整体的各个部分细节有微观的、定量的、静态的认识，所以从二十世纪中叶引进了系统论、信息论、控制论以及社会科学等方法以来，将分析与综合相结合、静态与动态相结合、宏观与微观相结合、定性与定量相结合，并通过多学科的渗透，形成包括西医、中医、和中西医结合的统一的"现代中国医药学"，它其中的基础理论，就是我们中国人创建的"经络学说"中发掘出的一门整体性新科学——《经络学》。

　　上世纪 60 年代初期我国在针麻原理的研究中，我国著名学者张昌绍及其学生邹冈在研究有关吗啡镇痛的中心部位发现，在大脑的脑室周围的某些部位存在着对吗啡高度特异的敏感点[1]可惜的是"文革"开始后，张昌绍教授被迫害致死。1972 年尼克松访华参观了我国的针麻手术，引起了全世界的关注。1973 年世界各大实验室采用放射性元素阿片剂及其结合技术发现，张昌绍发现的这些对吗啡高度特异的敏感点和阿片剂的结合点位于突触的膜上。这就强有力地提示，这是一类阿片受体。既然发现了阿片受体，那就一定有与这类受体特异结合的的天然的神经递质作配体。1975 年世界各大实验室相继发现了这些阿片受体的特异配体——内源性吗啡样物质：首先在猪大脑内发现了脑啡肽；接着又在脑下垂体内发现了内啡肽；后来又发现了强啡肽等[2]。最近发现，这些内源性吗啡样物质（阿片肽）能由针灸后产生，且

---

[1] Tsou K, Jang CS: Scientia　Sinica　1964;13:1099.
[2] 李还，金观源，朱大栩.《科学实验》1980，（1）：5.

它们不仅是疼痛、感觉和情绪有关的神经元的神经递质，也是垂体激素（促脂肪酸激素）的片段（内啡肽），并且还参与了免疫功能的调控（免疫活性细胞膜上有阿片受体）。形成一个统一的"神经-内分泌-免疫"的分子网络调控系统。①。

我国的经络学说虽然已经有数千年的历史，并经历了中医、针灸、气功、推拿等实践科学的验证，证明确有奇效。2010 年 11 月 16 日联合国教科文组织保护非物质文化遗产政府间委员会第五次会议审议通过，将"中医针灸"正式列入"人类非物质文化遗产代表作名录"。

针灸发源于中国，是中医的重要组成部分，也是中国优秀民族文化的代表，这个项目的成功申报是对中国传统医学文化的认可。这对进一步促进"中医针灸"这一宝贵遗产的传承、保护和发展，提高国际社会对中华民族优秀传统文化的关注和认识，彰显国家软实力，增进中国传统文化与世界其他文化间的对话与交流，保护文化多样性都具有深远的意义。针灸理论认为，人体作为一个小宇宙通过经络联系在一起，刺激这些经络可以促进人体的自我调节功能，以恢复健康。中医针灸被列入代表作名录，有助于提高民族文化的保护意识，推动中医针灸在世界上健康发展，正是还针灸以原貌，保护文化多样性的一种有效方式。将有助于促进传统针灸的保护、传承和未来的发展；另一方面，促进针灸向世界的传播，通过针灸这个载体，增进中国传统文化与世界其他文化间的对话与交流，促进世界文化多样性。"中医针灸"的申报成功，将使中医针灸的自然、绿色健康理念与方法，在当今医学大环境下将得到更多地了解、理解和尊重，为传统针灸理论方法提供更加良好的发展环境。针灸不仅是中国的文化遗产，也是人类非物质文化遗产之一，在世界范围内提高其共享度，成为服务于全人类生命健康的宝贵资源。中国人思维特点突出体现在辩证思维和整体性观点。"天人合一"是中华民族"整体观"典范的体现。我们从不把人类看作是独立于天地之外存在的个体，而是将整个宇宙、自然界、人类社会看做是一个整合体，这在《周易》这部哲

---

① 朱大栩. 《朱大栩获奖论文选编》科学技术文献出版社，2002，80-101.

学著作中鲜明地体现出来。

　　围绕组织细胞的胞外液是通过毛细血管内皮细胞的管壁而获得水和营养物，它们要由毛细淋巴管网来排空。毛细淋巴管网大约与毛细血管网一样的广泛。但是要比血液的量多 2-3 倍的组织液和淋巴液如何能进行流动和循环，这是世界医学尚未解决的难题。而中国人的经络学说可解决这一难题。经穴的生物电网络系统使穴位及其附近有较高的电位从而使电兴奋性细胞分泌蛋白质和获得较低的电阻，局部电（磁）场的存在又使蛋白质发生变构和泳动。由于水溶性的蛋白质胶体分子带有电荷和水鞘，当它们在电场作用下，在胞外液进入毛细淋巴管后，使局部组织液减压，从而使真毛细血管开放，水和营养物再次从血液进入组织液。而淋巴管中的蛋白质（经气）在附近经穴电（磁）场的作下继续泳动，这些带电磁场的淋巴管就是经脉和络脉。组织液进入毛细淋巴管后即成为淋巴液。淋巴液每天生成约 2-4 升，大致相当于血浆量。每小时约 100 毫升经胸导管，20 毫升经右淋巴导管，经锁骨下静脉进入血液循环。每天约有 75-200 克蛋白质经由淋巴液带回血液循环。此外在淋巴组织中产生和生成的淋巴细胞和浆细胞等也全都是通过淋巴液才进入血液循环。这个水系统就是经脉系统。我们不仅承认机体有 365 个溪谷，而且承认机体有 12 条水渠道；穴位的名称迄今还沿用着水库的名称，如曲池、后溪、合谷等。这样，我们不但能理解"经络是气血运行的通道"，而且还能解决"比血液量多 2-3 倍的组织液和淋巴液如何运行？"这个世界医学难题。

　　早在 20 世纪 20 年代就已发现，洋葱茎部分裂的细胞发射的紫外线可以诱导另一块洋葱茎部不分裂的细胞进入有丝分裂。这是细胞间信息交换的一种途径。与单纯的物理光辐射不同，生物电磁波辐射在传播途径中受到了外部电磁场的调制，而这种调制却是由周围生物分子的种种跃迁过程和经络系统电磁场变化造成的。这就有可能给生物电磁波辐射带来比单纯物理光辐射高得多的相干性。相干性理论不仅可以用来描述生物发光特性，也可用来解释活的生物系统的整体性功能。我国学者在研究人体经络系统和气功原理中，通过对气功师及练功有素者放出来的"外气"进行测定，初步肯定外气包括：红外线、静电、磁场等信息和能量。用红外线-磁场信息治疗仪辐照人体穴位后发现：1，其自觉效应与气功内气、气功外气作用于人体产生的各种自觉反应，即"得气感"反应相同；2，穴位辐照与气功内气、外气作用于人体情况一样，也会产生感觉传导现象，即通常所说疏通经络、调节气血的现象，此现象尤以练功者和经络敏感人为明显；3，实验显示，凡病灶区自觉反应明显者，其治疗效果则显著，此结论与"气至而有效"的观点是吻合的；4，近红外气功治疗仪发放的模拟信息是一种近红外-磁场信息，这种信息具有较强的活血化瘀、疏通经络、祛邪扶正的作用；5，信息是通过刺激穴位，藉助经络系统发挥其调整和治疗等作用。《控制论》指出："许多贮存信息的方法共同具有一个重要的物理要素，这就是它们似乎都是高度量子简并性系统。换句话说，都是振动方式很多，但频率相同的系统。"在红外波段容易产生频率相同而方式各异的激发，例如氢键的键能相当于 $2.7\mu m$ 的光量子，高能磷酸键的键能约相当于 $2-3\mu m$ 的光量子；有些情况下磷光态被证明为电子三线激发态，它的寿命比单线态长百万倍，且具有化学反应能力，磷光波长接近于红外线等。考虑到电磁波共振转移过程是量子化的，且具有严格的选择定则，可启示人们从电磁波辐射共振转移的过程去探索调节控制和适应内外环境变化的人体经络系统。有人将大气中自然电磁场的波形和人的脑电图作比较，发现由地球和电离层所构成的共振腔中共振着大气电主要成分（极低频成分）的波形与脑电图波形非常相似。晴好天气时大气电的波形与处于松弛和静息状态的 α 波相似，恶劣天气时的波形与应激状态下的 δ 波相似。由此可以推测大气电在生物节律进化过程中起着作用。人体经络系统不仅维持内环境稳定，而且能根据外环境的变化调节内环境以适应外环境，这就是"天人合一"。内环境中脏腑经络之气的运行要根据外环境的昼夜节律作变化，这就是"子午流注"。

《周易》中的'无极生太极，太极生两仪'，这'无极'就是现代科学中的'混沌学'。它是有一个'奇怪吸引子'在其中起作用。而这两仪，就是阴阳学说的辩证法思维。大脑的信息处理方式可能是在混沌中进行的，在混沌中有的部位脑系统的李氏指数大于零，那里就会散发出大量轨线，一个微小的变化就会产生巨大改变的现象，这可以看成是个信息源；而有的地方李氏指数小于零，那里有大量轨线被压缩到很小的区域，可以看成是信息汇（信宿）。思维活动可以看成是轨线在"源"与"汇"之间的运动，这样就构成了"信息论"中的"通道"与"处理过程"。在人的大脑半球深部有一种叫"海马"的结构。海马和小脑的细胞都呈分层排列，各细胞之间都有很丰富的神经纤维侧支，把许多神经元相互联系，形成多层次的复杂的神经回路网络。不同的突触联系强度的分布模式组成分布不均匀的高低不同的计算能量（conputational energy）曲面，能量高的区域形成山峰，有的地方能量低洼形成山谷，这些山谷称为"吸引子"，就好象低洼的山谷能把水吸引过来一样。这种按内容寻址的方式（Content addressable memory）区别于普通计算机的按地址寻址方式。Hopfield 的这种理论在神经计算机中已得到验证。气功是根据经络学说和精气神学说通过锻炼过程，即通过意守、放松、静息（意松静）三个环节，来实现调节机体的功能活动，使神静、气和、水升、火降、阴阳协调、精神健旺。

这种"周期"-"节律"-"共振"是我们对人体经络系统在量子水平的物质基础的认识。这样，我们已经有了对人体经络系统从量子水平、分子水平、细胞水平、组织水平直到宇宙水平的信息物质基础，有了科学的认识。

人类是最高等的生命体，人体经络学就是研究人体经络系统的结构、功能，研究它与脏腑的关系及其通过经络系统治疗疾病机制的新科学。它是一门涉及生命科学的各前沿学科的整体性科学，又是一门各临床医药学的基础理论科学，在生命科学与临床医学之间架起了一座桥梁。多学科的相互渗透、相互交叉、相互综合使经络学的发展充满无限生机。《经络学》是研究在分子水平、细胞水平、直到整体水平和宇宙水平的整体性科学[1]。

---

① 朱大栩. 《经络学——一门整体性的生命科学》中医古籍出版社，2008：1-273.

六、《现代中国医药学》临床诊治——"宿主与疾病"的整体观

由于中国医药学采取的是唯物辩证法和整体观进行思维，而西方医药学则采取机械唯物论和局部分析的方法进行思维。因此，在临床上就有'辩证论治'和'辨病施治'的不同。中国医药学的临床诊断，是"辨证论治"。西医主要为"辨病"，要寻找到病原，并加以消灭或使之消失；中医主要是"辨证"，要辨别机体对疾病应答造成的机体失衡，纠正失衡，恢复机体的平衡和正常。如要通过恢复机体正常的免疫-微循环机制等，消灭病源，恢复机体的正常活动。

现代中国医药学，则把辨病与辨证相结合；既要寻找病原体和致病因子，又要考虑病人对其的应答反应，提高机体的免疫应答能力。辨证有不同的方法，包括：六经辨证、脏腑辨证、八纲辨证、卫气营血辨证、三焦辨证等。以卫气营血辨证为例，它表明机体对感染性疾病的不同应答和不同阶段：卫分证病在体表，局部的免疫机制与之对抗；如果病邪强大或抵抗力不足，则渐次传入气分、营分、血分；如果病原体直接进入血液循环，则为"逆传心包"；气分证是正盛邪实，阳热亢盛，入侵内脏（引起肺、胃、肠、胆等炎症）；如果病邪毒性强烈，这时可侵犯营分或血分（引起菌血症、病毒血症，甚至败血症、脓毒血症等），常可引起微血栓形成造成弥漫性血管内凝血（DIC），进而激活纤溶系，造成广泛出血。

按照六经辨证，许多急腹症，特别是急性胆管炎、急性胰腺炎的发生发展过程中，常出现阳明腑实的证候，同时伴有血液中内毒素含量的增高。阳明腑实证实"痞、满、燥、实"的病机就是邪热与胃肠糟粕相结而成燥屎，腑气不通，肠道菌群紊乱，细菌高度繁殖，肠源性内毒素血症产生。肠源性内毒素血症是阳明腑实证过程中发生热、惊、厥、闭、脱，及其脏器衰竭的主要原因。采用通里攻下、清热解毒、活血化瘀等，"现代中国医药学"用中西医结合治疗胆石症、急性胰腺炎等急腹症，其效果是单纯西医疗法所不能比拟的。用多种先进技术和方法对内毒素血症、细菌移位、细胞因子连锁

反应、肠道屏障损伤、肠道微生态改变等，进行深入和系统研究，提出了"拮抗、中和、排除、抑菌、稳膜、防害"的治疗措施，和"菌毒并治、清下兼施、辨证论治、内外结合"的治则，提出了中西医结合保护肠道屏障，减少内毒素血症和细菌移位，进而防治"多器官功能不全综合症"（MODS）的新观点。

中国医药学的临床治疗总则，就是"扶正祛邪"。这是一个整体性观点，既包括祛除致病源，也包括扶正机体对致病源的应答反应。因为疾病的发生总不外是内因和外因：内因是由于正气的虚衰、抵抗力的减退、免疫功能的低下、营养不良、缺乏机体的必需物质、以及焦虑、郁闷等精神情绪的不良刺激等；外因则包括物理的（如高温中暑）、化学的（如化学物中毒、化学物致癌等）、生物的（如各种致病菌、衣原体、病毒等）因素等。对疾病的防治则主要是扶正和祛邪二大治则。治则，即治疗疾病的法则，是在整体观念和辨证论治基本精神指导下制订的，对临床治疗、立法处方用药，具有普遍指导意义的治疗规律。治则是用于指导治疗方法的总则，任何具体的治疗方法总是由治则所规定并从属于一定的治疗法则的。各种病症从正邪关系来讲，离不开正邪斗争、消长盛衰的变化，因此扶正祛邪为治疗总则，在此总则指导下的益气、滋阴、养血等法就是扶正的具体方法；发汗、涌吐、攻下等法就属于祛邪方法。由于疾病的症状多种多样，病理变化也极为复杂，病情有轻重缓急，表现也因时间、地点、个人的不同而不同；因此只有抓住疾病的本质，治病求本，采取相应的扶正祛邪，调整阴阳，且因人、因时、因地制宜，才能获得满意效果。

中医的扶正固本方法很多，因此有必要针对人体复杂而广泛的免疫、神经、内分泌、代谢、体质和生物应答系统进行整体性研究，才能针对性地选择治疗方法。例如补血中药当归的有效成分是当归多糖（APS），研究结果表明，注射当归多糖对正常或骨髓抑制小鼠的 BPU-E，CFU-E，CFU-GM，CFU-MK 的增殖均有显著的促进作用；而体外培养加入当归多糖则无此作用。当归多糖是通过激活局部巨噬细胞等使其释放造血生长因子、集落刺激因子等，刺激造血。因此要有整体性的认识[①]。在骨髓内皮细胞培养的上清中，含有干细胞因子（SCF）、白介素（IL-1，IL-6，IL-11）、集落刺激因子（GM-CSF，G-CSF）等。人参多糖和当归多糖诱导后，内皮细胞的 GM-CSF，IL-3，IL-6 蛋白表达阳性率和强度积分值均显著高于对照组[②]。

中医临床治疗的原则为：1、整体性原则，整体观点指导着中医临床决策思维，体现在临床决策的各个环节之中；中医临床治疗方法不是单纯考虑病变的局部或脏腑组织，而是从整体出发，抓住反映疾病阶段的病因、病机等主要矛盾，以整体性的"证"为中心来确定治则；然后，根据机体的整体反应，以及人体内部脏腑组织、经络气血、体表组织之间的有机联系，考虑具体的治法，进行全身调整。其次处方用药强调证、法、方、药的一致的同时，还要注意到因时、因地、因人制宜，根据季节、地区、以及人的体质、年龄等不同而制定适宜的方法。例如，同为 EB 病毒的感染，在非洲是淋巴瘤、在欧美是传染性单核细胞增多症、在我国广东地区则是鼻咽癌的病因[③]，地域不同，EB 病毒的结构、功能和毒性也就不同，造成的疾病也就不同；处理的方法也应当不同。最后，从处方的药物配伍看，方剂的整体功效作为实现调节全身的主要手段，药物之间相互存在着"相须"、"相使"、"相畏"、"相恶"、"相杀"等关系；2、动态性原则，中医认为疾病不是孤立的、静止的、不变的，而是始终处在不断的运动、发展、变化之中；因而需要保持理、法、方、药的基本协调，审度疾病特定阶段的邪正消长的趋势和变化。即使是基本相同的病证，如果正邪斗争的力量出现差异，或因人、因时、因地而症状出现差异，那么治疗方法也当不同，所谓"同病异治"、"证变法变"、"病变药也变"。动态观还表现于重视分清"标"、"本"，"治病求本"是一个根本法则；3、平衡性原则，疾病的发生是人体正常的平衡协调失控，疾病的症状是人体内外环境与稳态失调的具体表现，因而治疗必需"以平为期"，治病需以有利于机体自动调控机制的恢复，或机体不平衡状态的消除；4、

---

① 王亚平，祝彼得：中华医学杂志 1996，76（5）：363.
② 吴宏．等．中国中西医结合杂志 2002，22（9）：687.
③ 朱大棚．微生物学通报 1991，18（2）：111.

有序性原则，表现为过程有序和结构有序，针对主要矛盾，兼顾次要矛盾同时，因人、因时、因地制宜，作系统决策。5、适度性原则，有的药物在其作用范围内，随着剂量的变化，主治和功效会发生量变和质变；有的药物在一定的剂量范围内是治病良药，而当超过这个限度，可能反而成为致病的"毒物"；此外，疗程也是一个影响疗效的因素，药物在体内蓄积超过一定限度，则容易引起副作用。

　　中医采用'宿主和病源体'整体性思维，重视宿主的应答，所产生综合研究为'证'；研究'辩证论治'。而西方医药学则采用机械唯物论和局部的观点，只认识到要消灭病源体，不重视不同机体的不同应答能力（包括免疫状况等）。只重视'对症治疗'。"证"与"症"的概念不同。"症"即症状，如头痛、咳嗽、呕吐等。"证"是证候，是机体在疾病发展过程的某一阶段出现的各种症状的概括。由于它辩证地分析了病变的部位、原因和性质，因而它比症状更全面、更深刻、更正确地反映着疾病的本质。"辨证"就是将四诊（望、问、闻、切）所收集的有关疾病的各种现象和体征，加以分析、综合、概括、判断为某种性质的"证候"。"论治"又叫"施治"，是根据辨证的结果，确定相应的治疗方法。中医的辨证论治，是站在人的整体性立场上，观察对致病因子产生的应答，从而对机体作出的调整；西医的辨病施治，是站在找出病原体的基础上，寻求杀灭全部病原体。我们中西医结合，则要将"辨证"与"辨病"有机地结合，从而找到既护卫机体的整体性平衡，又能尽可能地消除病因（杀灭病原体），在疾病的防治中取得新的突破和成功。在科学技术高度发达的今天，藉助自然科学赋予的崭新理论和工业生产的先进仪器，对人体的生理、病理的直接研究已深入微观的细胞水平和分子水平。如免疫组化、核磁共振成象等。现在我国的中医院基本上都有检验室、内窥镜、甚至 CT、PCR 等设备。微观的辨证可以发现人体内的潜隐性变化，加深对疾病的认识，有利于"论治"以提高疗效。例如对于慢性胃炎要提高中西医结合的诊治水平，要有胃镜检查、胃粘膜活检、胃液分析等，通过内窥镜、粘膜活检等，可发现肌层的肥厚与糜烂、粘膜色泽的红与白、血管的显露与否、胆汁返流的情况等；以及发现腺体萎缩与否、肠上皮化生及异形新生等的改变，这样我们就大大扩展了"望诊"的视野，加深了对慢性胃炎病机的认识，提高了诊治慢性浅表性胃炎，特别是萎缩性胃炎的诊治水平。例如内窥镜见到的炎症为红、肿者，大都辨证为"阳"性病灶（由革兰氏阳性菌等致炎因子所引起）；如为白、萎者，大都辨证为为"阴"性病灶（可能是肿瘤或真菌等以及其他非致炎性因子所引起）。其治疗的药物和方法等也同样要整体性研究。例如，遍布全身的巨噬细胞是产生"经气"或"真气"的细胞之一，中草药黄芪可通过"干扰素诱生剂"激活巨噬细胞产生干扰素来抑制病毒，治疗病毒性疾病；中药当归是通过当归多糖激活巨噬细胞产生红细胞生成素（EPO）、集落刺激因子 CSF）等来刺激骨髓造血细胞的祖细胞分裂，从而产生"补血"效果。

我们可以用中国医药学的唯物辩证法和整体观的科学思维方法，结合世界医药学中的高科技方法，创建《现代中国医药学》。把凡是有利于防治疾病、保障人民健康、有利于医学发展的（包括西医、中医和中西医结合）都要保存下来，并且使它们不断地发展，成为统一的《现代中国医药学》。与此同时，也可促进其产生一门新的、整体性的生命科学——《经络学》诞生！让整体性的《现代中国医药学》走向世界，成为世界医药学中的一朵奇葩。造福人类！——实现我们的中国梦！

参考文献

[1] 永田亲义. 量子生物学入门. 陶宗晋, 江寿平译, 上海科学技术出版社;
     1979: 1-182

[2] Watson JD .Crick FHC , Nature ,1953 :171 (737)

[3] Coffin JM. Med ,Virol,1990, 31(43)

[4] Parslow .TG et al . Science, 1987,235 (1498)

[5] 吴淑华. 病毒学报, 1991, 7 (1): 87

[6] 刘东海.生命科学, 1993, 5 (5): 31

[7] 张力, 候纬敏.生物化学与生物物理进展, 1991, 18 (5): 343

[8] 储瑞银, 吴祥甫.生物化学与生物物理学报, 1992, 24 (2): 185

[9] Mitchell BS et al. Med Lab . Sci,1992 ,49:107

[10] Thompson J et al .Anal Biochem , 1987 ,63:281

[11] Cradim Z et al .JMed Genet,1991, 28 : 312

[12] 刘西平, 袁恬莹.生物化学与生物物理进展, 1990, 17 (1): 65

[13] Mifflin TE Clin Chem 1989 ,35:1819

[14] Saiki RK et al.N Engl .J Med ,1988,319: 573

[15] Lomell H et al.Clin Chem. 1989, 35:1826

[16] Bobo L et al.J Clin ,Microbio ,1990,28(9):1968

[17] Nuovo G et al. Lab Invest ,1989, 61:471

[18] Turchinsky MF et al.Mol Biol,1988, 22:1545

[19] 刘钟璸, 杨贵贞.中华微生物学和免疫学杂志, 1992, 12 (1): 61

[20]   Vener T I et al.Anal Biochem ,1991,198:308

[21]   何彬，等. 生物化学与生物物理进展，1992，19（5）：404

[22]   Lo YMD et al.Nucl Acid Res,1988,16 :8719

[23]   Lion T,Hass OA.Anal Biochem,1990,188 : 335

[24]   Schmitz GG et al .Anal Biochem , 1991, 192 (2) : 222

[25]   Pezzella M et al .J Med Virology,1987,22 : 135

[26]   Arnold Jr LT et al.Clin Chem,1989,35 : 1588

[27]   王升启等. 生物化学与生物物理进展，1993 ，20（2）：134

[28]   郭晓军等. 生物化学与生物物理进展，1987，14（2） ： 70

[29]   张立农等. 临床检验杂志，1992 ，10（3）：126

[30]   Urdea MS et al.Clin Chem ,1989 ,35: 1577

[31]   Tan TH.Anal Biochem,1991,192(1): 17

[32]   Brousset P et al.Lab Invest,1993 ,69 (4) :483

[33]   Shen Y Y et al.Arch Pathol Lab Med ,1993 ,117(5):502

[34]   Koch J E et al.Cytogenet Cell Genet 1992,60 : 1

[35]   Trask BJ.Technical Focus 1991,7:149

[36]   Otto P et al : J Chem Phys 1983 ; 78 : 4547

[37]   王 莹等.生物化学与生物物理学报，1990,22（3）：263

[38]   Micozzi MS et al . J Clin Pharmacol ,1985,25(3) :164

[39]   Dipple A et al .Pharmacol Ther,1985, 27(1) : 265

[40]   瑞德 .化学与生物学中的激发态.高谨译，科学出版社，1963:1-205

[41]   Sloloss RJC et al.N Engl J Med,1990 , 323 :561

[42]   Leon J et al.Mol Cell Biol,1987,7: 1535

[43]   Sklar MD.Science ,1988,239 : 645

[44]   Tomaletti S , Pfeifer GP,Science,1994,263 : 1436

[45]   De Murcia G , De Murcia JM .T I B S,1994,19 :172

[46]   El- Deiry WS et al.Cell,1993,75:817

[47]   Hunter T , Pines J.Cell,1994,79:573

[48]   Rong L et al.Nature,1994,371:534

[49]　Smith ML et al.Science,1994;266:376

[50]　El-Deiry WS et al.Cancer Res,1994,54 : 1169

[51]　Nosseri C et al.Exp Cell Res,1994 ,212 : 367

[52]　惠宏襄 等 .生物化学与生物物理进展，1996，23（1）：12

[53]　陆恰等.生物化学与生物物理进展，1996，23（2）：118

[54]　de Fromentel CC et al .Genes Chrom Cancer,1992 , 4 : 1

[55]　Cheak MSC et al.J N C I,1984,73 : 1057

[56]　Coloma J et al.Biochem Biophys　Res Commun ,1991 ,177 : 229

[57]　Paulien S et al.Cancer Res,1990 ,50 : 1902

[58]　Wainfan F et al .Cancer Res ,1992 ; 52 (suppl) : 2071

[59]　Szyf　et al .Biochem Cell Biol ,1991 ,69 : 764

[60]　Mako S et al .P N A S 1992 ; 89 : 1929

[61]　Sharrad RM et al .Br J Cancer,1992,65 : 66

[62]　肖文华 等.中华医学杂志，1996，76 （7）： 501

[63]　房静远 等.肿 瘤，1996，16 （2）：92

[64]　Nigro JM et al.Nature, 1989,342 (7) : 705

[65]　William M et al.Science,1990 ,249 : 1288

[66]　Sakai T et al.Am J Hum Genet,1991,48 : 880

[67]　Crocke ST.Bio/Technology ,1990 , 10 (8) : 882

[68]　Stein CA.Leukemia,1992 , 6 (10) : 967

[69]　Zamencnick PC et al .P N A S,1978 ,75 (1) : 280

[70]　Heikkia R et al.Nature,1987,328 : 445

[71]　廖勇等.中华医学杂志，1996，76，（9）：650

[72]　张惠萍.生物化学与生物物理进展，1988，15（4）：319

[73]　Dsidon –Behmearas et al.E M B O J,1991,10 : 1111

[74]　Mori K et al.Nucl Acids Res,1989,17 (9) : 8207

[75]　Storey A et al.Nucl Acids Res,1991 , 19 (4) : 4109

[76]　Williams T , Fried M. Nature 1986 ; 322 : 275

[77]　Blum B et al : Cell 1990 ; 60 : 189

[78]　Borisenko A et al : Virus Res 1992 ;23 : 80

[79]　Williams GT : Cell 1991 ; 65 : 1097

[80]　Miyashita et al : Blood 1993 ; 81 : 151

[81]　陈协群，等. 中华医学杂志，1996,76 （2） ： 112

[82]　Rossi J J et al : Trends Biotechno 1990 ; 8 : 179

[83]　董元舒，等. 生物化学杂志，1996，12（4）：455

[84]　Mǒrl M et al.Cell 1992 ; 70 : 803

[85]　Doudna J A et al.Biochemistry 1993 ; 32 : 2111

[86]　Young L S et al.Science 1991 ; 252 : 542

[87]　Tom R.J N C I　1992 ; 84 : 288

[88]　石 缨，温进坤.生物化学杂志，1996，12（2）：153

[89]　胡 静，温进坤.生物化学杂志，1996，12（2）：157

[90]　Shaoping W et al : J Cell Biol 1992 ; 116 : 187

[91]　孙丛梅， 周爱儒.生物化学与生物物理进展，1994，21 （2）：132

[92]　赵永同等 .生物化学杂志，1996，12 （1）：1

[93]　祁国荣. 生命的化学，1994，14 （5）：2

[94]　赵西林 等 .生物化学与生物物理进展，1993，20 （5）：376

[95]　Sullenger B A , Cech T R : Science,1993,262 : 1566

[96]　Nakamaye KL , Eckstein F : Biochemistry,1994,33 : 1271

[97]　Olsen DB et al.Biochemistry,1991, 30 (32) : 9735

[98]　Weizacher F V et al.Biochem Biophys Res Commun,1992,189 : 743

[99]　Crooke R M .Anti-Cancer Drug Design,1991,6 (6) : 609

[100]　Wu G Y et al.J Biochem,1992,267 (18) : 12436

[101]　Southern E M.J Mol Biol,1975 ,98 : 503

[102]　Towin H.P N A S,1979,76 : 4352

[103]　Gardiner K.J Cell Science,1990,99 : 5

[104]　朱大栩 . 国外医学 遗传学分册，1992，15 （5） ： 252

[105] 刘 荣 等.中华医学杂志，1996，76（6）：461

[106] 高英堂等.中华医学杂志，1996，76（6）：473

[107] Saiki R K et al.P N A S，1989；86：6230

[108] 云 升等.生物化学杂志，1994，10（2）： 131

[109] 郑文岭等.中华医学杂志，1996，76（4）：246

[110] Yokota S et al.Blood,1991,77：331

[111] 徐 兵等.中华内科杂志，1996，35（9）：587

[112] Oste C.Biotechniques ，1988，6 (2)：162

[113] Kogan S et al.N Engl J Med,1987,317：985

[114] Bos J L et al.Nature,1987,327：293

[115] Orita M et al.Genetics,1989，86：2776

[116] 赵海波 等. 癌症，1996，15（2）：105

[117] 宫立群 等. 中华医学杂志，1996，76（11）：859

[118] Cavenee W K et al.N Engl J Med,1986,314：1201

[119] Couture J，Hansen M F. Cancer Bull ,1991，43：41

[120] 朱大栩，马更生. 浙江肿瘤通讯，1987，（1）：114

[121] Burke D T et al.Science ,1987, 236：806

[122] Nelson D L et al.P N A S ,1989，86：6686

[123] Bonekamp F .Nucl Acid Res,1988,16：3013

[124] Newbury S F.Cell 1987,48，297

[125] Haffman M.Science,1993, 259：1257

[126] Saijo M　et al. Biochemistry,1990, 29：583

[127] Homberger H P：Chromosoma 1989；98：99

[128] Benthy D L，Grondine M .Cell ,1988,53：245

[129] Stamberg J et al . Cancer Genet Cytogenet ,1987，(27)：5

[130] Keating M J et al. Leukemia Res,1987，11 (2)：119

[131] Nowell P C . Cancer,1990，65：2172

[132] 蔡宝立， 张富国. 生命的化学，1994，14（2）： 21

[133] Cech T R . Science ,1987 , 236 : 1532

[134] Herschlag D , Cech T R . Nature , 1990 , 344 : 405

[135] Piccirrilli J A et al .Science,1992 , 256 : 1420

[136] Noller H F et al . Science, 1992 , 256 : 1416

[137] 赵昴, 华陵 .生物化学与生物物理进展，1996，23（3）：257

[138] Moffat A S . Science ,1991,252 : 1347

[139] 沈先荣, 韩玲.生物化学与生物物理进展，1993, 20（5）：342

[140] Ebright R H et al . P N A S ,1990 , 87 : 2882

[141] Carter B J et al . P N A S,1990, 87 : 9373

[142] 卢圣栋 . 科学，1993,45 （1）：22

[143] 隋拥君 .中国免疫学杂志，1996 ， 12 （5）：286

[144] 孙欲晓，陈诗书.上海免疫学杂志，1996 ,16 （1）：60

[145] 张腾飞，陈诗书.上海免疫学杂志，1996 , 16 （1）：1

[146] Wilkinson P C et al . J Exp Med ,1995 ,81 (3) : 1255

[147] Giri J G et al . E M B O J , 1994 ,13 (12) : 2822

[148] 曹雪涛等.中华医学杂志，1996 ,76 （9）：646

[149] 靳风炼等.中华医学杂志，1996 ,76 （9）：700

[150] Chen B et al . J Immunol, 1992 , 148 : 753

[151] 于益芝等. 中华医学杂志，1996 , 76（7）：493

[152] Culver K W et al . Science, 1992 , 256 : 1550

[153] 戈凯等. 中华医学杂志，1996 , 76（3）：226

[154] 蒋琼等.生物化学与生物物理进展，1996,23 （5）：376

[155] Chen S Y et al .Hum Gene Ther ,1994 ,5 : 595

[156] Biocca S et al.E M B O J ,1990 , I : 10

[157] Beerli R R et al.Biochem Biophys Res Commun ,1994 ,5: 595

[158] 刘吉力，马大龙.生物化学与生物物理进展，1994 , 21 （3）： 194

[159] Rosenberg S A et al.国外医学 遗传学分册 1991 ,14 （6）：330

[160] Ogues H et al.Cancer Res,1990 , 50 : 5120

www.ingramcontent.com/pod-product-compliance
Lightning Source LLC
Chambersburg PA
CBHW051333200326
41519CB00026B/7409